PROCEDIMENTOS EM EMERGÊNCIAS

3ª EDIÇÃO revisada e atualizada

MEDICINA USP

Hospital das Clínicas Fmusp

DISCIPLINA DE EMERGÊNCIAS CLÍNICAS HC – FMUSP

PROCEDIMENTOS EM EMERGÊNCIAS

EDITORES

Augusto Scalabrini Neto

Roger Daglius Dias

manole editora

"A edição desta obra foi financiada com recursos da Editora Manole Ltda., um projeto de iniciativa da Fundação Faculdade de Medicina em conjunto e com a anuência da Faculdade de Medicina da Universidade de São Paulo – FMUSP."

Capa: Departamento de arte da Editora Manole
Projeto gráfico e diagramação: Departamento Editorial da Editora Manole
Ilustrações: Sirio Cançado
Fotos: Janaína Teófilo e arquivo pessoal dos autores

CIP-BRASIL. CATALOGAÇÃO NA PUBLICAÇÃO
SINDICATO NACIONAL DOS EDITORES DE LIVROS, RJ

P956
3. ed.

Procedimentos em emergências / editores Augusto Scalabrini Neto, Roger Daglius Dias. - 3. ed., rev. e atual. - Santana de Parnaíba [SP] : Manole, 2023.
; 24 cm.

Inclui bibliografia e índice
ISBN: 978-65-5576-853-4

1. Primeiros socorros. 2. Emergências médicas. I. Scalabrini Neto, Augusto. II. Dias, Roger Daglius.

23-81989 CDD: 616.0252
CDU: 616-083.98

Gabriela Faray Ferreira Lopes - Bibliotecária - CRB-7/6643

1ª edição – 2012; 2ª edição – 2016; 3ª edição – 2023

Editora Manole Ltda.
Alameda América, 876
Tamboré – Santana de Parnaíba – SP – Brasil
CEP: 06543-315
Fone: (11) 4196-6000
www.manole.com.br | https://atendimento.manole.com.br/

Impresso no Brasil
Printed in Brazil

Editores

Augusto Scalabrini Neto

Professor Associado da Disciplina de Emergências Clínicas da Faculdade de Medicina da Universidade de São Paulo (FMUSP). Coordenador Didático da Disciplina de Emergências Clínicas da FMUSP. Presidente da Asociación Latinoamericana de Simulación Clínica.

Roger Daglius Dias

Médico Assistente do Pronto-Socorro e da Unidade de Observação do Hospital das Clínicas da Faculdade de Medicina da Universidade de São Paulo (FMUSP) – Disciplina de Emergências Clínicas. Instrutor de Simulação Clínica do Laboratório de Habilidades e Simulação da FMUSP.

Colaboradores

Aston Marques Midon

Médico pela Universidade Federal do Espírito Santo. Graduação sanduíche em Health Sciences BSc na University of Liverpool. Residência médica em Neurologia pelo Hospital das Clínicas da Faculdade de Medicina da Universidade de São Paulo (HCFMUSP). *Fellow* em Cefaleias, Algias craniofaciais e Síndrome do pseudotumor cerebral pelo Hospital das Clínicas da Faculdade de Medicina da Universidade de São Paulo (HCFMUSP).

Carla Andrade Petrini

Médica Cardiologista, Ecocardiografista e Especialista em Ultrassonografia *Point-of Care*.

Carmen Mohamad Rida Saleh

Mestre em Saúde do Adulto pela Universidade Federal de São Paulo. Especialista em Pronto-Socorro pelo Hospital das Clínicas da Faculdade de Medicina da Universidade de São Paulo (HCFMUSP). Diretor Técnico de Serviço de Saúde do Instituto Central do HCFMUSP.

Célio Rodrigues Gonçalves

Médico Assistente do Serviço de Reumatologia do Hospital das Clínicas da Faculdade de Medicina da Universidade de São Paulo (HCFMUSP).

Eduardo Martins Zincone

Médico Assistente da Disciplina de Emergências Clínicas do Hospital das Clínicas da Faculdade de Medicina da Universidade de São Paulo (HCFMUSP).

Edzângela de Vasconcelos Santos

Mestre em Administração em Gestão de Sistemas de Saúde pela UNINOVE.

Fábio Cetinic Habrum

Graduação em Medicina pela Faculdade de Medicina da Universidade de São Paulo (FMUSP). *Fellow* em Aterosclerose pela Unidade de Aterosclerose do Instituto do Coração do Hospital das Clínicas da FMUSP (InCor-HCFMUSP). Instrutor de Suporte Avançado de Vida Cardiovascular (ACLS) certificado pela American Heart Association (AHA).

Fernanda Maria Queiroz Silva

Especialista em Terapia Intensiva pela Faculdade de Medicina da Universidade de São Paulo (FMUSP) e pela Associação de Medicina Intensiva Brasileira (AMIB). Médica Diarista da UTI do Hospital Sírio-Libanês.

Fernando Rabioglio Giugni

Médico formado pela Faculdade de Medicina da Universidade de São Paulo (FMUSP). Residência em Clínica Médica pelo Hospital das Clínicas da FMUSP (HCFMUSP) e Cardiologia pelo Instituto do Coração do HCFMUSP (InCor-HCFMUSP). Médico do Laboratório de Genética e Cardiologia Molecular do InCor-HCFMUSP.

Henrique Trombini Pinesi

Médico formado pela Faculdade de Medicina da Universidade de São Paulo (FMUSP). Residência em Clínica Médica pelo Hospital das Clínicas da FMUSP (HCFMUSP) e Cardiologia pelo Instituto do Coração do HCFMUSP (InCor-HCFMUSP). *Fellowship* em Aterosclerose pelo InCor-HCFMUSP. Médico Pesquisador da Unidade de Aterosclerose do InCor-HCFMUSP.

Herval Ribeiro Soares Neto

Residência em Neurologia Clínica pelo Hospital das Clínicas da Faculdade de Medicina da Universidade de São Paulo (HCFMUSP). Médico Assistente do Grupo de Emergências Neurológicas, Ambulatório de Esclerose Múltipla e Neuroimunologia do HCFMUSP. Integrante da Equipe do Centro de Esclerose Múltipla do Hospital Israelita Albert Einstein.

Katharina Reichmann Rodrigues

Médica, pediatra e emergencista pediátrica pela Universidade de São Paulo (USP). Médica Assistente do Centro Integrado de Emergência Referenciada Pediátrica (CIERP). Coordenadora dos estágios de pronto-socorro e enfermaria do Programa de Residência Médica em Pediatria (CIERP). Preceptora do estágio de emergências pediátricas do curso de Medicina da Faculdade Israelita de Ciências da Saúde Albert Einstein (FICSAE).

Leandro Utino Taniguchi

Médico diarista da UTI da Clínica Médica do Hospital das Clínicas da Faculdade de Medicina da Universidade de São Paulo (HCFMUSP). Médico plantonista da UTI do Hospital Sírio-Libanês. Membro do Comitê Científico da BRICnet. Orientador do programa de pós-graduação senso strictu do Hospital Sírio Libanês.

Lucas Oliveira Marino

Médico Assistente e Diarista do Pronto-Socorro do Hospital das Clínicas da Faculdade de Medicina da Universidade de São Paulo (HCFMUSP). Intensivista pela Associação de Medicina Intensiva Brasileira (AMIB). Médico Diarista da UTI Geral do Hospital Nipo-Brasileiro. Doutorado em Ciências Médicas pela FMUSP.

Luiz Eduardo de Paula

Especialista em Reumatologia pela Faculdade de Medicina da Universidade de São Paulo (FMUSP). Médico Assistente da Reumatologia do Hospital das Clínicas da FMUSP.

Marcelo Calderaro

Neurologista. Médico colaborador do Departamento de Neurologia do Hospital das Clínicas da Faculdade de Medicina da Universidade de São Paulo (HCFMUSP).

Marcelo Park

Especialista em Medicina Intensiva pela Associação de Medicina Intensiva Brasileira (AMIB). Doutor em Ciências Médicas pela Faculdade de Medicina da Universidade de São Paulo (FMUSP). Médico Assistente da UTI Clínica do Hospital das Clínicas da FMUSP.

Márcia Martins

Graduada em Enfermagem pela UNIFESP. Especialista em Administração dos Serviços de Saúde pela UNICSUL e em Cardiologia pelo Instituto do Coração do Hospital das Clínicas da Faculdade de Medicina da Universidade de São Paulo (InCor-HCFMUSP). Diretora Técnica do Serviço de Qualidade e Segurança do Paciente do HCFMUSP.

Maria Aparecida Jesus Menezes

Enfermeira Chefe. Estomaterapeuta. Mestrado em Gestão de Sistemas de Saúde.

Maria Cristina Peres Braido Francisco

Diretora da Divisão de Enfermagem do Instituto Central do Hospital das Clínicas da Faculdade de Medicina da Universidade de São Paulo (HCFMUSP).

Pedro Vitale Mendes

Médico diarista da UTI da Clínica Médica do Hospital das Clínicas da Faculdade de Medicina da Universidade de São Paulo (HCFMUSP).

Valdir Zamboni

Fellow do American College of Surgeons (FACS), TCBC. Cirurgião Geral do Serviço de Emergência da Divisão de Clínica Cirúrgica III do Hospital das Clínicas da Faculdade de Medicina da Universidade de São Paulo (HCFMUSP).

Sumário

Apresentação

É com enorme satisfação que lançamos a 3ª edição do livro *Procedimentos em emergências*. Esta obra é fruto de um trabalho integrado entre diversos profissionais que lidam em seu dia a dia com o atendimento a pacientes em situações de emergência no Hospital das Clínicas da Faculdade de Medicina da Universidade de São Paulo (HC-FMUSP). Nesta 3ª edição, dois novos capítulos abordam a utilização da ultrassonografia em medicina de emergência, seja na abordagem diagnóstica seja como auxiliar em procedimentos terapêuticos. Encontram-se ainda nesta edição as novas atualizações da American Heart Association para o atendimento à parada cardiorrespiratória.

O livro possui 14 capítulos que abordam os principais procedimentos e habilidades necessários ao atendimento de um paciente em emergência, bem como a técnica adequada, as indicações, as contraindicações e as complicações de tais procedimentos. Esperamos que esta obra seja um guia para os diferentes profissionais de saúde que estão envolvidos no atendimento às emergências, tanto em pronto-socorros e unidades de terapia intensiva quanto nos laboratórios de habilidades e de simulação realística.

Augusto Scalabrini Neto
Roger Daglius Dias

Agradecimentos

Aos colaboradores deste livro, que transmitiram em cada capítulo o conhecimento e a experiência acumulados no atendimento às emergências. Agradecemos especialmente pela sua dedicação e seu empenho.

Ao Laboratório de Habilidades e Simulação da FMUSP, seus funcionários, estudantes, residentes e a todos os profissionais de saúde que passaram por treinamentos de habilidades e simulação em saúde.

À Disciplina de Emergências Clínicas da FMUSP, seus professores, funcionários e médicos assistentes por toda a experiência acumulada no ensino e na pesquisa em emergências.

À Editora Manole por permitir a concretização desta obra.

Os autores

1 Treinamento de habilidades na prática médica

Roger Daglius Dias
Katharina Reichmann Rodrigues
Augusto Scalabrini Neto

INTRODUÇÃO

Nos modelos tradicionais de ensino médico, o treinamento das habilidades necessárias à formação profissional é realizado predominantemente em hospitais, utilizando o paciente para o desenvolvimento das habilidades em questão. Como o processo de ensino-aprendizagem em saúde deve ser pautado nos preceitos da bioética e os modelos de ensino vigentes até então utilizavam pacientes reais como meros objetos do processo de aprendizado, a partir da década de 1960 surgiram propostas inovadoras para o ensino de habilidades na prática médica.

Com o objetivo de diversificar os cenários de ensino-aprendizagem, propiciar ao estudante em formação o desenvolvimento de conhecimentos e competências de maneira integrada e aumentar a segurança do paciente, surgiram propostas metodológicas inovadoras. Os laboratórios de habilidades foram criados com esse objetivo, sendo o primeiro instalado em 1975 na Faculdade de Medicina da Universidade de Limburg, em Maastricht, Holanda.

No Brasil, o primeiro laboratório de habilidades foi instalado em 1998 na Universidade Estadual de Londrina. Em 2006, foi inaugurado o Laboratório de Habilidades e Simulação da Faculdade de Medicina da Universidade de São Paulo, onde são realizados treinamentos de habilidades pelas diversas disciplinas dos cursos de graduação em medicina, fisioterapia, fonoaudiologia e enfermagem, além dos programas de residência em clínica médica, pediatria, anestesiologia e medicina intensiva (Figura 1).

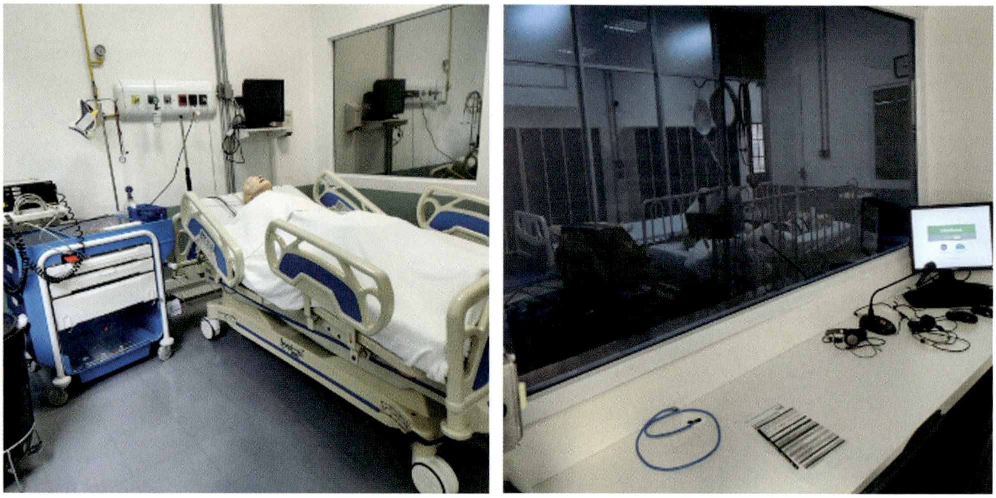

Figura 1 Centro de Habilidades e Simulação da Faculdade de Medicina da Universidade de São Paulo e sala para treinamentos com manequim de alta fidelidade.

As diretrizes curriculares nacionais para o curso de graduação em medicina preconizam o perfil que o médico egresso deve ter: "Médico com formação geral, humanista, crítica, reflexiva e ética, com capacidade para atuar nos diferentes níveis de atenção à saúde, com ações de promoção, prevenção, recuperação e reabilitação da saúde, nos âmbitos individual e coletivo, com responsabilidade social e compromisso com a defesa da cidadania, da dignidade humana, da saúde integral do ser humano e tendo como transversalidade em sua prática, sempre, a determinação social do processo de saúde e doença". Para que esse perfil seja alcançado, é necessário o desenvolvimento de uma série de conhecimentos, habilidades e atitudes durante a graduação médica. Após a graduação, é preciso que os profissionais de saúde permaneçam em constante processo de aprendizado por meio da educação continuada (Figura 2).

Entre as várias habilidades necessárias à atuação de um profissional de saúde, as habilidades demandadas no atendimento às emergências são de extrema importância na formação médica generalista, humanista, crítica e reflexiva, como preconizado pelas diretrizes curriculares nacionais.

O atendimento em situações de emergência, em que pacientes graves se encontram em risco ou iminência de morte, demanda dos profissionais de saúde, além de conhecimento amplo, atitudes e habilidades que devem ser empregadas de maneira rápida, integrada e efetiva. Essas características fazem o atendimento

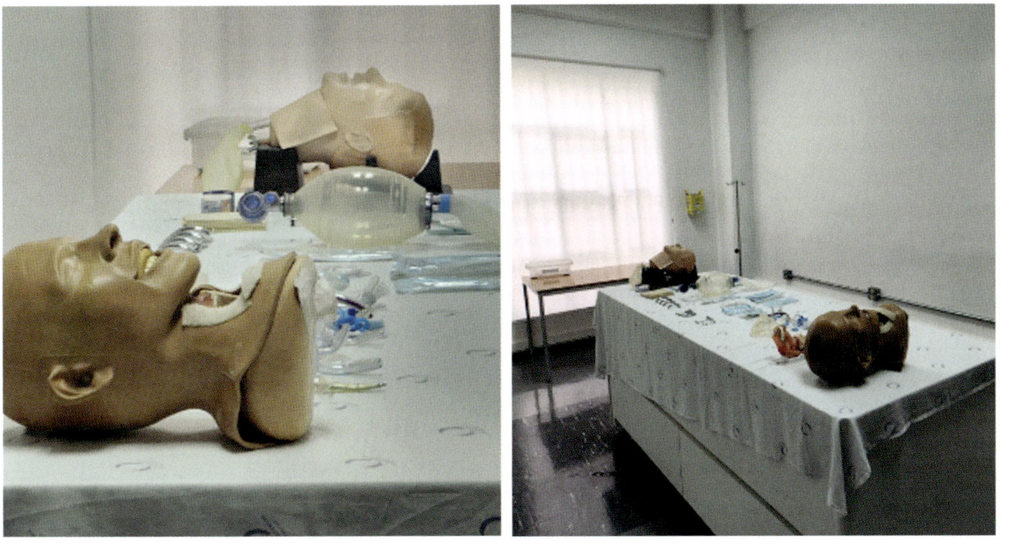

Figura 2 Área dedicada ao treinamento de habilidades no Centro de Habilidades e Simulação da Faculdade de Medicina da Universidade de São Paulo.

às emergências causar reações de estresse psicológico e sentimentos de insegurança nos profissionais de saúde envolvidos.

O treinamento das habilidades necessárias ao atendimento das emergências permite ao estudante de graduação a integração teórico-prática sem, necessariamente, utilizar o paciente real como objeto de treinamento. Esse treinamento deve ser continuado após a graduação, permitindo que médicos residentes e aqueles já atuantes possam aprimorar conhecimentos e competências já adquiridos e revisá-los por meio de retreinamentos.

O treinamento em medicina de emergência possui inerente papel na formação e na educação continuada do profissional de saúde. Os treinamentos realizados em laboratórios de habilidades e simulação realística permitem o desenvolvimento de habilidades e competências em um ambiente seguro e de alta fidelidade e têm como objetivo complementar a formação médica, não tendo o papel de substituir o aprendizado baseado no atendimento a pacientes reais.

Propõe-se que este livro sirva como referência no treinamento das habilidades médicas, tanto na graduação como na pós-graduação (residência médica) e nos retreinamentos da educação continuada.

BIBLIOGRAFIA

1. Arnstein F. Catalogue of human error. Br J Anaesth. 1997;79:645-56.
2. Brasil. Ministério da Educação. Conselho Nacional de Educação. Câmara de Educação Superior. Resolução n. 3, CNE/CES de 20 de junho de 2014. Brasília, 23 jun. 2014; Seção 1, p. 8-11. Diretrizes Curriculares Nacionais para os Cursos de Graduação em Medicina.
3. Easterbrook JA. The effect of emotion on cue utilization and the organization of behavior. Psychol Rev. 1959;66:183-201.
4. Flanagan B, Nestel D, Joseph M. Making patient safety the focus: crisis resource management in the undergraduate curriculum. Med Educ. 2004;38:56-66.
5. Humara M. The relationship between anxiety and performance: a cognitive-behavioral perspective. Athletic Insight. 1999;1:1-14.
6. Mandler G. Thought processes, consciousness, and stress. In: Hamilton V, Warburton DM, editors. Human stress and cognition: an information processing approach. New York: Wiley; 1979. p.179-201.
7. Marcondes E, Gonçalves EL. Educação médica. São Paulo: Sarvier; 1998.
8. Marins JJN, Rego S, Lampert JB, Araújo JGC. Educação médica em transformação: instrumentos para a construção de novas realidades. São Paulo: HUCITEC; 2004.
9. Müller MP, Hänsel M, Stehr SN, et al. Six steps from head to hand: a simulator based transfer oriented psychological training to improve patient safety. Resuscitation. 2007;73:137-43.
10. Olympio M. Simulation saves lives. Am Soc Anesthesiol Newslett. 2001;65:15-9.

2 Suporte básico de vida

Henrique Trombini Pinesi
Fernando Rabioglio Giugni

INTRODUÇÃO

A parada cardiorrespiratória (PCR) é uma das principais emergências cardiovasculares, sendo a via final comum de diversas doenças. O atendimento tem o objetivo de manter a perfusão tecidual para o sistema nervoso central e cardiovascular durante a PCR, além de permitir o retorno à circulação espontânea (RCE).

As taxas de sobrevivência de vítimas de PCR estão diretamente relacionadas a esse processo e às ações que integram a cadeia de atendimento, ilustradas na Figura 1.

O suporte básico de vida (SBV) consiste no atendimento inicial do paciente vítima de PCR, sem a disponibilidade de recursos avançados de emergência e pode ser realizado tanto por profissionais de saúde como por leigos adequadamente treinados.

EPIDEMIOLOGIA

Estima-se que existam cerca de 200 mil casos de PCR por ano no Brasil, sendo metade dos eventos no ambiente intra-hospitalar e metade no ambiente extra-hospitalar[2]. A maior parte dos eventos extra-hospitalares é ocasionado por ritmos chocáveis: fibrilação ventricular (FV) ou taquicardia ventricular sem pulso (TVSP), enquanto a maioria dos eventos intra-hospitalares cursa com ritmos não chocáveis: atividade elétrica sem pulso (AESP) ou assistolia[3].

O diagnóstico precoce, aliado às compressões torácicas de alta qualidade, a identificação do ritmo e a desfibrilação precoce nas PCR em ritmos chocáveis são

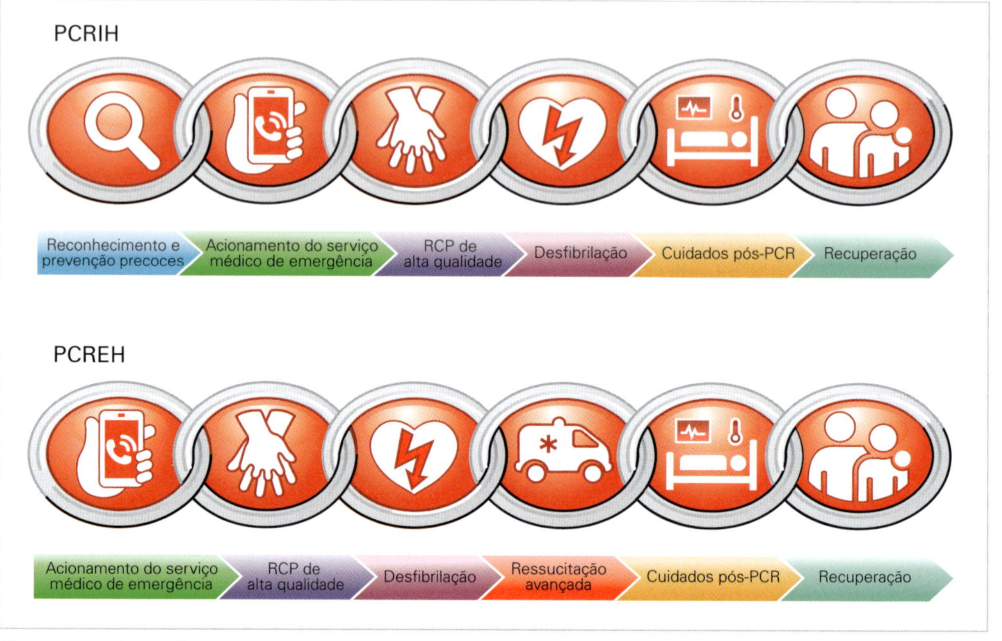

Figura 1 Atendimento na parada cardiorrespiratória (PCR). PCREH: parada cardiorrespiratória extra-hospitalar; PCRIH: parada cardiorrespiratória intra-hospitalar. Fonte: Destaques das Diretrizes de RCP e ACE de 2020 da AHA[1].

os fatores determinantes do prognóstico do paciente Quando a PCR ocorre em ritmo chocável e a desfibrilação é realizada de forma precoce, dentro de 3 a 5 minutos, a taxa de sobrevida é de 50 a 70%. Entre os ritmos não chocáveis, as estatísticas mostram resultados reservados com taxas de reversão inferiores a 20%[4].

DIAGNÓSTICO E ALGORITMO DE TRATAMENTO

O reconhecimento precoce da PCR e seu pronto atendimento são medidas fundamentais para aumentar as chances de um desfecho favorável no atendimento à vítima de parada cardiorrespiratória. Para tanto, diante de um paciente que se encontra sob possibilidade de PCR, ou seja, inconsciente e arresponsivo, recomenda-se a realização da sequência de atendimento do SBV[5] (Figura 2).

1. O primeiro passo da sequência de atendimento do SBV é "Checar a segurança do local". Deve-se, portanto, garantir que o local esteja seguro para o socorrista prestar o atendimento.

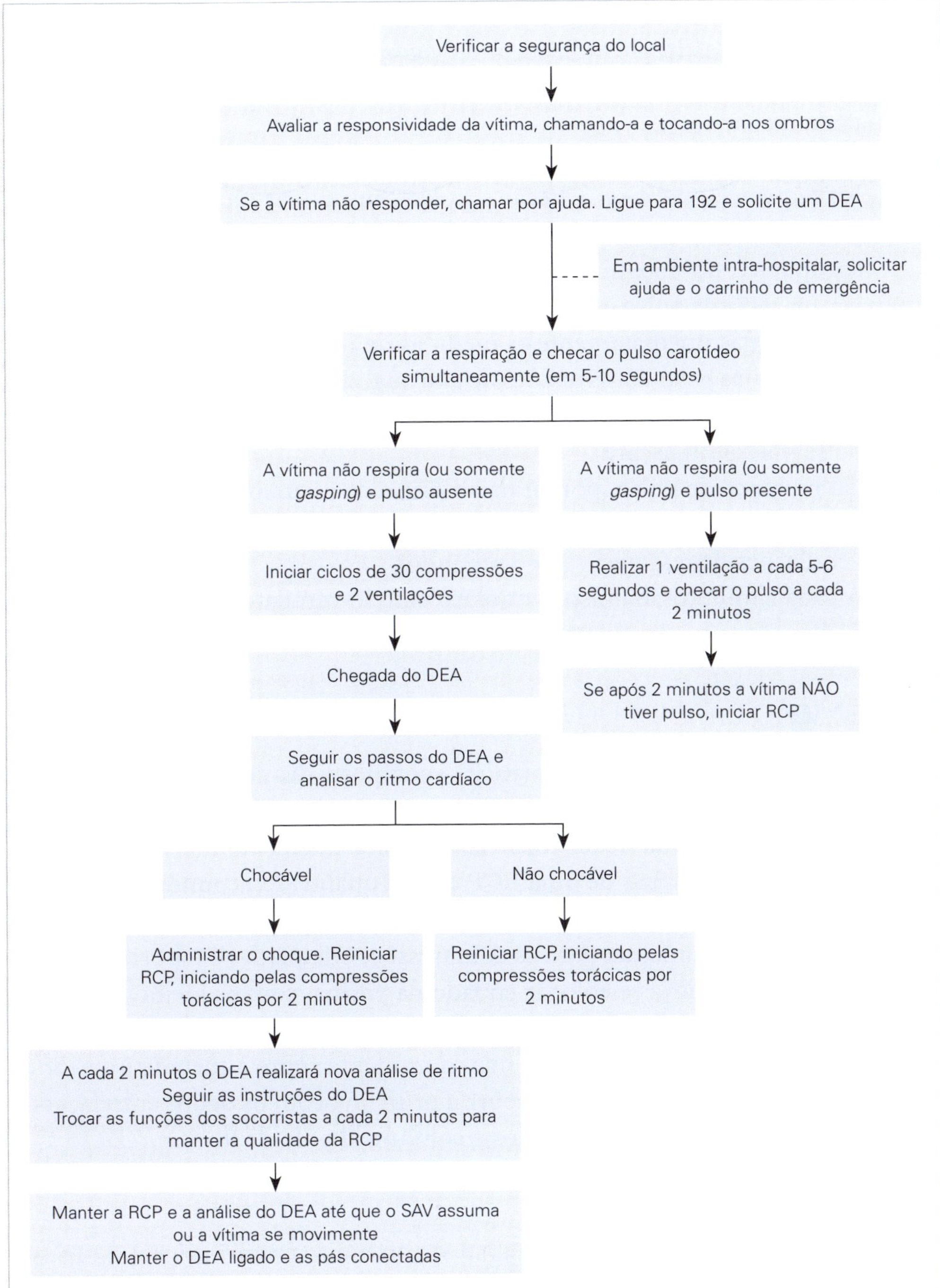

Figura 2 Diagnóstico e manejo inicial da parada cardiorrespiratória e da parada respiratória. DEA: desfibrilador externo automático; RCP: ressuscitação cardiopulmonar; SAV: suporte avançado de vida. Fonte: Bernoche et al., 2019[5].

2. Uma vez garantida a segurança do local, deve-se "Checar responsividade", por meio de estímulo tátil (tocando vigorosamente os ombros da vítima) e estímulo verbal (chamando pela vítima, p. ex., "Senhor! Senhor! O senhor pode me ouvir?").
3. Caso a vítima esteja arresponsiva, o próximo passo é "Chamar por ajuda".
4. Na sequência, deve-se "Checar o pulso central (carotídeo ou femoral) e a presença de incursões respiratórias" simultaneamente por, no mínimo, 5 segundos e, no máximo, 10.
5. Na ausência de pulso e de respiração, é feito o diagnóstico de PCR e devem ser iniciadas imediatamente as medidas de ressuscitação cardiopulmonar, iniciando-se pelas compressões de alta qualidade. Deve-se realizar 30 compressões, seguindo-se de 2 ventilações (recomenda-se o uso do dispositivo bolsa-válvula-máscara).

   Na presença de pulso, porém na ausência de incursões respiratórias efetivas, é feito o diagnóstico de parada respiratória e devem ser administradas ventilações de resgate a cada 6 segundos.
6. A cada 2 minutos, o pulso central e o padrão ventilatório devem ser reavaliados.

REANIMAÇÃO CARDIOPULMONAR

A reanimação cardiopulmonar (RCP) é composta das compressões torácicas, seguidas de ventilações de resgate. A alternância das compressões com as ventilações ocorre na frequência de 30 compressões para cada 2 ventilações no adulto. As principais características de uma RCP de alta qualidade, segundo as diretrizes da American Heart Association, estão resumidas na Figura 3[6].

Outro fator fundamental para as compressões adequadas é o posicionamento do socorrista. Ele deve se colocar ao lado da vítima, com os joelhos dobrados no chão e distantes um do outro para maior estabilidade. A compressão deve ser realizada com a região hipotenar da mão dominante sobre a metade inferior do esterno da vítima, com a outra mão sobre a primeira, com os dedos entrelaçados. Os braços devem se manter estendidos e com um ângulo de 90º em relação à vítima. A Figura 4 exemplifica o posicionamento ideal para as compressões torácicas[5].

Antes da realização das ventilações, é necessária a abertura de via aérea, que pode ser realizada com a manobra da inclinação da cabeça e elevação do queixo (Figura 5) ou com a manobra de elevação do ângulo da mandíbula caso haja suspeita de trauma (Figura 6)[5].

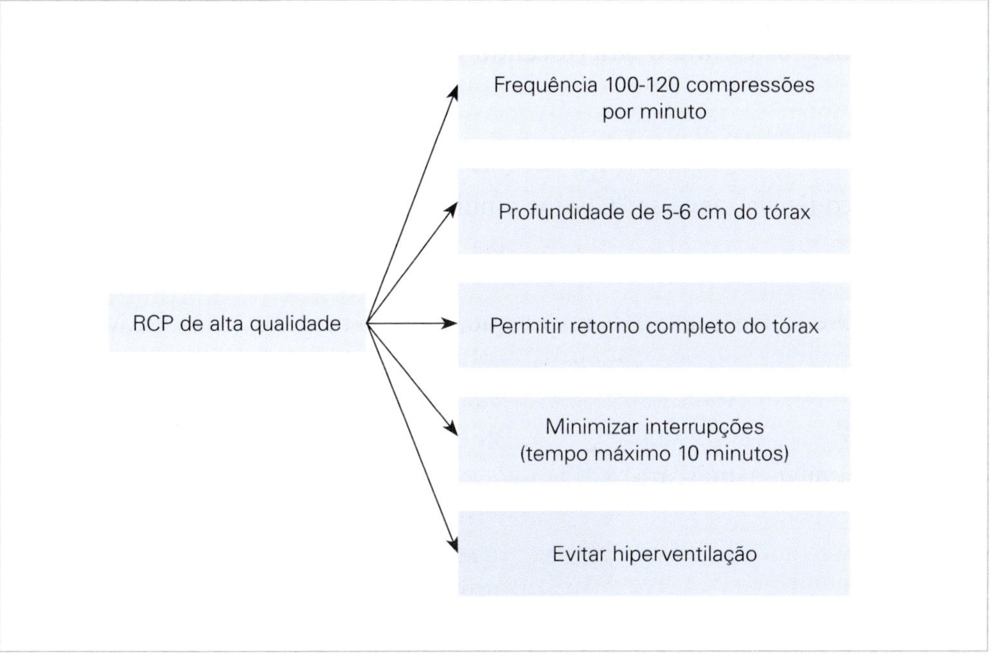

Figura 3 Características essenciais para uma ressuscitação cardiopulmonar (RCP) de alta qualidade conforme a American Heart Association.

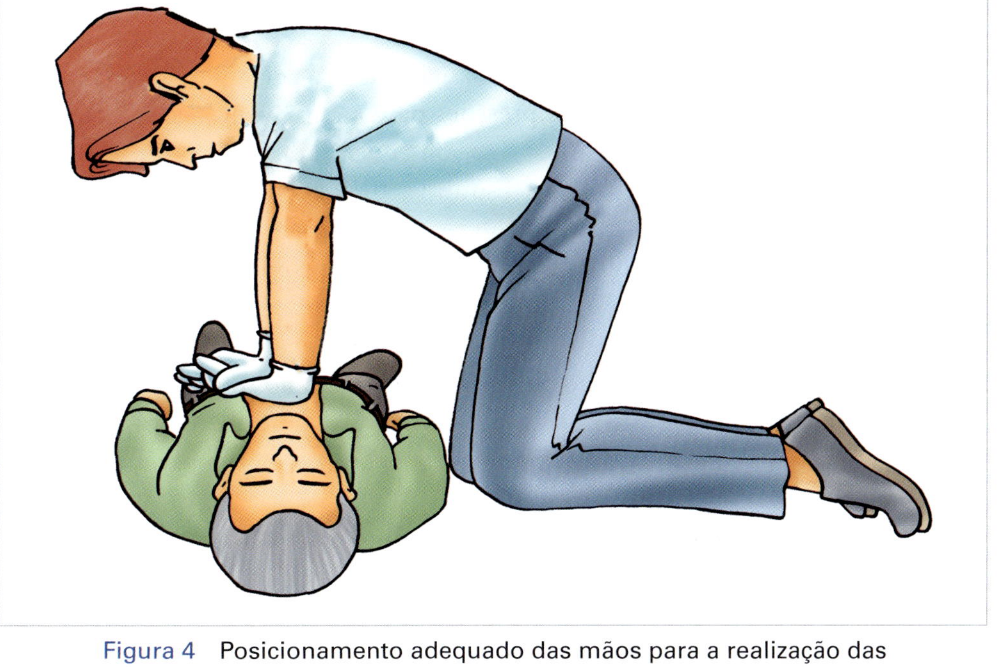

Figura 4 Posicionamento adequado das mãos para a realização das compressões torácicas[5].

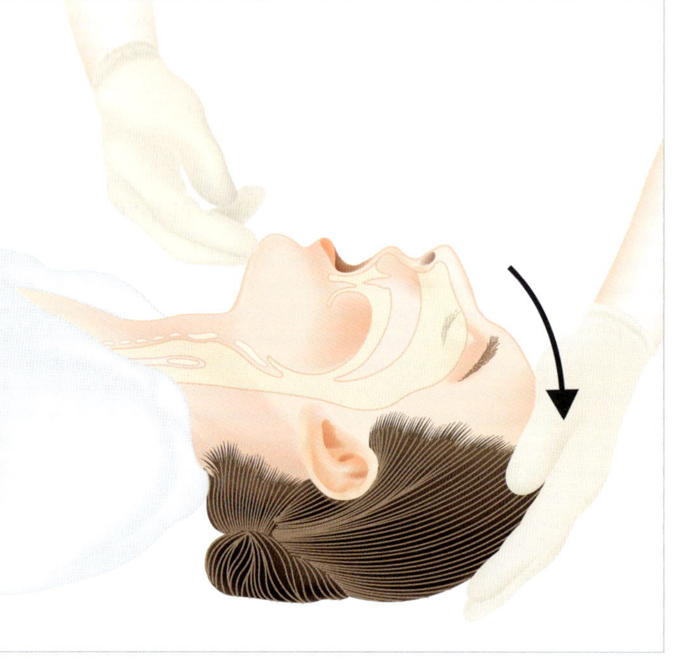

Figura 5 Manobra da inclinação da cabeça e da elevação do queixo[5].

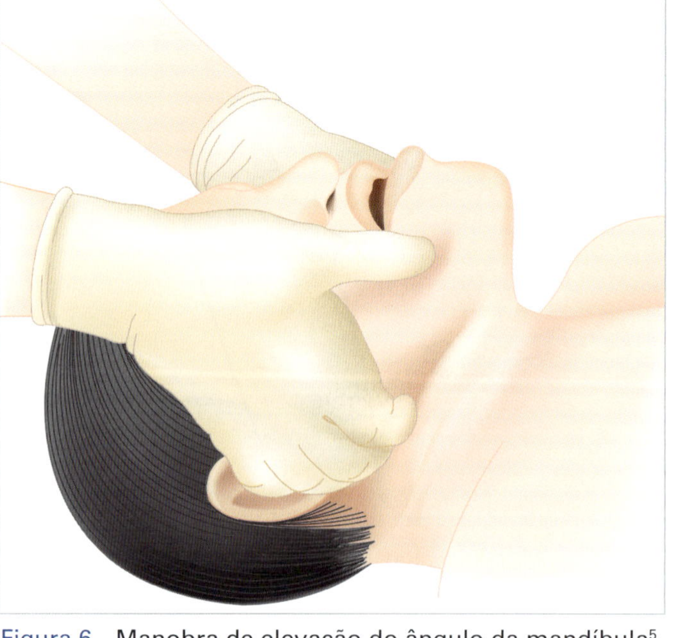

Figura 6 Manobra de elevação do ângulo da mandíbula[5].

As ventilações devem ser aplicadas após 30 compressões torácicas. Devem ser realizadas duas ventilações, cada uma com duração de cerca de 1 segundo, com quantidade suficiente de ar para permitir a elevação do tórax[6]. De preferência, deve-se utilizar o dispositivo bolsa-válvula-máscara. Se possível, a ventilação deve ser feita por 2 socorristas, em que um fica fixando a máscara com a técnica do "C e do E" e o outro comprime a bolsa para administrar a ventilação. Caso o socorrista esteja sozinho, ele deve fixar a máscara utilizando a técnica do "C e do E" com a mão dominante e comprimir a bolsa com a mão não dominante (Figura 7)[5].

Em caso de parada respiratória, ou seja, paciente sem incursões respiratórias ou com respiração ineficaz (*gasping*), mas mantendo pulso palpável, não se deve realizar compressões torácicas. Nesses casos, as ventilações devem ser realizadas a cada 5 a 6 segundos (aproximadamente 10 a 12 ventilações por minuto). O pulso deve ser checado a cada 2 minutos para garantir que o paciente não tenha evoluído para parada cardiorrespiratória e necessite de compressões torácicas.

Checagem do ritmo cardíaco

Após o início das manobras de RCP, a próxima prioridade no paciente com PCR é a checagem do ritmo cardíaco. Essa primeira verificação do ritmo é prio-

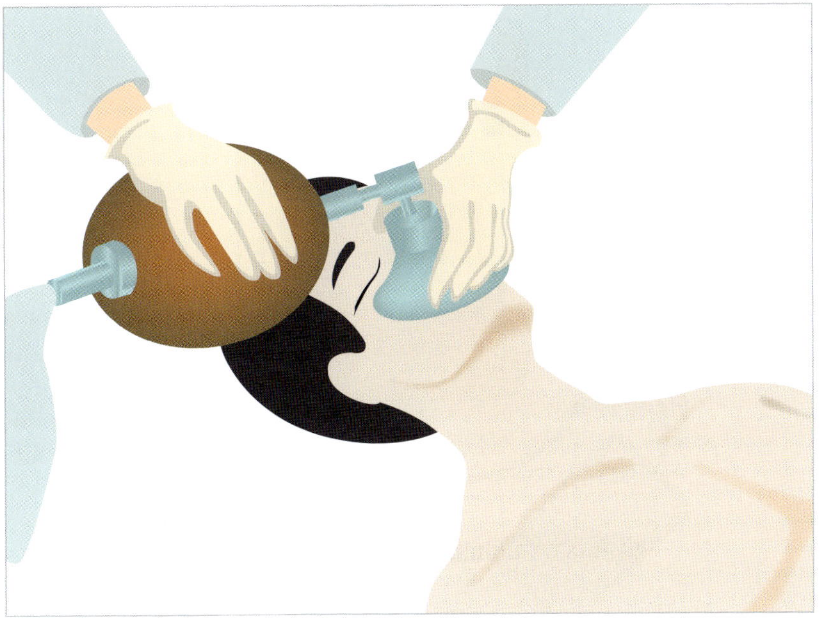

Figura 7 Demonstração da ventilação com um socorrista utilizando o dispositivo bolsa-válvula-máscara[5].

ritária diante de qualquer outra conduta, pois a desfibrilação precoce dos ritmos chocáveis é fundamental para o retorno à circulação espontânea. No SBV, essa identificação do ritmo é feita pelo desfibrilador externo automático (DEA), que está ilustrado na Figura 8. Além de checar o ritmo, o DEA carrega e administra a desfibrilação nos ritmos chocáveis e conta o tempo do ciclo de reanimação cardiopulmonar, realizando nova checagem de ritmo a cada dois minutos. Deve-se ressaltar que a checagem de pulso deve ser repetida sempre que for identificado um ritmo não chocável pelo DEA.

Para a utilização do DEA, recomendam-se os seguintes passos[5]:

1. Ligue o DEA, apertando o botão *on-off* (alguns dispositivos ligam automaticamente ao abrir a tampa). Isso ativa os alertas verbais que orientam todas as etapas subsequentes.
2. Conecte as pás (eletrodos) ao tórax da vítima sem roupas, observando o desenho contido nas próprias pás do posicionamento correto (Figura 9). Remover o papel adesivo protetor das pás) e colar as pás.
3. Encaixe o conector das pás (eletrodos) ao aparelho.
4. Quando o DEA indicar "analisando o ritmo cardíaco, não toque no paciente", solicitar a todos que se afastem efetivamente.

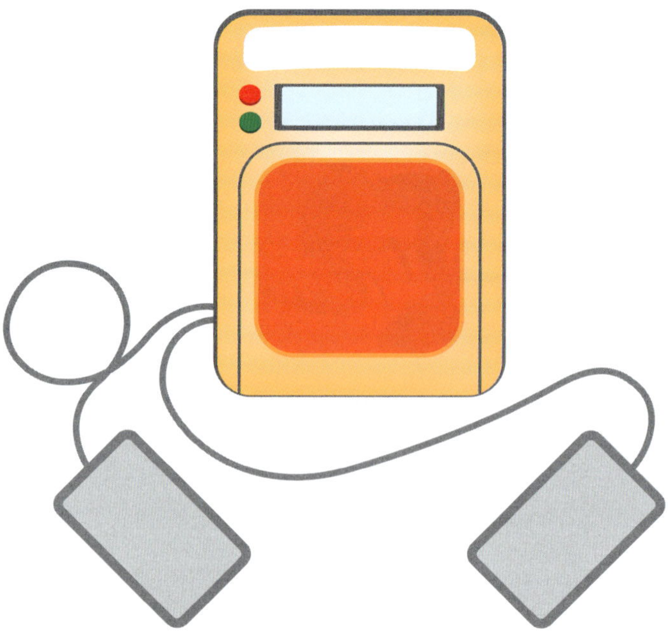

Figura 8 Desfibrilador externo automático[5].

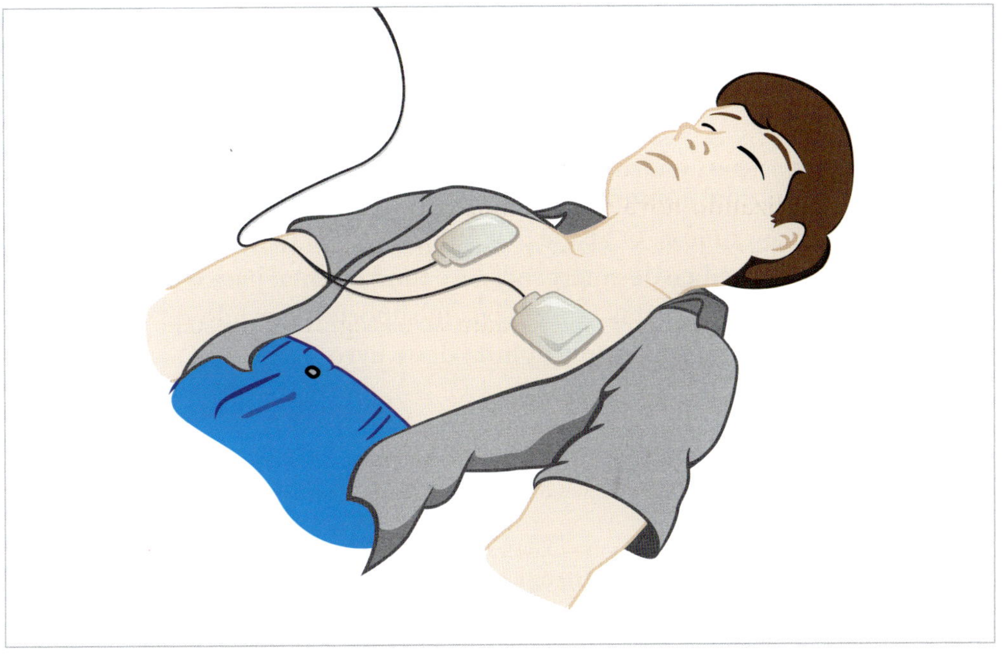

Figura 9 Posicionamento habitual das pás do DEA – posicionamento anterolateral: uma pá colada abaixo da clavícula direita e outra ao lado do mamilo esquerdo, com a borda superior da pá alguns centímetros abaixo da axila[5].

5. Se o choque for indicado, o DEA emitirá a frase: "choque recomendado, afaste-se do paciente". O socorrista que estiver manuseando o DEA deve solicitar a todos que se afastem.
6. Pressionar o botão indicado pelo aparelho para aplicar o choque, o qual produz uma contração repentina dos músculos do paciente.
7. A RCP deve ser reiniciada pelas compressões torácicas, imediatamente após o choque. A cada 2 minutos, o DEA analisa o ritmo novamente e pode indicar novo choque, se necessário.
8. Mesmo se a vítima retomar a consciência, o aparelho não deve ser desligado e as pás não devem ser removidas ou desconectadas até que o serviço médico de emergência assuma o caso.

Retorno à circulação espontânea

O RCE é caracterizado pela atividade elétrica organizada na checagem de ritmo associada à presença de pulso central. Nesse momento, iniciam-se os cuidados pós-parada, que, no caso do SBV, consistem em manter o paciente em posição de recuperação (Figura 9), manter o DEA conectado para checagem de ritmo e checar o pulso a cada 2 minutos até que o serviço de emergência chegue e o paciente possa ser removido para um hospital para a continuidade dos cuidados.

CONCLUSÃO

A PCR é a via final comum das emergências cardiovasculares e de diversas outras emergências clínicas. O SBV é o atendimento inicial do paciente, antes da chegada do serviço médico de emergência, e é fundamental para o adequado desfecho do paciente. As condutas específicas do suporte avançado de vida cardiovascular serão discutidas em outro capítulo deste livro.

BIBLIOGRAFIA

1. American Heart Association. Destaques das diretrizes de RCP e ACE de 2020 da American Heart Association.
2. Gonzalez MM, Timerman S, Gianotto-Oliveira R, Polastri TF, Canesin MF, Lage SG, et al. Sociedade Brasileira de Cardiologia. I Diretriz de Ressuscitação Cardiopulmonar e Cuidados Cardiovasculares de Emergência da Sociedade Brasileira de Cardiologia. Arq Bras Cardiol. 2013;101(2Supl.3):1-221.
3. Mancini ME, Soar J, Bhanji F, Billi JE, Dennett J, Finn J, et al.; Education, Implementation, and Teams Chapter Collaborators. Part 12: Education, implementation, and teams: 2010 International Consensus on Cardiopulmonary Resuscitation and Emergency Cardiovascular Care Science with Treatment Recommendations. Circulation. 2010;122(16 Suppl 2):S539-81.
4. 2015 American Heart Association Guidelines Update for Cardiopulmonary Resuscitation and Emergency Cardiovascular Care. Circulation. 2015;132(suppl 2):S315-S589.
5. Bernoche C, Timerman S, Polastri TF, Giannetti NS, Siqueira AWS, Piscopo A, et al. Atualização da Diretriz de Ressuscitação Cardiopulmonar e Cuidados de Emergência da Sociedade Brasileira de Cardiologia – 2019. Arq Bras Cardiol. 2019;113(3):449-663.
6. Panchal AR, Bartos JA, Cabañas JG, Donnino MW, Drennan IR, Hirsch KG, et al.; on behalf of the Adult Basic and Advanced Life Support Writing Group. Part 3: adult basic and advanced life support: 2020 American Heart Association Guidelines for Cardiopulmonary Resuscitation and Emergency Cardiovascular Care. Circulation. 2020;142(suppl2):S366-S468.

3 Suporte avançado de vida cardiovascular

Henrique Trombini Pinesi
Fernando Rabioglio Giugni

INTRODUÇÃO

Conforme explicitado no capítulo anterior, a parada cardiorrespiratória (PCR) é uma das principais emergências cardiovasculares. Já foi discutido o suporte básico de vida (SBV), que consiste no atendimento inicial à PCR, tanto no ambiente extra-hospitalar como no intra-hospitalar. Neste capítulo, será abordado o suporte avançado de vida cardiovascular (SAVC), que consiste na assistência especializada à PCR, em que existe a disponibilidade de recursos avançados que permitam checagem de ritmo cardíaco, administração de medicamentos endovenosos e suporte de via aérea avançada.

FISIOPATOLOGIA

A PCR ocorre quando a atividade cardíaca é incapaz de fornecer débito cardíaco suficiente para gerar pulso, impossibilitando a perfusão tecidual. O colapso circulatório que ocorre durante a PCR ocasiona lesão cerebral após cerca de 3 minutos, caso a perfusão não seja restabelecida por meio de manobras de RCP eficazes. Além disso, a agilidade do atendimento inicial é fundamental para garantir as chances de retorno da circulação espontânea: a cada minuto que o paciente passa sem receber manobras de ressuscitação, as chances de sobrevida caem cerca de 7-10%. A PCR pode estar associada a diversas formas de atividade elétrica, sendo essas utilizadas para agrupar as PCR em dois grupos: ritmos chocáveis e ritmos não chocáveis.

Ritmos chocáveis

Ritmos chocáveis são aqueles cujo tratamento para reversão do ritmo envolve a desfibrilação. Nesse grupo, encontra-se fibrilação ventricular (FV), demonstrada na Figura 1, e a taquicardia ventricular sem pulso (TVSP), demonstrada na Figura 2.

Ritmos não chocáveis

Ritmos não chocáveis são aqueles em que a desfibrilação não é utilizada durante as manobras de ressuscitação. Nesses casos, os distúrbios de ritmo não são a causa responsável pela PCR. A atividade elétrica cardíaca pode estar preservada, porém sem atividade mecânica associada, sendo denominada "atividade elétrica sem pulso" – AESP (Figura 3), ou ela pode estar completamente ausente, chamada assistolia (Figura 4).

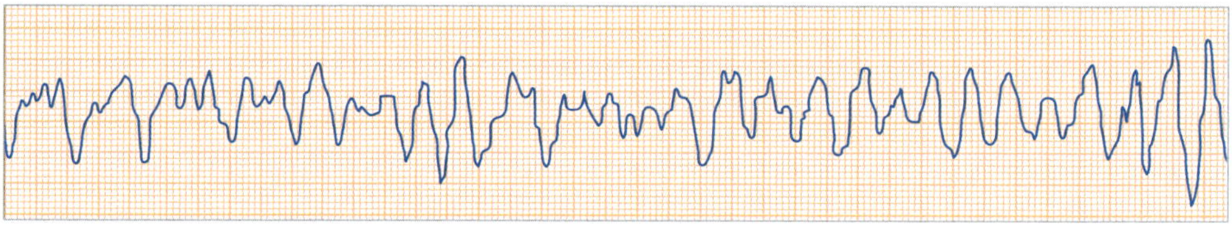

Figura 1 Ritmo de fibrilação ventricular (FV).

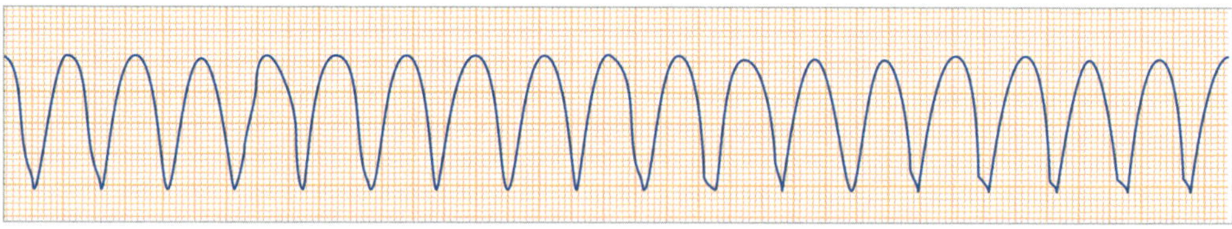

Figura 2 Ritmo de taquicardia ventricular (TVSP).

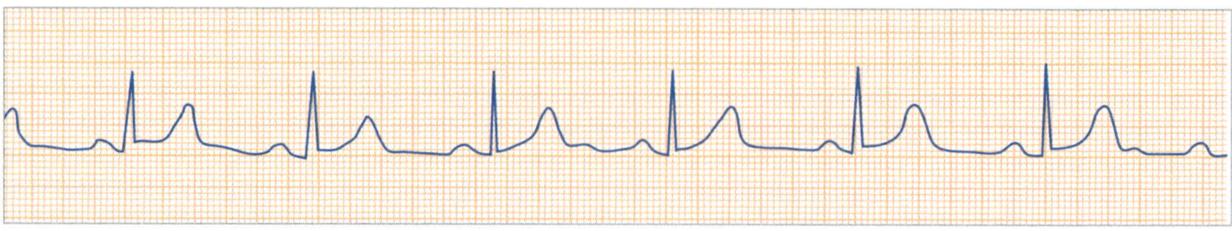

Figura 3 Ritmo de atividade elétrica sem pulso (AESP).

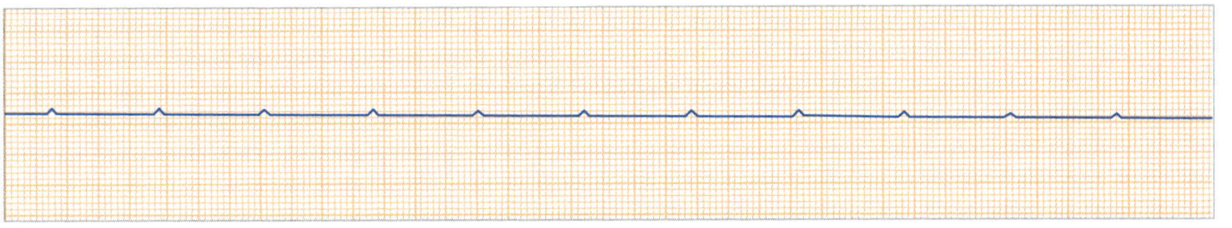

Figura 4 Ritmo de assistolia.

Etiologia

Existem diversas causas possíveis para PCR, sendo as mais frequentes relacionadas às doenças cardiovasculares, especialmente as síndromes coronarianas agudas. Os principais determinantes que devem ser descartados durante o evento e que atuam como facilitadores e perpetuadores desses ritmos (AESP e assistolia) são os 5 H e 5 T, conforme mostrados na Tabela 1.

Tabela 1 Principais facilitadores dos ritmos de parada cardiorrespiratória (PCR) em atividade elétrica sem pulso (AESP) e assistolia

5 H	5 T
Hipoxemia	**T**amponamento cardíaco
Hipovolemia	**T**romboembolismo pulmonar
Hipo/hipercalemia	**T**ensão no tórax (pneumotórax hipertensivo)
H+ (acidose)	**T**rombose de coronária (infarto do miocárdio)
Hipotermia	**T**óxicos

DIAGNÓSTICO

Conforme já mencionado, o reconhecimento precoce da PCR e seu pronto atendimento são medidas fundamentais para aumentar as chances de um desfecho favorável. A identificação e as medidas iniciais diante de um paciente com suspeita de PCR devem ser realizadas conforme o algoritmo do SBV, já detalhado no capítulo anterior. As particularidades do SAVC serão ressaltadas na sequência deste capítulo.

TRATAMENTO

O tratamento da PCR é realizado com as manobras de RCP de acordo com os fluxogramas estabelecidos por diversas associações de emergências cardiovasculares de todo o mundo, que se reúnem no International Liaison Committee on Resuscitation (ILCOR). De acordo ainda com esse comitê, o atendimento ao paciente em PCR no ambiente intra-hospitalar deve ser compartilhado entre, pelo menos, 6 pessoas, cada uma com funções específicas, como descritas na Tabela 2. Cabe ao líder delegar funções, organizar o atendimento, centralizar todas as informações e, assim, tomar as principais decisões.

Tabela 2 Divisão de funções no atendimento em grupo à PCR no suporte avançado de vida

Divisão de funções no atendimento da PCR intra-hospitalar	Líder
	Via aérea
	Medicação
	Desfibrilação
	Compressões torácicas
	Controle do tempo

Após o diagnóstico da PCR, a RCP deve ser iniciada com as compressões torácicas, seguidas de ventilações de resgate. A alternância das compressões com as ventilações ocorre na frequência de 30 compressões para cada 2 ventilações. Deve-se sempre atentar para que a RCP seja feita com alta qualidade, se possível com uma das pessoas do grupo sendo responsável por essa monitorização, com ou sem o auxílio de dispositivos de avaliação da qualidade da RCP.

Após o início das manobras de RCP, a próxima prioridade no paciente com PCR é a checagem do ritmo cardíaco. Essa primeira verificação do ritmo é prioritária perante qualquer outra conduta, pois define qual ramo do algoritmo de atendimento o paciente será alocado. Caso seja identificado um ritmo chocável (FV/TVSP) está indicada a desfibrilação imediata. A desfibrilação precoce dos ritmos chocáveis é outro fator determinante para a boa evolução clínica do paciente associada à RCP de alta qualidade. Caso seja identificado um ritmo não chocável, a desfibrilação não está indicada, e as compressões torácicas devem ser reiniciadas imediatamente. Essa identificação do ritmo deve ser feita no monitor cardíaco da forma mais rápida possível, visando minimizar o tempo de interrupção das compressões e, para isso, é fundamental que o socorrista esteja treinado na interpretação desses ritmos. Deve-se ressaltar que a checagem do ritmo deve ser repetida a cada 2 minutos, seguida da checagem do pulso caso o ritmo seja passível de pulso.

Quando indicada, a desfibrilação no contexto da PCR deve ser realizada com a carga máxima disponível no desfibrilador. Existem os modelos bifásicos, em que a carga máxima frequentemente é de 200 J, e os modelos monofásicos, em que ela é de 360 J.

Além das compressões torácicas, das ventilações e da desfibrilação nos casos dos ritmos chocáveis, existem medicações que devem ser realizadas na PCR. A epinefrina, com importante efeito vasopressor, está indicada tanto nos ritmos chocáveis como nos não chocáveis. A vasopressina não consta mais nas diretrizes de manejo da PCR desde a atualização de 2015. Antiarrítmicos, como a amiodarona ou a lidocaína, são indicados apenas nos ritmos chocáveis.

A amiodarona e a lidocaína são alternativas igualmente indicadas para as PCR em ritmo chocável, mas não devem ser utilizadas concomitantemente, sendo a opção de uma ou outra mantida nos ciclos subsequentes a indicação permanecer.

A posologia e as indicações dos medicamentos na PCR estão resumidas na Tabela 3.

O manejo adequado da via aérea também é crucial para aumentar as chances de RCE. As diretrizes atuais indicam que tanto o uso do dispositivo bolsa-válvula-máscara, como de dispositivos de via aérea avançada (intubação endotraqueal ou dispositivos supraglóticos) podem ser considerados para o manejo de via aérea em qualquer contexto de PCR.

A escolha pela forma de ventilação deve levar em conta a habilidade e a experiência do profissional com cada dispositivo, assim como o contexto clínico encontrado. Assim sendo, é recomendável considerar a obtenção de uma via aérea definitiva (dispositivo de via aérea avançada) em situações de PCR em AESP ou assistolia, na qual é reconhecido que hipóxia é uma importante causa de PCR.

Tabela 3 Medicamentos utilizados na parada cardiorrespiratória, bem como posologia e indicação

	Epinefrina	Amiodarona	Lidocaína
Efeito	Vasopressor Cronotrópico + Inotrópico +	Antiarrítmico	Antiarrítmico
Dose	1 mg	1ª administração: 300 mg 2ª administração: 150 mg	1ª administração: 1-1,5 mg/kg 2ª administração: 0,5-0,75 mg/kg
Período de repetição	3-5 minutos	3-5 minutos	3-5 minutos
Limite de dose	Sem limite	2 administrações	2 administrações
Indicação	• FV/TVSP refratária à desfibrilação • AESP/assistolia	• FV/TVSP refratária à desfibrilação e à epinefrina	• FV/TVSP refratária à desfibrilação e à epinefrina

Uma das vantagens de se obter uma via aérea definitiva na PCR é a possibilidade de acoplar um capnógrafo. Trata-se de um aparelho que quantifica a pressão parcial de gás carbônico (CO_2) exalado, medida associada ao débito cardíaco durante as manobras de RCP. Dessa forma, a curva de capnografia fornece dados sobre a efetividade das compressões torácicas. Uma curva de capnografia constantemente abaixo de 10 mmHg indica que as compressões não estão sendo eficientes. Estudos demonstraram também que, se este valor persistir mesmo após a otimização das compressões torácicas por mais de 20 minutos, a chance de RCE é de apenas 0,5%. A capnografia também tem a função de auxiliar na checagem da intubação orotraqueal, e a presença de curva indica que o tubo está localizado na traqueia, enquanto uma linha reta indica que o tubo está alocado no esôfago e deve ser trocado.

Outra maneira de verificar a qualidade das compressões, validada mais recentemente na Diretriz de 2020, é por meio da análise da pressão arterial diastólica (PAD) nos pacientes com monitorização invasiva. Estudos demonstraram que valores de PAD abaixo de 20 mmHg estão relacionados a compressões ineficazes e prognóstico desfavorável.

Nos casos de PCR em AESP/assistolia, é fundamental a investigação diagnóstica para identificar a causa da evolução para PCR. Nesses casos, não existe um distúrbio de ritmo potencialmente reversível com desfibrilação, como nos casos de ritmo chocável. Portanto, a identificação e a reversão da causa que levou à PCR são fundamentais para o RCE, conforme descrito na Tabela 4. Outro instrumen-

Tabela 4 Principais tratamentos para as causas reversíveis de parada cardiorrespiratória (PCR)

Potencial causa de PCR	Tratamento
Hipovolemia	Reposição volêmica com cristaloides
Hipóxia	Ventilação com via aérea definitiva com FiO_2 80-100%
H+ (acidose)	Bicarbonato de sódio 8,4% 1 mL/kg
Hipercalemia/hipocalemia	Correção do distúrbio
Hipotermia	Aquecimento
Trombose coronária (IAM)	Trombólise (somente se IAM com supra ST prévio à PCR)
TEP	Trombólise + reposição volêmica
Tensão no tórax (pneumotórax hipertensivo)	Descompressão por punção
Tóxicos	Reposição volêmica + antídotos
Tamponamento cardíaco	Pericardiocentese

to que pode ser bastante útil na identificação das causas de PCR é a ultrassonografia *point-of-care*, ferramenta cada vez mais utilizada como extensão do exame físico, especialmente no departamento de emergência.

O algoritmo que descreve em detalhes o passo a passo do atendimento da PCR conforme o SAVC para adultos encontra-se na Figura 5.

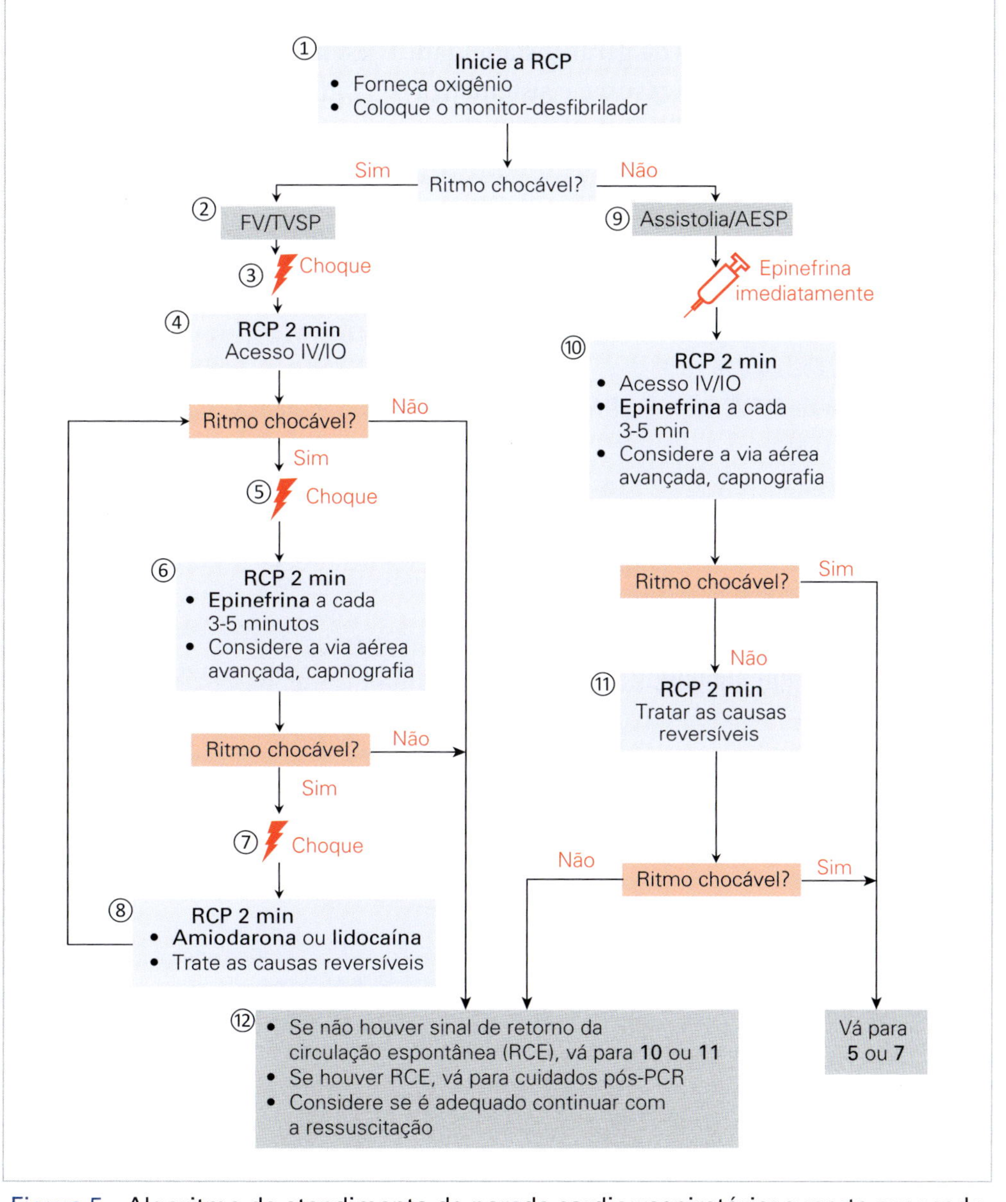

Figura 5 Algoritmo de atendimento da parada cardiorrespiratória: suporte avançado de vida cardiovascular (SAVC) do adulto[5].

RETORNO À CIRCULAÇÃO ESPONTÂNEA (RCE) E CUIDADOS PÓS-PCR

O RCE é caracterizado pela atividade elétrica organizada na checagem de ritmo associada à presença de pulso central. Nesse momento, iniciam-se os cuidados pós-PCR, que se constituem na reavaliação clínica completa e sistematizada do paciente, visando a rápida identificação e correção de disfunções orgânicas e alterações clínicas capazes de gerar instabilidade e risco de nova PCR. A Figura 6 apresenta o algoritmo que resume e sistematiza os cuidados pós-PCR[5].

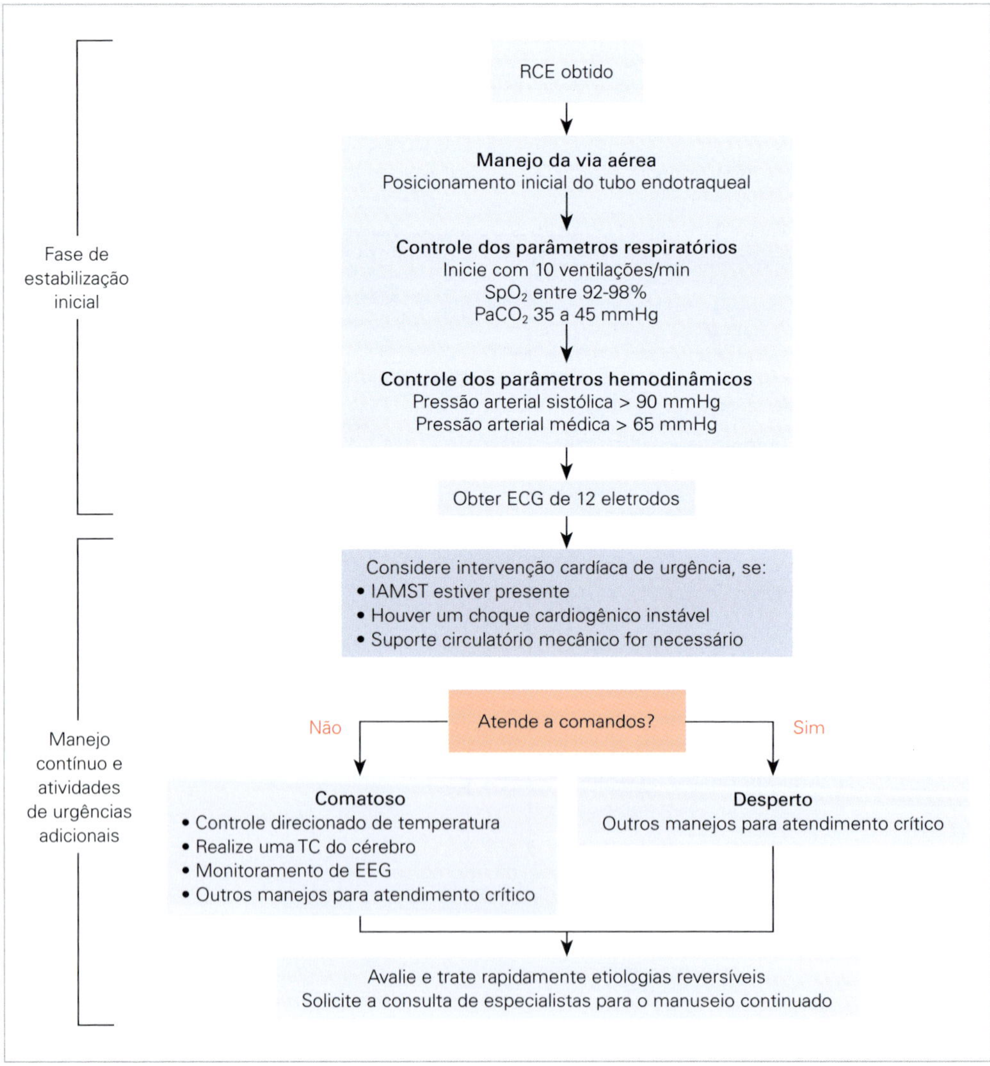

Figura 6 Algoritmo dos cuidados pós-parada cardíacarrespiratória (PCR)[5].

CONCLUSÃO

A PCR é a via final comum das emergências cardiovasculares e de diversas outras emergências clínicas. As condutas e os algoritmos de tratamento da PCR no SAVC passam pela adequada identificação dos ritmos pelo monitor cardíaco. O atendimento rápido e realizado de forma organizada e eficaz por uma equipe qualificada é fundamental para garantir boas chances de retorno à circulação espontânea.

BIBLIOGRAFIA

1. Bernoche C, Timerman S, Polastri TF, Giannetti NS, Siqueira AWS, Piscopo A, et al. Atualização da Diretriz de Ressuscitação Cardiopulmonar e Cuidados de Emergência da Sociedade Brasileira de Cardiologia – 2019. Arq Bras Cardiol. 2019;113(3):449-663
2. Mancini ME, Soar J, Bhanji F, Billi JE, Dennett J, Finn J, et al.; Education, Implementation, and Teams Chapter Collaborators. Part 12: Education, implementation, and teams: 2010 International Consensus on Cardiopulmonary Resuscitation and Emergency Cardiovascular Care Science with Treatment Recommendations. Circulation. 2010;122(16 Suppl 2):S539-81.
3. 2015 American Heart Association Guidelines Update for Cardiopulmonary Resuscitation and Emergency Cardiovascular Care.Circulation. 2015; 132(suppl 2):S315-S589.
4. Bernoche C, Timerman S, Polastri TF, Giannetti NS, Siqueira AWS, Piscopo A, et al. Atualização da Diretriz de Ressuscitação Cardiopulmonar e Cuidados de Emergência da Sociedade Brasileira de Cardiologia – 2019. Arq Bras Cardiol. 2019;113(3):449-663
5. Panchal AR, Bartos JA, Cabañas JG, Donnino MW, Drennan IR, Hirsch KG, et al.; on behalf of the Adult Basic and Advanced Life Support Writing Group. Part 3: adult basic and advanced life support: 2020 American Heart Association Guidelines for Cardiopulmonary Resuscitation and Emergency Cardiovascular Care. Circulation. 2020;142(suppl 2):S366-S468.
6. International Liaison Committee on Resuscitation. Continuous evidence evaluation guidance and templates.
7. Ibrahim WH. Recent advances and controversies in adult cardiopulmonary resuscitation. Postgrad Med J. 2007;83(984):649-54.
8. Larsen MP, Eisenberg MS, Cummins RO, et al. Predicting survival from out-of-hospital cardiac arrest: a graphic model. Ann Emerg Med. 1993;22:1652-8.

4 Manejo das arritmias cardíacas

Roger Daglius Dias
Fernando Rabioglio Giugni
Augusto Scalabrini Neto

INTRODUÇÃO

As habilidades necessárias para o manejo adequado das arritmias cardíacas constituem importante conhecimento para aqueles que lidam com as emergências clínicas. As arritmias cardíacas levam a uma enorme morbidade e mortalidade, sendo, muitas vezes, a causa primária de paradas cardiorrespiratórias. Quando não são causas primárias, as arritmias correspondem à manifestação de outra condição clínica, como síndrome coronariana aguda, distúrbios hidreletrolíticos, intoxicações exógenas, entre outras.

Para o manejo das arritmias cardíacas, podem-se utilizar terapias elétricas e/ou farmacológicas. O reconhecimento da arritmia em questão e, principalmente, a identificação de sinais e sintomas graves no paciente são essenciais para a escolha da terapia adequada. Neste capítulo, serão abordadas as habilidades necessárias para a utilização da terapia elétrica.

TERAPIA ELÉTRICA

A terapia elétrica constitui a base do tratamento das arritmias que levam a sinais e sintomas graves (secundários a baixo débito cardíaco) ou mesmo daqueles pacientes que estão estáveis hemodinamicamente, mas necessitam de uma cardioversão eletiva (Tabela 1).

Tabela 1 Sinais e sintomas graves das arritmias	
Sinais	**Sintomas**
Hipotensão	Dispneia
Edema pulmonar	Dor torácica
Perfusão periférica inadequada	Alteração do nível de consciência
Alterações isquêmicas no eletrocardiograma	Pré-síncope/síncope

As modalidades de terapia elétrica são: desfibrilação, cardioversão e estimulação elétrica temporária. Embora existam tanto as modalidades transtorácicas (externas) como as intracardíacas (internas), serão abordadas apenas a desfibrilação/cardioversão transtorácica e a estimulação elétrica temporária transcutânea e transvenosa.

Desfibrilação transtorácica

A desfibrilação consiste na administração de uma carga elétrica em corrente direta através de duas pás de eletrodos. O choque promove a despolarização simultânea de grandes áreas do miocárdio atrial e ventricular, interrompendo os circuitos de reentrada geradores da arritmia. O choque, nesse caso, não é sincronizado com o complexo QRS, e a carga deve ser alta para se obter maior eficácia na reversão da arritmia.

Indicações

As indicações para a desfibrilação são fibrilação ventricular, taquicardia ventricular sem pulso e taquicardia ventricular polimórfica com ou sem pulso.

Técnica

Para se proceder à desfibrilação, o paciente deve estar em monitorização cardíaca contínua, com acesso venoso periférico estabelecido e oxigenoterapia suplementar, caso necessário. O material de manejo de uma via aérea avançada e as medicações devem estar acessíveis.

O paciente deve permanecer em decúbito dorsal a 180º. Próteses dentárias devem ser removidas, e a tricotomia da região torácica deve ser realizada, caso necessário. Se não estiver com parada cardiorrespiratória, medicações sedativas e analgésicas devem ser administradas antes do choque (Tabela 2).

Tabela 2 Analgésicos e sedativos utilizados na terapia elétrica
Analgésico
Fentanil: 2 a 3 mcg/kg endovenoso
Sedativos
Midazolam: 0,1 a 0,3 mg/kg endovenoso
Etomidato*: 0,3 mg/kg endovenoso
Propofol**: 1 a 2 mg/kg endovenoso

* Como o etomidato é um sedativo não amnésico, deve-se pré-medicar o paciente com uma droga analgésica (fentanil). ** O propofol causa mais hipotensão quando comparado ao midazolam e ao etomidato e deve ser evitado em pacientes já hipotensos.

O posicionamento das pás do desfibrilador pode ser visto na Figura 1. Após a aplicação de gel condutor nas pás (caso não sejam as pás adesivas), uma das pás deve ser colocada na região infraclavicular à direita do esterno, e a outra pá na re-

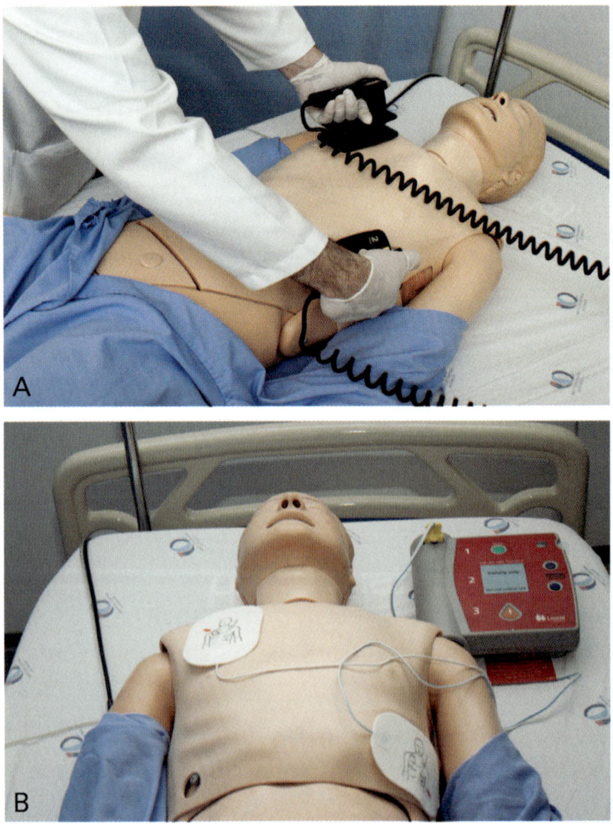

Figura 1 Posicionamento correto das pás: (A) desfibrilador manual e (B) desfibrilador externo automático (DEA).

gião do ápice do coração (posição anterolateral). Outras posições podem ser consideradas (anteroposterior, infraescapular anteroesquerda e infraescapular anterodireita). Em pacientes com marca-passo ou cardiodesfibrilador implantado, deve-se evitar colocar as pás diretamente sobre o dispositivo, porém essa preocupação não deve retardar a desfibrilação.

Para a desfibrilação, pode-se utilizar um DEA ou um desfibrilador manual. O passo a passo para manuseio de cada tipo de desfibrilador é mostrado nas Figuras 2 e 3.

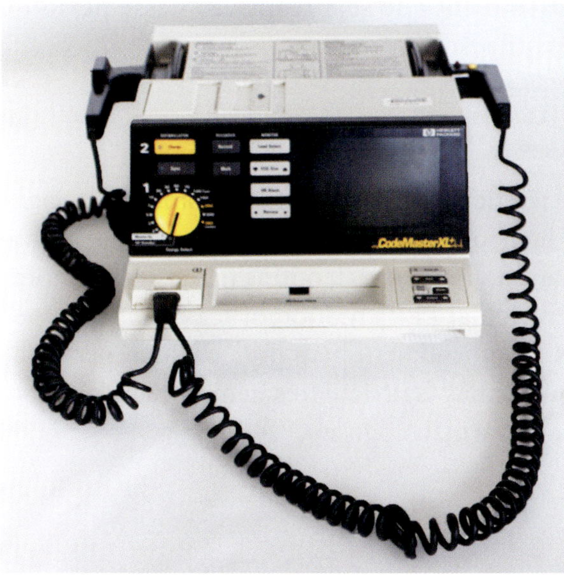

1. Ligar o monitor/desfibrilador.
2. Conectar os cabos/eletrodos no tórax do paciente e selecionar a derivação desejada.
3. Selecionar a carga desejada do choque (carga máxima).
4. Retirar as pás e aplicar o gel condutor.
5. Posicionar as pás no tórax do paciente aplicando pressão.
6. Pedir que todos se afastem do paciente e afastar a fonte de oxigênio.
7. Carregar o choque (na própria pá ou no desfibrilador).
8. Certificar-se de que todos estão afastados.
9. Aplicar o choque.

Figura 2 Desfibrilação com um desfibrilador manual.

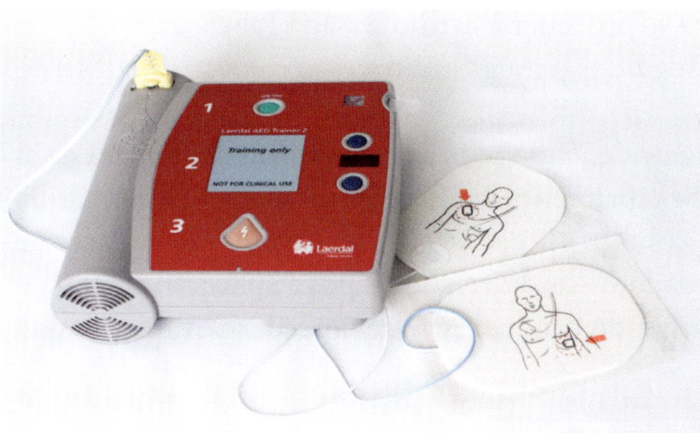

1. Ligar o DEA.
2. Seguir as mensagens sonoras.
3. Conectar o cabo no aparelho.
4. Colocar as pás adesivas no tórax do paciente.
5. Aguardar a análise do ritmo.
6. Apertar o botão de choque caso indicado pela mensagem sonora.

Figura 3 Desfibrilação com um desfibrilador externo automático (DEA).

A carga utilizada para desfibrilação deve ser de 360 J nos desfibriladores com onda monofásica e de 200 J nos bifásicos. Tanto o primeiro choque como os subsequentes devem ter a carga máxima do desfibrilador.

Cardioversão transtorácica

A cardioversão elétrica consiste na administração de um choque sincronizado com o complexo QRS, a fim de promover a despolarização simultânea do miocárdio, porém, sem que essa despolarização por choque ocorra no período de repolarização (durante a onda T). Caso o choque seja realizado nesse período, haverá o risco de se precipitar uma fibrilação ventricular.

Indicações

As indicações para cardioversão elétrica podem ser eletivas, como nos pacientes com fibrilação atrial e *flutter* atrial hemodinamicamente estáveis, ou emergenciais, como nos pacientes com fibrilação atrial, *flutter* atrial, outras taquicardias supraventriculares (TSV), taquicardia ventricular (TV) monomórfica com pulso, porém hemodinamicamente instáveis. É indicada também para pacientes com taquicardias supraventriculares e taquicardias ventriculares hemodinamicamente estáveis que não responderam à terapia farmacológica.

Técnica

Os cuidados iniciais e o posicionamento do paciente e das pás do desfibrilador/cardioversor são os mesmos da desfibrilação.

Como a terapia elétrica é dolorosa, os pacientes devem receber analgésicos e sedativos endovenosos antes de se proceder à cardioversão (Tabela 2).

Os passos que devem ser seguidos para a cardioversão elétrica são descritos na Figura 4.

A escolha do nível de energia adequado para a cardioversão dependerá da arritmia em questão (Tabela 3). Se o primeiro choque não for efetivo para a cardioversão, choques subsequentes com cargas cada vez mais elevadas devem ser administrados. Em alguns desfibriladores/cardioversores, após a aplicação do choque, havendo a necessidade de um segundo choque, deve-se proceder novamente à sincronização.

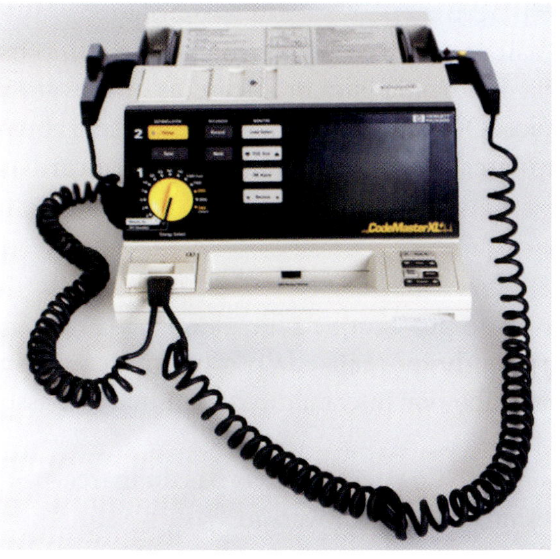

1. Ligar o monitor/cardioversor.
2. Conectar os cabos/eletrodos no tórax do paciente e selecionar a derivação desejada.
3. Selecionar a carga desejada (conforme a arritmia).
4. Selecionar o botão de sincronização.
5. Retirar as pás e aplicar o gel condutor.
6. Posicionar as pás no tórax do paciente aplicando pressão.
7. Pedir que todos se afastem do paciente e afastar a fonte de oxigênio.
8. Carregar o choque (na própria pá ou no desfibrilador).
9. Certificar-se de que todos estão afastados.
10. Aplicar o choque.

Figura 4 Cardioversão elétrica com um desfibrilador/cardioversor manual.

Tabela 3 Energia necessária para cardioversão elétrica

Arritmia	Nível de energia (inicial)
Fibrilação atrial	200 J (monofásico) ou 120 a 200 J (bifásico)
Flutter atrial e outras taquicardias supraventriculares	50 a 100 J (monofásico ou bifásico)
TV monomórfica com pulso	100 J (monofásico ou bifásico)

Estimulação elétrica temporária

A estimulação elétrica consiste na administração de uma carga elétrica intermitente no miocárdio do paciente com o objetivo de aumentar a frequência cardíaca ventricular. Pode ser transcutânea, pela colocação de pás adesivas no tórax do paciente, ou por estímulo intracardíaco, pela passagem de um cabo de eletrodo via acesso venoso profundo até a impactação na musculatura miocárdica do ventrículo direito.

Indicações

A estimulação elétrica temporária é indicada para bradicardias que levam a sinais e sintomas de baixo débito cardíaco. Outra indicação, mas que não será abordada aqui, é o uso da estimulação por marca-passo para supressão de taquicardias por *overdrive*.

Técnica

A estimulação elétrica temporária pode ser realizada por um marca-passo transcutâneo ou por estímulo intracardíaco por intermédio de um marca-passo transvenoso.

Os cuidados iniciais e o posicionamento do paciente e das pás do marca-passo transcutâneo são os mesmos da desfibrilação/cardioversão.

Também deve-se proceder à analgesia e à sedação para iniciar a estimulação transcutânea.

Os passos para a instalação de um marca-passo transcutâneo estão descritos na Figura 5, e os passos para a instalação do marca-passo transvenoso são apresentados na Figura 6.

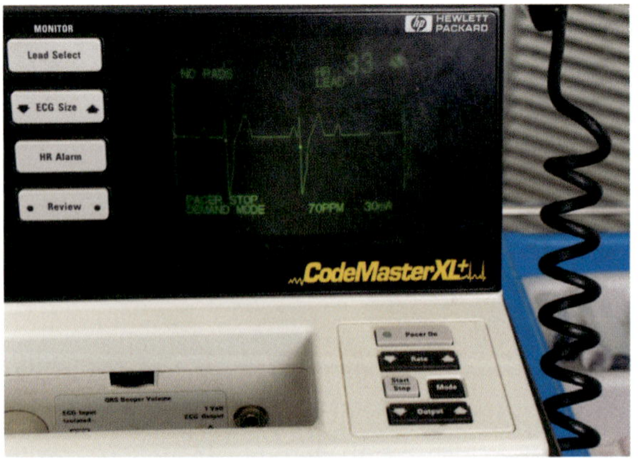

1. Conectar as pás adesivas no tórax do paciente.
2. Ligar o marca-passo/monitor.
3. Selecionar o modo fixo ou de demanda.
4. Selecionar a frequência de demanda em aproximadamente 60 por minuto.
5. Selecionar a amperagem da corrente elétrica e aumentar aos poucos, até conseguir captura elétrica. Deixar 2 mA acima da intensidade de captura (margem de segurança).
6. Conferir a presença de captura mecânica pela palpação de pulso central.

Figura 5 Estimulação elétrica com marca-passo provisório transcutâneo.

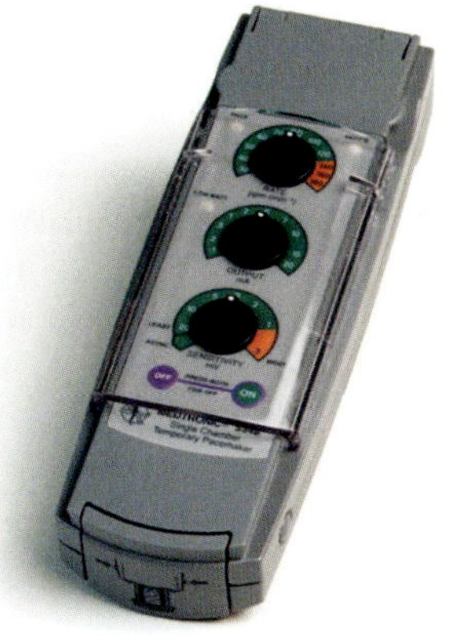

1. Passar o cabo/eletrodo por um acesso venoso central (veias subclávia ou jugular interna).
2. Guiar a introdução do eletrodo por radioscopia (ou pelo ECG) até a impactação na parede do ventrículo direito.
3. Estabelecer o limiar de captura elétrica e manter a intensidade da corrente acima (margem de segurança).
4. Selecionar a frequência cardíaca desejada e o limiar de sensibilidade.
5. Conferir a presença de captura mecânica pela palpação de pulso central.

Figura 6 Estimulação elétrica com marca-passo provisório transvenoso.

BIBLIOGRAFIA

1. Goldman L, Schafer AI. Cecil medicine. 26. ed. v. 1. Philadelphia: Saunders Elsevier; 2019. Chapter 57.
2. Libby P, Bonow RO, Mann DL, Tomaselli GF, Bhatt D, Solomon SD, et al. Braunwald's heart disease: a textbook of cardiovascular medicine. 12. ed. v. 1. Philadelphia: Saunders Elsevier; 2021. Chapter 61.
3. Panchal AR, Bartos JA, Cabañas JG, Donnino MW, Drennan IR, Hirsch KG, et al.; on behalf of the Adult Basic and Advanced Life Support Writing Group. Part 3: adult basic and advanced life support: 2020 American Heart Association Guidelines for Cardiopulmonary Resuscitation and Emergency Cardiovascular Care. Circulation. 2020;142(suppl 2):S366-S468.
4. Merchant RM, Topjian AA, Panchal AR, Cheng A, Aziz K, Berg KM, et al.; on behalf of the Adult Basic and Advanced Life Support, Pediatric Basic and Advanced Life Support, Neonatal Life Support, Resuscitation Education Science, and Systems of Care Writing Groups. Part 1: executive summary: 2020 American Heart Association Guidelines for Cardiopulmonary Resuscitation and Emergency Cardiovascular Care. Circulation. 2020;142(suppl 2):S337-S357.

5 Suporte avançado de vida no trauma

Valdir Zamboni

INTRODUÇÃO E DEFINIÇÕES

Os principais *guidelines* de atendimento inicial ao trauma preconizam uma abordagem objetiva, prática e dinâmica do ensino das prioridades vitais do traumatizado grave e sistematiza algumas técnicas cirúrgicas indispensáveis para a reanimação e o sucesso do atendimento.

Esse modelo de ensino, baseado em simuladores artificiais, modelos animais e atores humanos, apresenta-se como alternativa eficiente para o ensino de emergências médicas.

O principal objetivo desse método é treinar médicos que não participam regularmente do atendimento a traumatizados e trabalham em pequenos hospitais, unidades de saúde e na zona rural para o atendimento inicial ao traumatizado e o tratamento de lesões, que levam à morte rapidamente, e a obtenção da melhor estabilização possível, permitindo a transferência adequada da vítima para um local de referência onde haja tratamento definitivo.

Alguns princípios devem ser obedecidos:

1. O diagnóstico de certeza não é necessário para se adotar decisões importantes no atendimento primário (A, B, C, D e E) do trauma.
2. Devem-se evitar procedimentos que possam causar lesões adicionais ao paciente (não agravar lesões).
3. Devem-se adotar procedimentos de reanimação assim que os problemas forem identificados.

4. A reavaliação constante após realização dos procedimentos, assim como a monitorização, é um passo essencial para se evitar falhas no atendimento.
5. O alto índice de suspeição e a correlação com o mecanismo de trauma são atitudes necessárias indispensáveis para o diagnóstico de lesões que habitualmente não são percebidas no exame primário.
6. Deve-se obter um histórico amplo assim que possível.

PROCEDIMENTOS

Princípios e objetivos

A maioria dos procedimentos é simples e em geral não requer materiais sofisticados para sua realização. Os procedimentos são extremamente úteis e eficazes.

Não realize procedimentos desnecessários, pois nem todos os pacientes precisam de todos os procedimentos.

A maioria dos procedimentos é acessível a todos os médicos (não necessariamente cirurgiões), mas é passível de complicações que estão relacionadas à situação de estresse, à inobservância adequada de reparos anatômicos e aos cuidados de assepsia, ao tipo de paciente, à indisponibilidade de materiais adequados e à falha em reavaliar o procedimento.

Deve-se sempre levar em consideração a relação de risco-benefício de determinado procedimento.

A. Controlar as vias aéreas e a coluna cervical

- Manobras preliminares de abordagem das vias aéreas no trauma com controle da coluna cervical.
- Indicação e obtenção de via aérea definitiva no trauma (intubação endotraqueal ou cricotireoidostomia).

B. Corrigir os distúrbios da ventilação

- Toracocentese.
- Drenagem de tórax sob selo d'água.
- Curativo de "três pontas".
- Ventilação mecânica.

C. Tratar o choque hemorrágico e não hemorrágico

- Pericardiocentese.
- Acessos venosos periféricos e punção intraóssea.
- Compressão externa de ferimentos sangrantes.

- Sondagens nasogástrica ou orogástrica e vesical de demora.
- Lavagem peritoneal diagnóstica.
- Imobilização inicial e controle de hemorragia pélvica.
- Imobilização de extremidades.

D. Evitar o "segundo trauma"

- Assegurar oxigenação e perfusão cerebral e controlar a elevação da pressão intracraniana (PIC).

E. Proteger a coluna cervicotoracolombar

- Realizar imobilizações adequadas. A proteção é essencial, enquanto a detecção é secundária.

Técnica

Aborde, inicialmente, o paciente perguntando seu nome e sua localização. Respostas adequadas evidenciam que as etapas A e B estão íntegras e provavelmente C e D também (hemodinâmica mantida e boa perfusão cerebral).

Caso não haja resposta, inicie rapidamente o exame primário (A, B, C, D e E).

Exame primário: identificar imediatamente lesões que colocam em risco a vida e tratá-las. A sequência é apresentada de forma linear, para permitir melhor entendimento e revisão mental das diversas etapas durante o atendimento. Na realidade, muitas atividades e intervenções acontecem em paralelo, ou simultaneamente, quando o paciente é atendido por uma equipe. É fundamental também reavaliar continuamente o paciente, tanto durante o exame primário como durante o secundário, para descobrir alterações na sua condição logo que elas acontecem e intervir prontamente a fim de corrigir qualquer piora. A reavaliação contínua serve ainda para detectar lesões que podem não ter sido diagnosticadas antes e avaliar o resultado das medidas terapêuticas instituídas.

VIAS AÉREAS

Devem ser procurados sinais de obstrução de vias aéreas, e isso inclui a presença de corpos estranhos (prótese dentária, sangue, vômitos) ou fraturas de face, laringe ou traqueia (Figura 1).

Posteriormente, adotam-se manobras para garantir a permeabilidade das vias aéreas, que incluem desde a simples aspiração de sangue ou secreções (Figura 2)

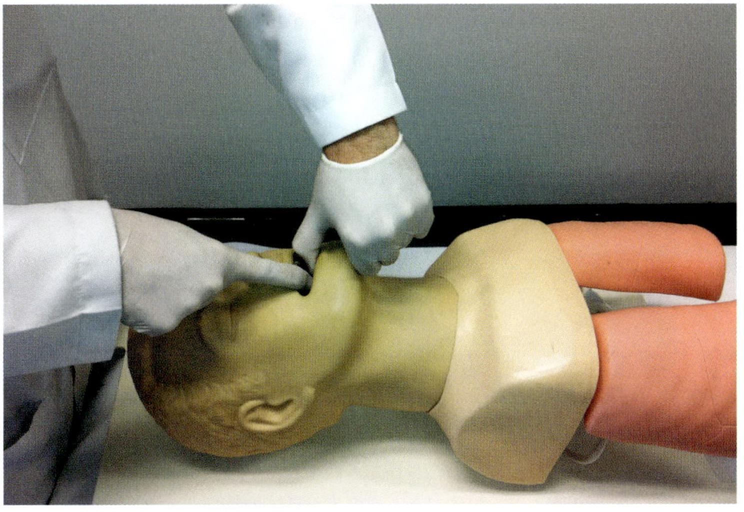

Figura 1 Abertura e inspeção da via aérea.

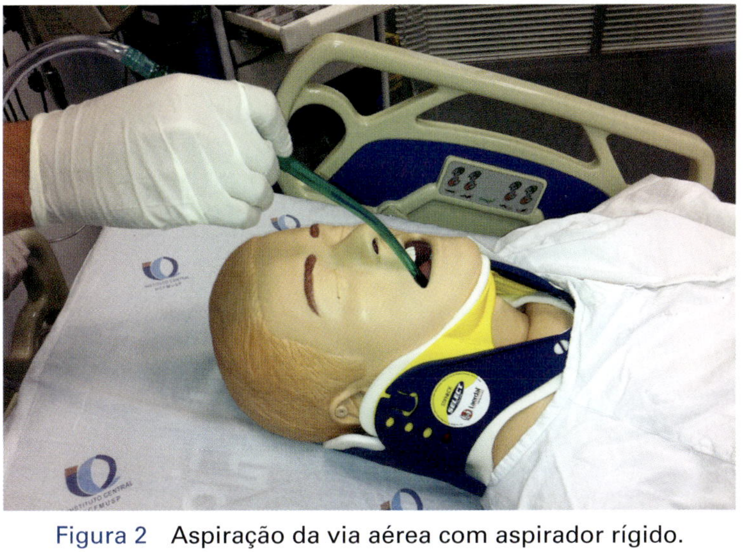

Figura 2 Aspiração da via aérea com aspirador rígido.

até obtenção de via aérea definitiva, o que pode ser obtido por intubação orotraqueal ou nasotraqueal ou por cricotireoidostomia cirúrgica. Em princípio, a traqueostomia não deve ser feita na urgência, já que é um procedimento mais demorado e com maior potencial de sangramento. Quando necessária, deve ser feita apenas por cirurgião experiente.

Em muitos pacientes, a aspiração das vias aéreas, associada a manobras manuais simples de elevação do mento (*chin lift*) ou à tração da mandíbula (*jaw thrust*), permite a permeabilização, conforme demonstra a Figura 3.

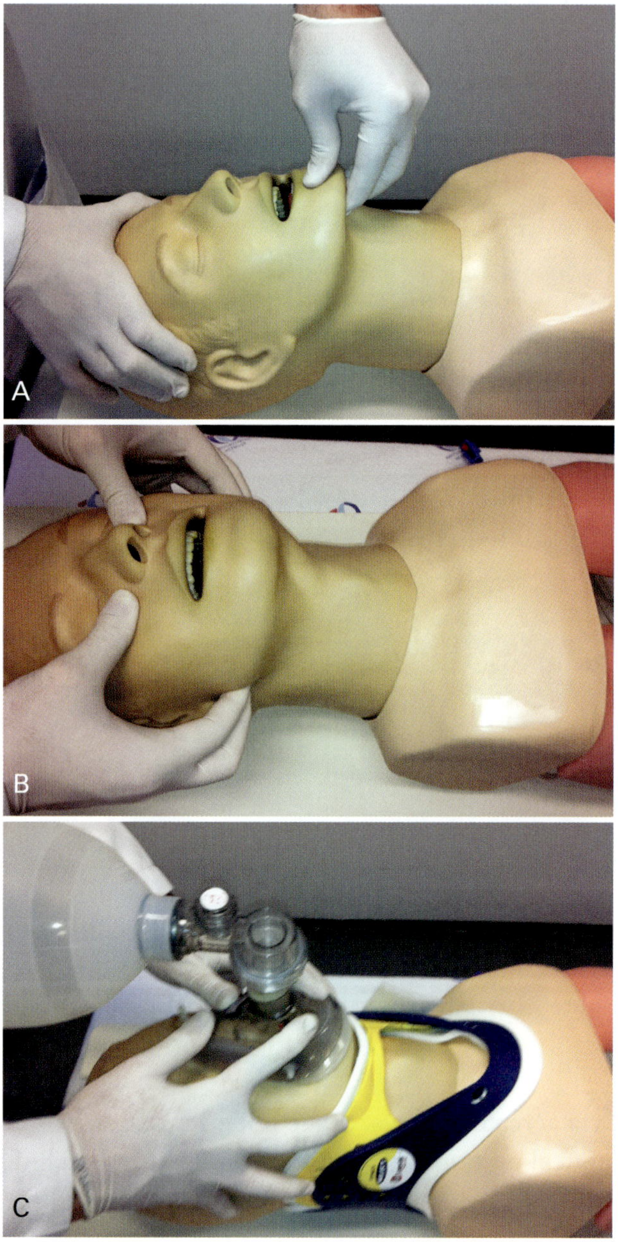

Figura 3 A: Manobra de elevação do queixo (*chin lift*). B: Manobra de tração da mandíbula (*jaw thrust*). C: Manobra de tração da mandíbula (*jaw thrust*) durante ventilação com dispositivo bolsa-valva-máscara.

A cânula orofaríngea (Guedel) (Figura 4A, B e C) deve ser introduzida gentilmente em direção ao palato e rodada 180°. Em crianças, não se deve introduzi-la nem rodá-la para não causar lesão no palato. Deve ser usada no paciente inconsciente que apresentar queda da língua para facilitar a ventilação. Não pode ser usada no paciente consciente por induzir o vômito, devendo, nessa situação, ser substituída pela cânula nasofaríngea (Figura 4D).

Não é raro que sejam atendidos pacientes com via aérea difícil.

As características que podem predizer uma ventilação difícil por máscara facial foram resumidas no acrônimo em inglês OBESE, que corresponde a: obesidade (índice de massa corporal acima de 26 kg/m^2), presença de B, idade superior a 55 anos (*elderly*), pacientes que ressonam (*snorers*) e pacientes sem dentes (*edentulous*). Essas características podem implicar uma deficiente adaptação da máscara facial na face do paciente, bem como uma obstrução ao fluxo de passagem do ar no momento da ventilação. A presença de dois desses fatores indica uma alta probabilidade de ventilação difícil usando máscara facial.

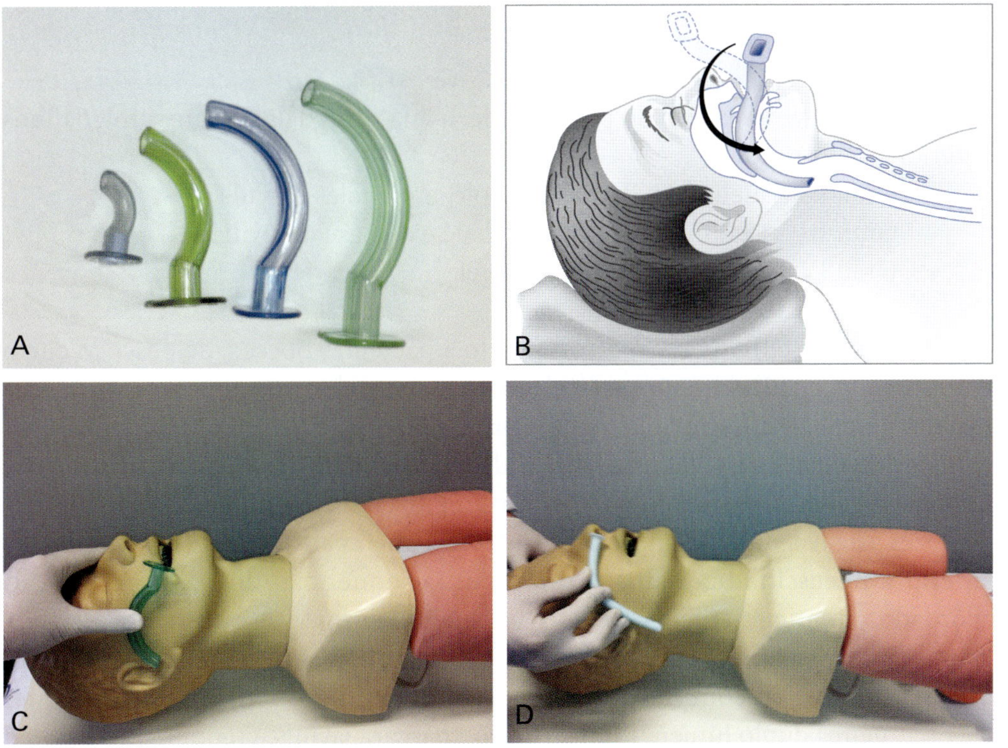

Figura 4 A: Cânulas orofaríngeas. B: Posicionamento correto da cânula orofaríngea. C: Medida do tamanho adequado da cânula orofaríngea. D: Medida do tamanho adequado da cânula nasofaríngea.

Do mesmo modo, para se prever uma intubação difícil, foram consideradas algumas características do paciente, como fatores de previsão, usadas por Ron Walls no *National Emergency Airway Management Course* e descritas pelo método que adota o acrônimo LEMON, que corresponde a: observação externa (*look externally*), avaliação da regra 3-3-2 (*evaluate 3-3-2 rule*), escala de Mallampati, obstrução e mobilidade (*mobility*).

Na observação externa, deve ser avaliada a presença de barba ou bigode, forma facial anormal, mal nutrição extrema, ausência de dentes, traumatismo facial, obesidade, incisivos muito proeminentes, arco palatino muito alto ou pescoço curto. Segundo a regra 3-3-2, o paciente deve ter 3 dedos de distância entre os incisivos superiores e inferiores quando da abertura da boca, 3 dedos de distância entre o mento e o início do pescoço e 2 entre a cartilagem tireóidea e a mandíbula. Qualquer valor inferior a essas referências poderá dificultar a intubação.

A escala de Mallampati foi apresentada pela primeira vez em 1985 no *Canadian Anesthesia Society Journal*, baseada no trabalho de Mallampati.

Com o paciente sentado, em posição neutra, a boca em abertura máxima e a língua em protrusão máxima, é possível, segundo a escala de Mallampati, classificá-lo de acordo com os seguintes graus:

- Grau I: visualização do palato mole, úvula, amígdalas, pilares amigdalinos anteriores e posteriores.
- Grau II: visualização do palato mole, amígdalas e úvula.
- Grau III: visualização do palato mole e da base da úvula.
- Grau IV: o palato mole não é visível.

Atualmente é frequente o atendimento a pacientes obesos, de pescoço curto e idosos, com enrijecimento cervical, o que torna a obtenção de via aérea definitiva um desafio. Por outro lado, muitos profissionais não possuem treinamento ou equipamento para resolver essas dificuldades, visto que nem sempre há um profissional da área de anestesiologia, por exemplo, com experiência. Por isso, muitas vezes, frente à dificuldade de intubação, a primeira atitude é pedir ajuda e considerar a necessidade de utilização de uma sequência rápida de intubação acordado. Eventualmente, podem ser utilizadas alternativas que incluem alguns dispositivos que, embora não sejam considerados como via aérea definitiva, podem ser muito úteis com *gum elastic bougie* (GEB) ou introdutor de tubo traqueal (Eschmann) duplo lúmen, tubo laríngeo, máscara laríngea (com intubação) ou outras técnicas avançadas (como fibroscopia ou videolaringoscopia) (Figura 5).

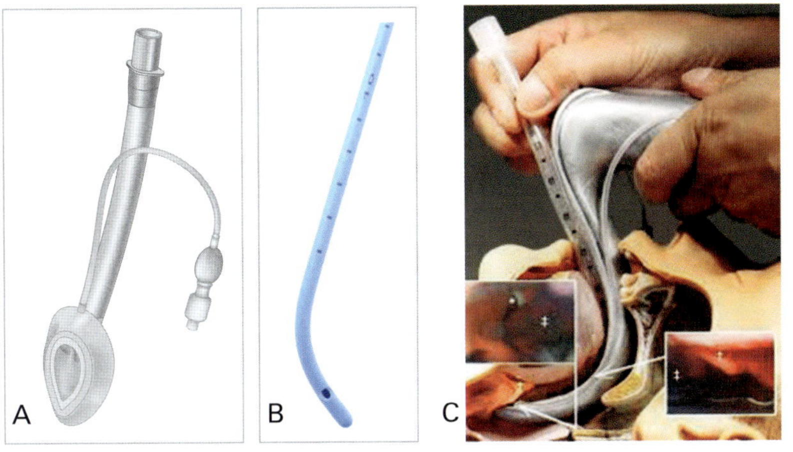

Figura 5 A: Máscara laríngea. B: *gum elastic bougie* (GEB). C: Videolaringoscopia.

A escolha da via aérea definitiva depende da situação e da experiência do médico. Em princípio, não existe contraindicação absoluta para a intubação orotraqueal (Figura 6).

A intubação nasotraqueal pode ser feita com menor mobilização cervical, mas só pode ser usada se o paciente estiver respirando. Deve ser evitada na presença de fratura de face ou suspeita de fratura de base de crânio.

Atualmente, indica-se para todas as crianças a utilização de cânulas com *cuff*, exceto para aquelas com menos de 1 ano.

No paciente agitado, em que é necessário obter uma via aérea definitiva, pode ser necessário proceder à intubação de sequência rápida, a qual consiste em utilizar sedação e curarização para intubar. Nessa situação, é necessário estar preparado para a impossibilidade de intubar, ou seja, realizar uma cricotireoidostomia. A técnica sugerida para intubação de sequência rápida é a seguinte:

- Pedir auxílio.
- Pré-oxigenar o paciente a 100%.
- Administrar 1 mg/kg de succinil colina endovenoso associado a 15 mg de midazolan.
- Realizar compressão da cartilagem cricoide (manobra de Sellick).
- Proceder à intubação orotraqueal (técnica descrita detalhadamente no Capítulo 6 – Ventilação com dispositivo bolsa-valva-máscara e intubação orotraqueal).
- Estar preparado para realização de via aérea cirúrgica de acordo com a técnica descrita adiante.

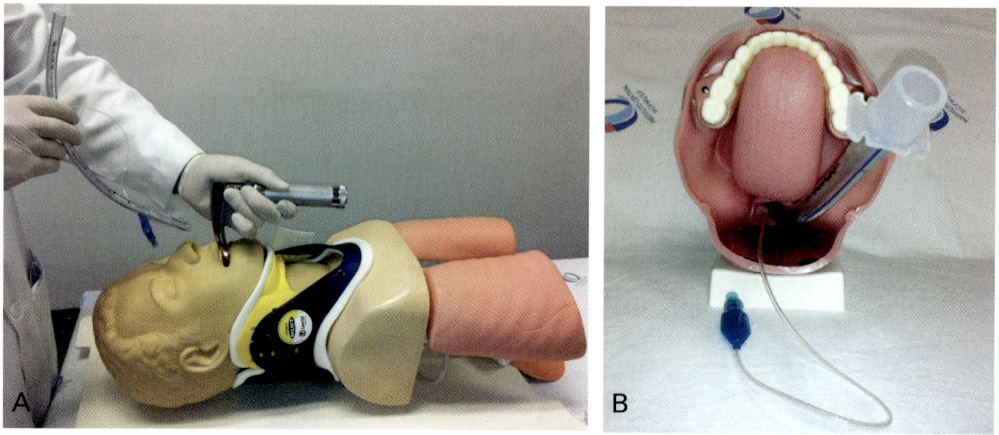

Figura 6 Técnica de intubação orotraqueal.

Cricotireoidostomia por punção

A técnica de punção deve ser realizada sobre a membrana cricotireóidea, através da abertura existente no colar cervical, anteriormente, com inclinação da agulha em 45°, em direção caudal. Aspira-se usando uma seringa com soro fisiológico em seu interior até que se constate a presença de bolhas na seringa (Figura 7A). Essa técnica permite ventilar o paciente por 30 a 45 minutos com alta pressão (insuflação em jato) (Figura 7B).

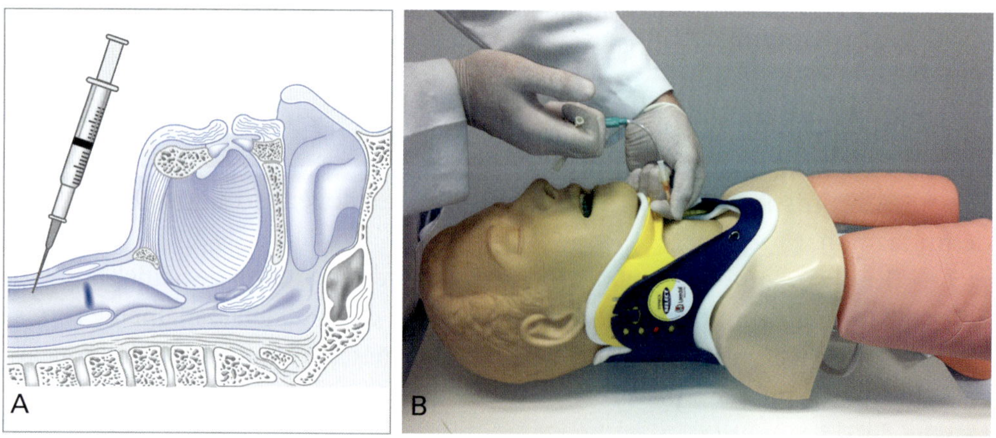

Figura 7 A: Punção da membrana cricotireóidea. B: Insuflação em jato.

Cricotireoidostomia cirúrgica aberta

O primeiro passo para a realização do procedimento é aplicar anestesia local caso o paciente esteja consciente e, então, realizar incisão transversa sobre a membrana cricotireóidea (Figura 8). É imprescindível palpá-la e não cortar ou remover a cartilagem cricotireóidea. Em seguida, o cabo do bisturi é introduzido na in-

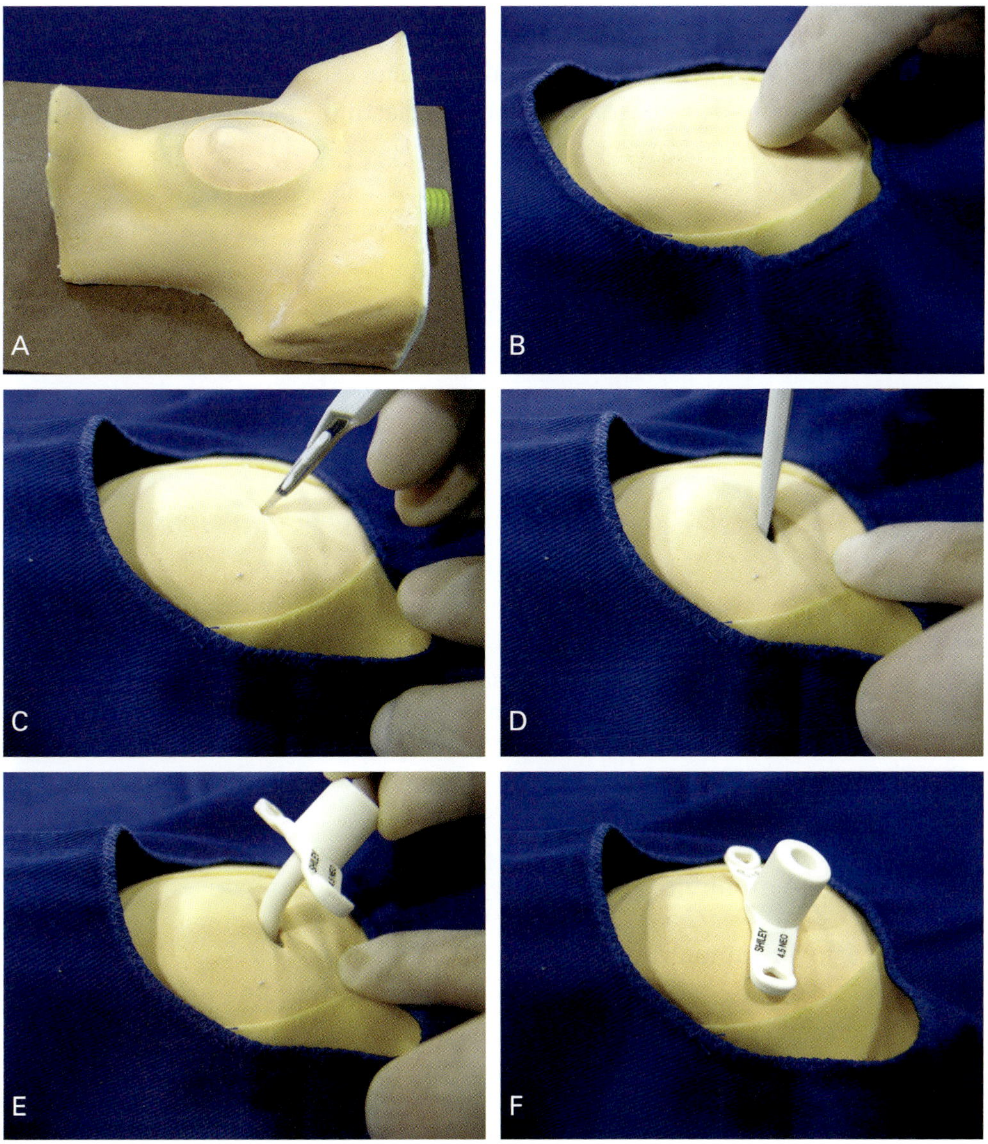

Figura 8 Sequência da cricotireoidostomia cirúrgica aberta.

cisão da pele e na membrana cricotireóidea seccionada e girado em 90° para alargá-la o suficiente e possibilitar a introdução da cânula no interior da traqueia. É preciso ter cuidado ao insuflar o *cuff* (Figura 9). O médico deve certificar-se de que a cânula está posicionada adequadamente, sentindo o movimento de ar no seu interior. A introdução da cânula é feita com as de número 5 ou 6 com *cuff*.

Complicações

Dentre as possíveis complicações em razão dos procedimentos descritos, podem ser citados: aspiração de sangue, falso trajeto, estenose/edema de glote, hemorragia, ferimento de esôfago, traqueia e mediastino e paralisia de corda vocal.

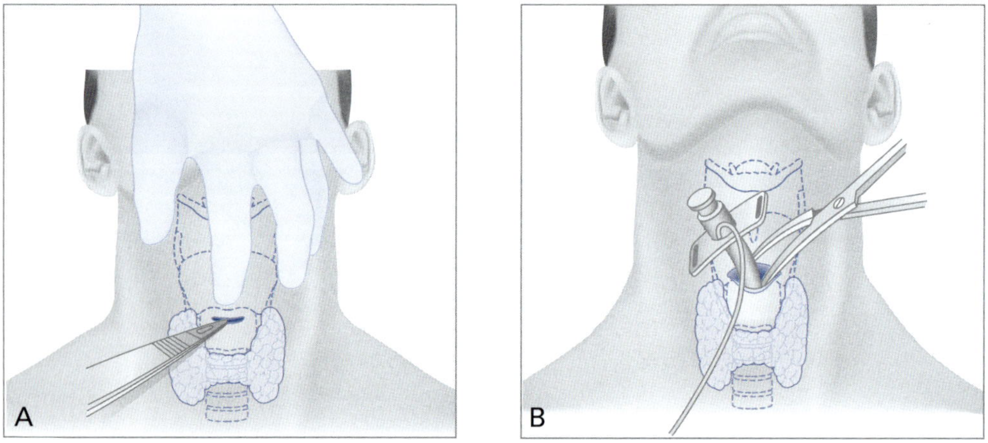

Figura 9 A: Incisão transversa na membrana cricotireóidea. B: Introdução da cânula no interior da traqueia.

VENTILAÇÃO

Toracocentese de alívio

Indicação: pneumotórax hipertensivo.

Procedimento de emergência: realizar punção com agulha 14/16 no segundo espaço intercostal (EIC), linha hemiclavicular, na borda superior da costela. Proceder à anestesia local se o paciente estiver consciente e realizar drenagem subsequente (Figura 10) conforme técnica descrita adiante.

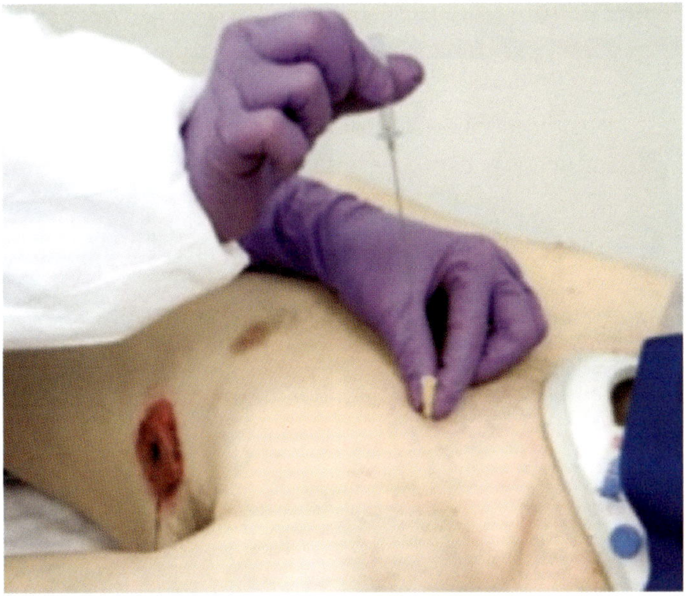

Figura 10 Toracocentese de alívio.

Drenagem de tórax

Indicações: pneumotórax, hemotórax e tórax aberto.

Realizar uma incisão de 1 a 2 cm no quarto ou quinto EIC, linha axilar média ou anterior, borda superior do arco costal, sob anestesia local com xilocaína a 2% (Figura 11).

Fazer dissecação dos planos, do tecido celular subcutâneo e da musculatura intercostal na borda superior do arco costal.

Após essa dissecção, é possível avaliar adequadamente e com mais segurança o local a ser incisado para se adentrar o tórax. Sempre drenar "alto"; quarto ou, no máximo, quinto EIC.

Incisar a musculatura até a pleura, abri-la em 1,5 cm e introduzir o dedo na cavidade pleural (imprescindível): isso irá confirmar que se atingiu o interior da cavidade pleural, além de permitir diagnosticar a presença de estruturas estranhas como epíplon ou vísceras, no caso de hérnia diafragmática traumática e aderências pleurais, que devem ser liberadas para uma correta introdução do dreno multiperfurado em direção ao crânio posterior sob selo d'água.

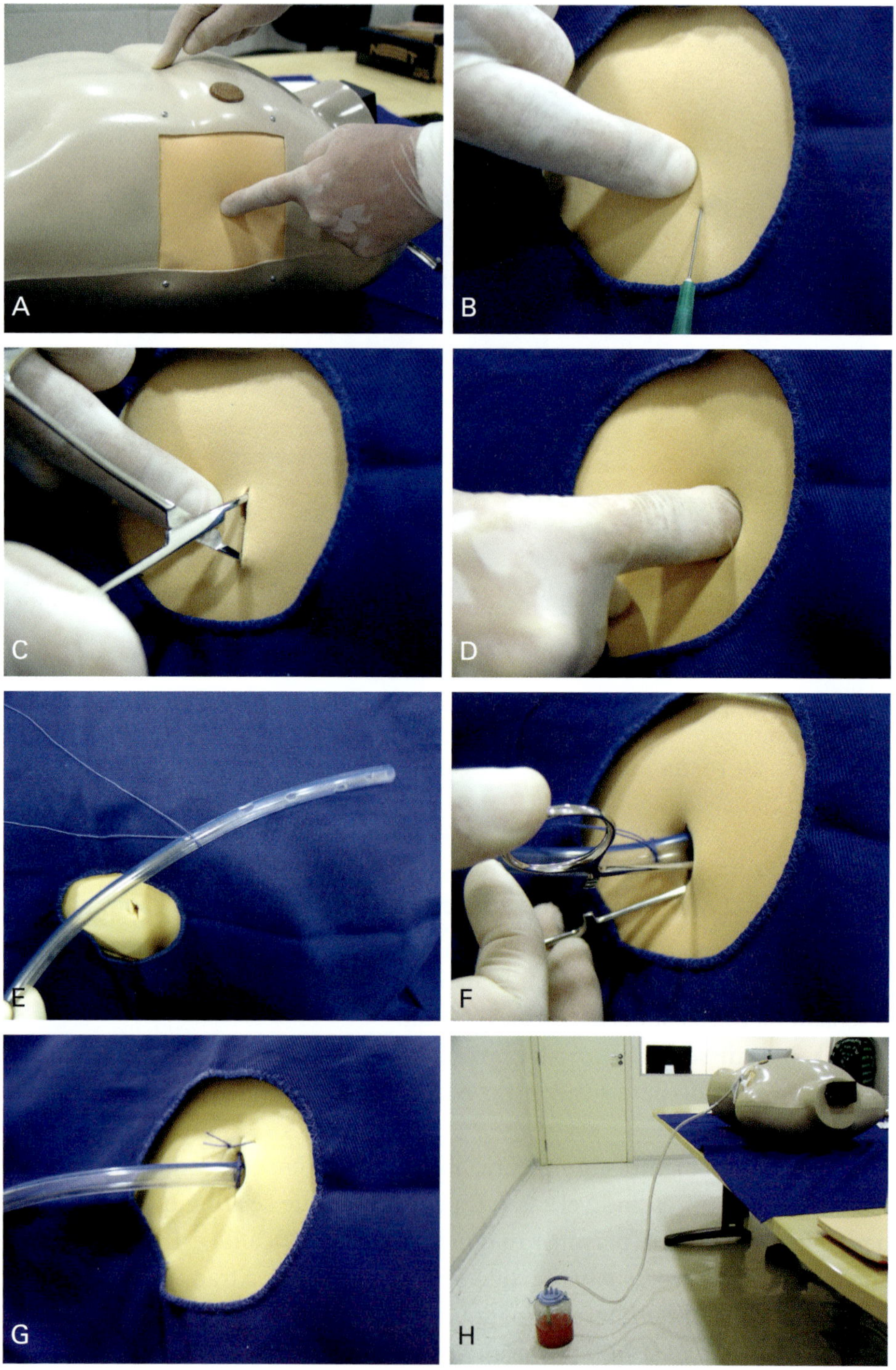

Figura 11 Técnica de drenagem de tórax.

Complicações

- Hematoma local.
- Pneumotórax.
- Laceração pulmonar, órgãos intra-abdominais.
- Infecção e empiema pleural.
- Lesão arterial venosa ou nervosa.
- Obstrução, pneumotórax persistente, enfisema ou problemas com o selo d'água.

Tórax aberto

Deve-se realizar um curativo de "três pontas" (Figura 12). Ele cria um mecanismo valvar que impede o colapso do pulmão pela lesão, geralmente com mais de dois terços do diâmetro da traqueia. A ideia é bem simples: uma bandagem é fixada em três pontos deixando um espaço aberto. Quando o paciente inspirar, não haverá entrada de ar na pleura, pois o curativo obstruirá totalmente a ferida. Quando o paciente expirar, o lado fixado permitirá a saída de ar retido na cavidade pleural.

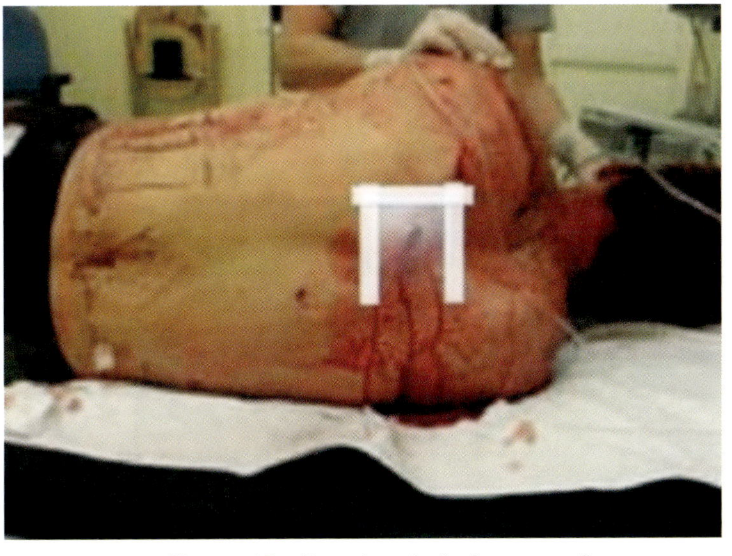

Figura 12 Curativo de "três pontas".

CIRCULAÇÃO

Acesso venoso periférico

Devem ser obtidos, pelo menos, dois acessos com dispositivos calibrosos e curtos, pois o fluxo de líquido é diretamente proporcional ao diâmetro do cateter e inversamente proporcional ao comprimento deste. Acessos periféricos não oferecem riscos potenciais de lesões vasculares e/ou nervosas. A técnica de punção não requer necessariamente visualização da veia a ser puncionada (Figura 13), porque, no trauma, muitas vezes elas estão colabadas pela hipovolemia, mas requer conhecimento anatômico do seu trajeto. Não há necessidade de anestesia local para a punção do acesso venoso periférico.

No caso de não se obter acessos por punção de veias periféricas, opta-se pela dissecção de veia safena no maléolo, pois, neste local, não há artéria ou nervo que possa ser lesado. Deve-se evitar essa rota, incluindo a crossa de safena, quando o paciente apresentar fratura pélvica aberta exsanguinante ou suspeita de lesões de vasos ilíacos e cava inferior.

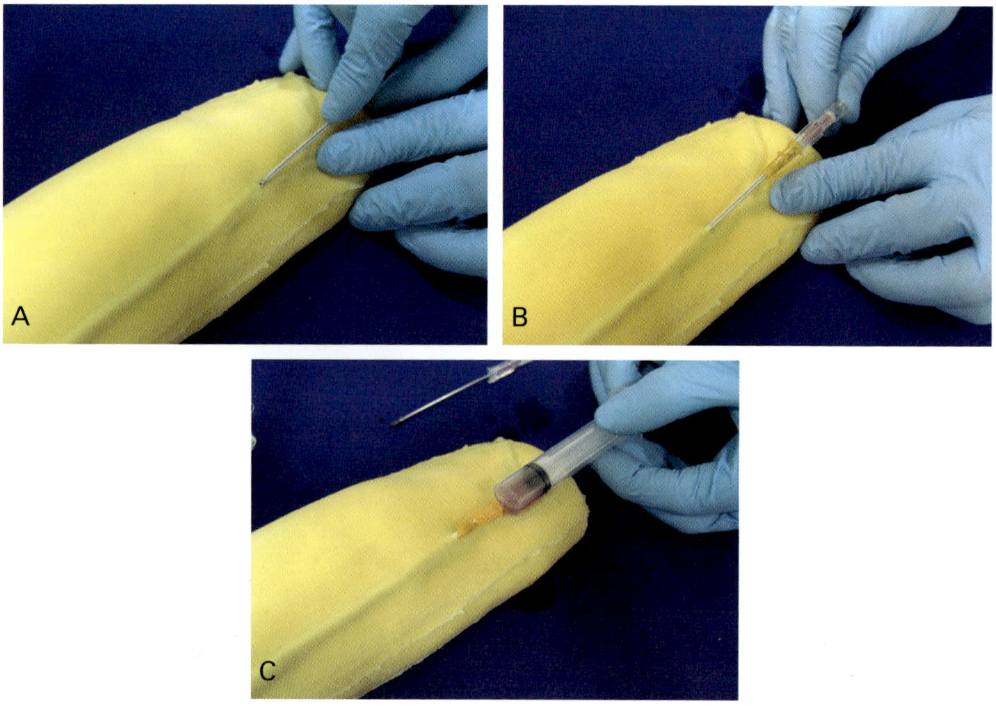

Figura 13 Punção de acesso venoso periférico calibroso.

A dissecção venosa da veia safena é realizada cerca de 1 cm medialmente ao maléolo interno da tíbia com uma incisão de 1 cm na pele, sob anestesia local, divulsionando a fáscia superficial da tíbia e encontrando a veia sob esta (Figura 14). Nesse local, praticamente não há subcutâneo. A veia é reparada com fio inabsorvível, e uma pequena incisão em sua parede é realizada para a inserção de um cateter siliconizado, 8 ou 10 Fr, em direção à crossa (Figura 15).

Outras dissecções podem ser realizadas em veias antecubitais dos membros superiores com a mesma técnica, lembrando apenas que se houver dissecção abaixo da fáscia profunda, entre o bíceps e tríceps, existirá risco de lesão arterial (artéria braquial e nervo).

Evitam-se cateterismos centrais na emergência, assim como técnica de punção femoral tipo Seldinger, exceto em condições muito específicas como atendimento de grandes queimados.

Complicações

- Hematomas.
- Soromas.
- Lesões arteriais e nervosas.
- Flebites.
- Trombose venosa superficial.

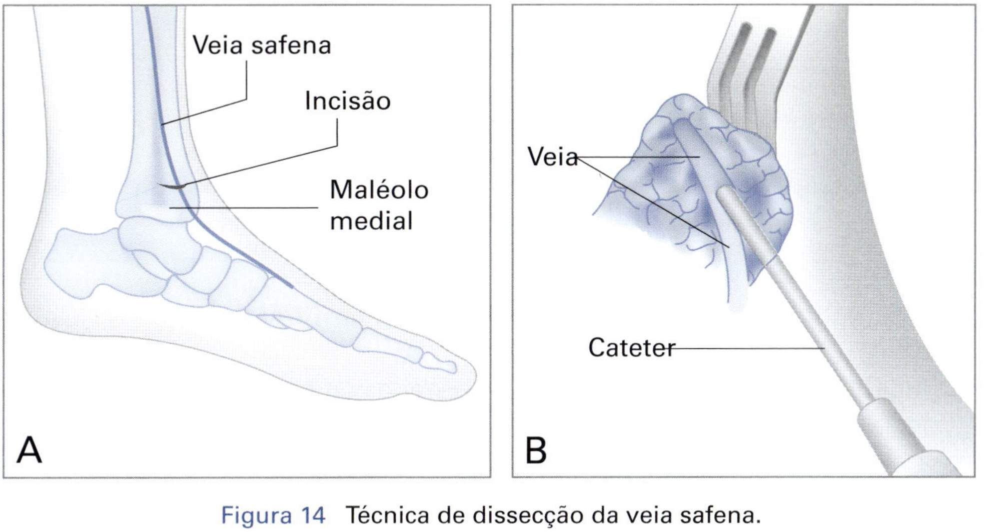

Figura 14 Técnica de dissecção da veia safena.

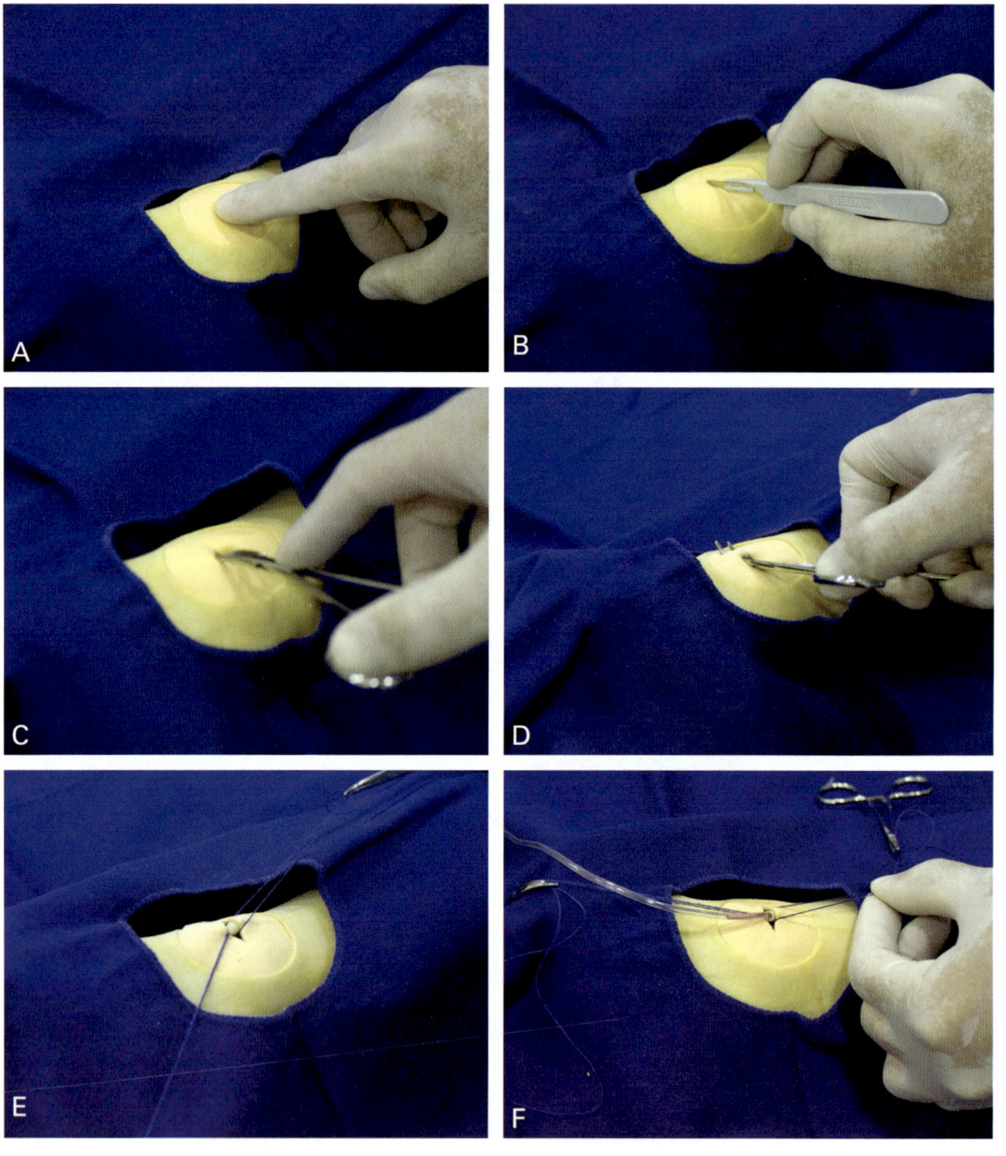

Figura 15 Sequência na dissecção da veia safena.

Punção intraóssea

Indicação: acesso venoso em crianças quando não se obtém acesso periférico.

Pode-se utilizar a rota intraóssea em crianças pequenas e até mesmo em adultos, desde que sejam disponíveis equipamentos para esta finalidade após tentativa frustrada de obtenção de acessos venosos periféricos.

Técnica

Utilizando dispositivo apropriado e um coxim sobre o membro discretamente fletido e aduzido, punciona-se a tíbia proximal cerca de 1 a 3 cm abaixo da tuberosidade interna, em direção caudal, para se distanciar da placa de crescimento do osso, com uma inclinação aproximada de 45 a 60° até se atingir a medula óssea (Figura 16).

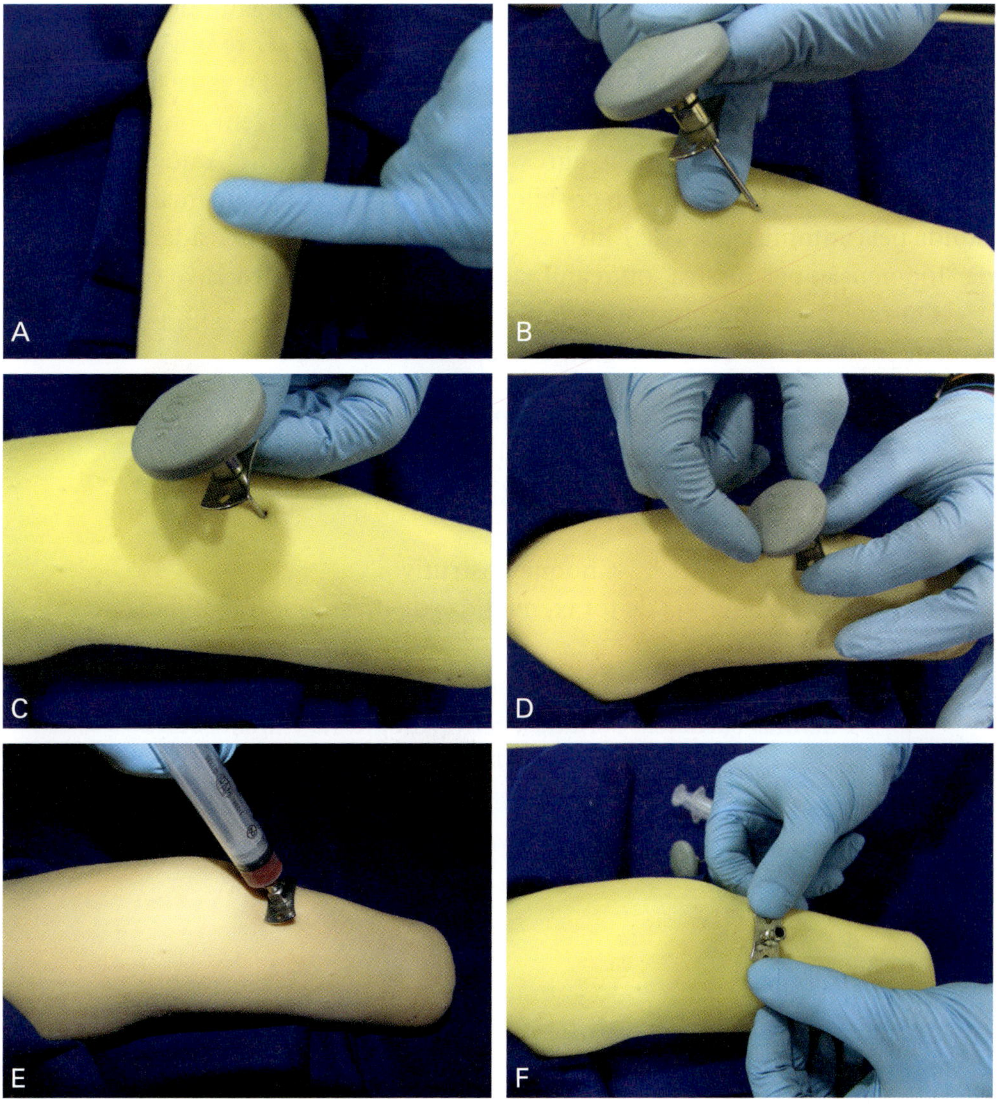

Figura 16 Punção intraóssea.

A confirmação da posição da agulha é feita aspirando-se a medula óssea. O guia introdutor é então desatarraxado do dispositivo de infusão, girando-o progressivamente até ser retirado. Deve-se observar que a agulha não transfixou o osso e não se deve puncionar abaixo de um foco de fratura.

Deve-se injetar solução salina na agulha para expelir qualquer coágulo que a esteja obstruindo. Se houver um foco de fratura proximal na tíbia, deve-se utilizar a tíbia contralateral ou, se houver fratura bilateral, pode-se usar o fêmur distal com a mesma técnica.

É possível infundir todo tipo de volume por essa via, incluindo sangue e derivados. No entanto, para se evitar complicações, ela deve ser removida assim que a volemia for estabelecida e o sangramento for controlado. Deve-se fixar adequadamente o dispositivo na pele usando esparadrapo e bandagem com antibiótico.

O conceito de ressuscitação agressiva tem sido mudado. A quantidade-padrão, antes de 2 litros de solução cristaloide com *endpoint* na reanimação, foi substituída pela administração de 1 litro de volume inicialmente, considerando a ideia de "hipotensão permissiva" ou reanimação volêmica balanceada.

Outra questão importante é considerar a possibilidade de choque não hipo-volêmico de acordo com as seguintes etapas:

Choque hipovolêmico:
DeltaCO_2, gaso arterial e venosa, lactato, ECO
(V. cava, DeltaPP, Hb/Ht. seriados)
↓
Choque obstrutivo:
ECO, radiografia de tórax, medidas de pressão intracraniana
↓
Choque cardiogênico
Enzimas cardíacas seriadas, ecocardiograma transtorácico
↓
Choque distributivo
Vasopressor, suporte, rever radiografias de coluna

Complicações

- Hematomas.
- Soromas.
- Osteomielite.
- Necrose da pele por pressão.
- Lesão da placa epifisária.

Ferimentos sangrantes

Indicação: compressão externa para controle do sangramento.

Sangramentos externos devem ser coibidos por meio de compressão externa da ferida. No caso de amputações completas, um torniquete pode ser útil devendo-se controlar o tempo de sua aplicação. Nem todas as feridas são fáceis de serem comprimidas e, nesse rol, incluem-se ferimentos abertos de pelve ou pelviperineais complexos e de crânio com exposição de massa encefálica. Lembre-se de que ferimentos cervicais sangrantes, os quais exigem compressão, requerem intubação precoce para garantir a permeabilidade das vias aéreas. A técnica de comprimir é simples e acessível a leigos. Utilizam-se bandagens, gazes estéreis ou compressas. Na falta de compressas, pode-se usar o próprio punho, como demonstra a Figura 17.

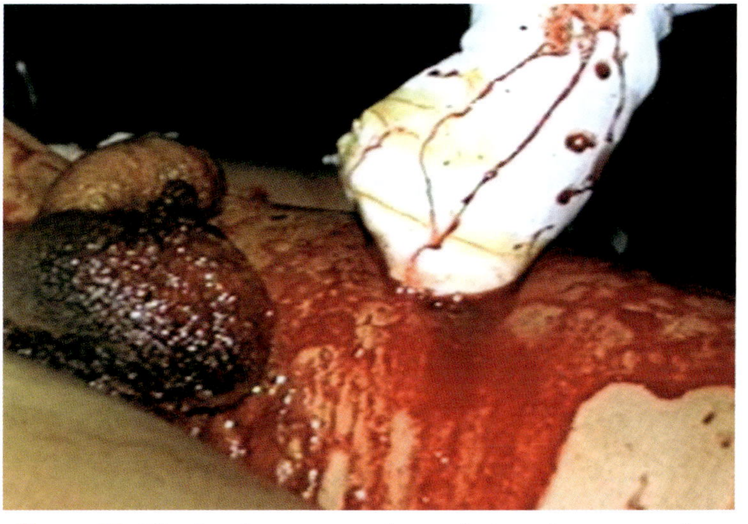

Figura 17 Técnica de compressão em ferimentos sangrantes.

Pericardiocentese

Indicação: diagnóstico e tratamento inicial do tamponamento pericárdico.

Observação: em locais onde há cirurgiões qualificados, pode-se optar pela realização de "janela pericárdica" por acessos subxifóideo. Atualmente, o diagnóstico de tamponamento pode ser realizado com o exame ultrassonográfico focado no trauma (FAST).

Técnica

1. Monitorar os sinais vitais do paciente e o eletrocardiograma (ECG) antes, durante e após o procedimento.
2. Preparar cirurgicamente a região xifoide, se for possível.
3. Anestesiar o ponto de punção, se necessário.
4. Adaptar uma seringa vazia de 50 mL com uma torneirinha de três vias a um cateter agulhado de 15 cm ou mais, calibre 16 a 18 G.
5. Avaliar o paciente para verificar se ocorreu algum deslocamento mediastinal, que pode ter causado um deslocamento significativo do coração.
6. Puncionar a pele 1 a 2 cm abaixo e à esquerda da junção xifocondral com uma angulação de 45° em relação à pele (Figura 18).
7. Avançar a agulha com cuidado, em sentido cranial, apontando-a para a ponta da escápula esquerda.
8. Se a agulha avançar excessivamente para dentro do músculo ventricular, aparecerá no monitor do ECG um padrão conhecido como "corrente de lesão", por exemplo, alterações muito acentuadas do segmento ST-T ou alargamento e aumento do complexo QRS. Esse padrão indica que a agulha de pericardiocentese deve ser recuada até que o traçado eletrocardiográfico prévio reapareça. Podem também ocorrer extrassístoles ventriculares devidas à irritação do miocárdio.
9. Quando a ponta da agulha penetrar no saco pericárdico cheio de sangue, retirar o máximo possível de sangue incoagulável.

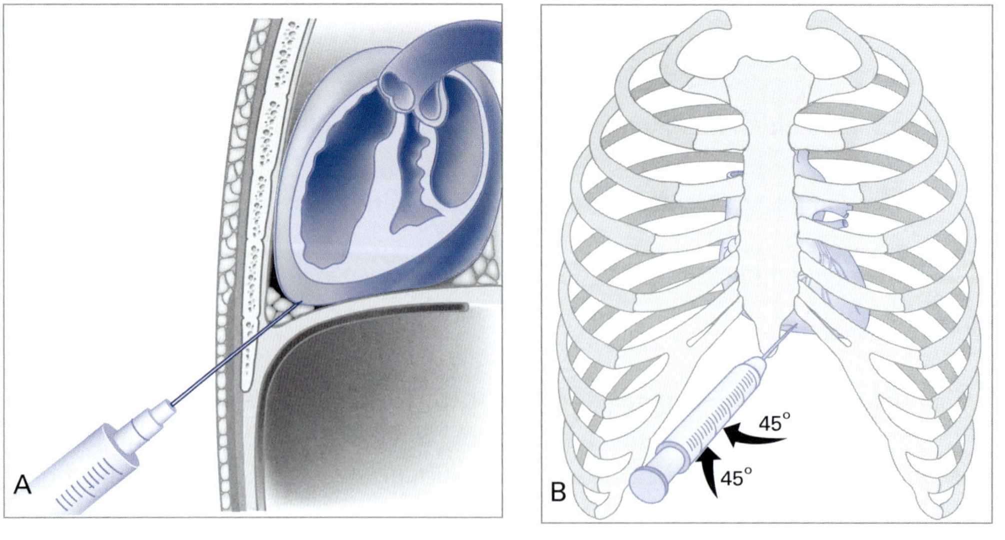

Figura 18 Técnica de pericardiocentese.

10. Durante a aspiração, o pericárdio reaproxima-se da superfície interna do pericárdio, assim como da ponta da agulha. Consequentemente, pode reaparecer um padrão eletrocardiográfico de lesão. Isso indica que a agulha deve ser um pouco recuada. Se esse padrão de lesão persistir, retirar a agulha completamente.

11. Depois de concluída a aspiração, remover a seringa e adaptar uma torneirinha de três vias, deixando-a fechada. Fixar o cateter no lugar (Figura 19).

12. Opcional: introduzir no saco pericárdico, através da agulha, um fio-guia, utilizando a técnica de Seldinger. Remover a agulha e introduzir um cateter flexível 14 G sobre o fio-guia. Remover o fio-guia e conectar ao cateter uma torneirinha de três vias.

13. Se persistirem sinais de tamponamento, a torneirinha deve ser aberta, e o saco pericárdico, aspirado novamente. O cateter plástico de pericardiocentese pode ser fixado com o fio de sutura ou esparadrapo no local e coberto com pequeno curativo para permitir novas descompressões a caminho da cirurgia ou na transferência para outro local de assistência.

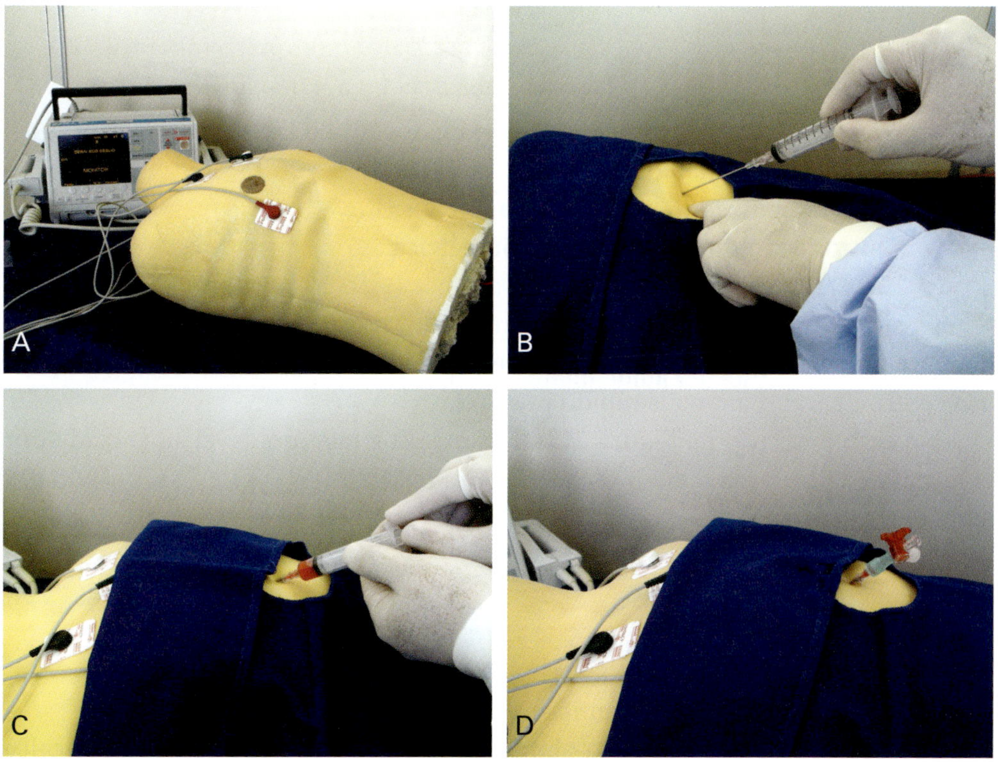

Figura 19 Sequência da pericardiocentese.

Complicações da pericardiocentese

1. Aspiração de sangue ventricular em vez de pericárdico.
2. Laceração de epicárdio/miocárdio ventricular.
3. Laceração da artéria ou veia coronária.
4. Novo hemopericárdio, secundário a lacerações de veia ou artéria coronária e/ou de epicárdio ou miocárdio ventricular.
5. Fibrilação ventricular.
6. Pneumotórax, secundário à punção pulmonar.
7. Punção de grandes vasos com piora do tamponamento pericárdico.
8. Punção do esôfago com subsequente mediastinite.
9. Punção do peritônio com subsequente peritonite ou aspiração falso-positiva.

Estabilização de lesões pélvicas

Indicação: diminuir o sangramento associado às fraturas pélvicas.

Técnicas

1. Enfaixamento da pelve com lençol (Figura 20) ou talas moldáveis, proporcionando rotação interna dos membros inferiores.
2. Talas imobilizadoras pélvicas comerciais.
3. Outros aparelhos de imobilização pélvica.

Observação: o tratamento de pacientes com fraturas pélvicas graves habitualmente requer muitos recursos, sendo essencial considerar a transferência para um centro de trauma o mais rápido possível.

No caso ilustrado na Figura 21, foi usada uma tala moldável atarraxada por ataduras de crepe para reduzir o anel pélvico, mas também poderia ser usado um lençol com essa finalidade, como na Figura 20.

Complicações

- Agravo do sangramento.
- Instabilidade hemodinâmica pela manipulação.
- Elevação da pressão intra-abdominal no caso de dispositivos como calça pneumática.

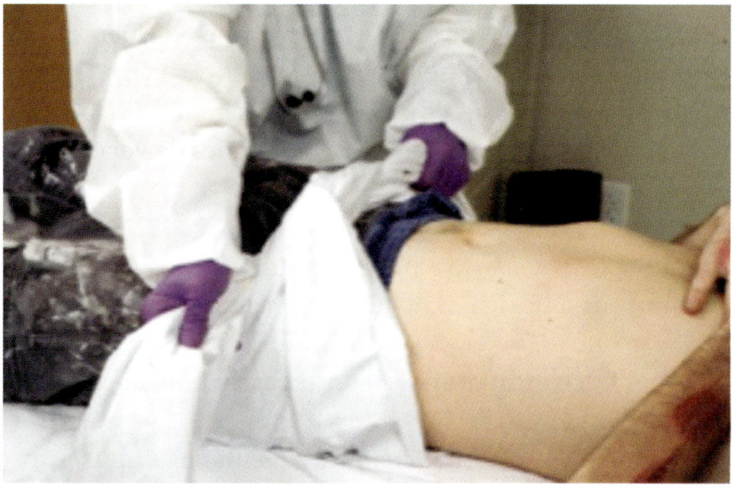

Figura 20 Técnica de imobilização com lençol.

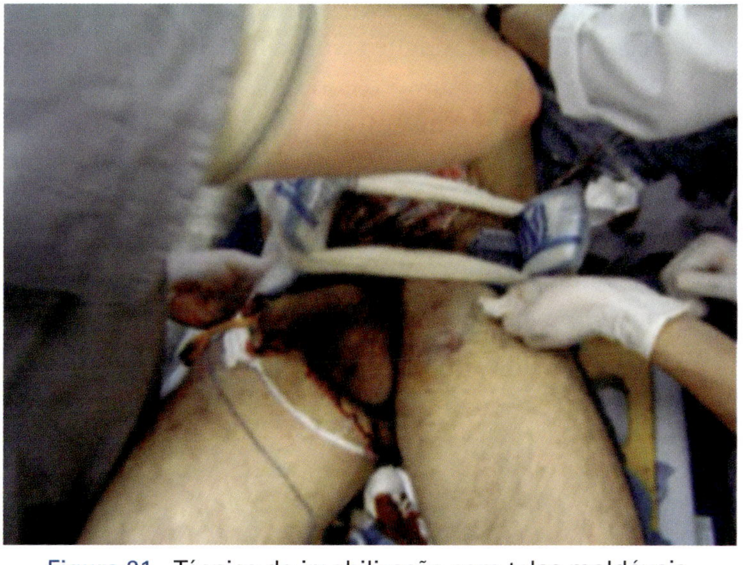

Figura 21 Técnica de imobilização com talas moldáveis.

Lavagem peritoneal diagnóstica

Indicações: diagnóstico de lesões de vísceras abdominais e fontes de sangramento no paciente em choque hemodinamicamente instável.

Observação: o procedimento de lavagem peritoneal por técnica aberta é considerado invasivo (Figura 22). Atualmente, ele tem sido substituído pela realização de exame ultrassonográfico na sala de emergência. No entanto, onde não existe ultrassonografia disponível, ele continua sendo útil no diagnóstico de sangramento abdominal ou lesões de vísceras ocas quando o método é realizado de modo qualitativo.

Técnica

1. Descomprimir a bexiga e o estômago pela inserção de sondas vesicais e gástricas.
2. Injetar anestésico local com vasoconstritor na linha média um pouco abaixo do umbigo.
3. Realizar uma incisão vertical na pele subcutânea e aponeurose.
4. Incisar o peritônio parietal por meio de uma pequena incisão.
5. Introduzir o cateter de diálise peritoneal.
6. Avançá-lo em direção à pelve.
7. Conectar o cateter de diálise a uma seringa e aspirar.
8. Caso não consiga aspirar sangue vivo, instilar 10 mL/kg de solução cristaloide isotônica através do equipo de soro conectado.
9. A agitação suave do abdome permite que se distribua melhor na cavidade peritoneal e aumenta a sua mistura com o sangue porventura existente.
10. Recuperar por gavagem, com o frasco de soro instilado no chão, pelo menos 30% do volume infundido e analisar seu aspecto macroscopicamente.
11. Após o retorno do líquido, enviar amostra ao laboratório para coloração de Gram, contagem de hemácias e de leucócitos, e pesquisa de fibras vegetais ou bactérias. O líquido é considerado positivo se houver mais de 100.000 hemácias/mL ou 500 leucócitos/mL, ou se tiver presença de fibras e bactérias. Um resultado negativo não exclui lesão pancreática duodenal ou diafragmática.

Complicações da lavagem peritoneal diagnóstica

- Hemorragia da parede abdominal acarretando um resultado falso-positivo.
- Peritonite por perfuração acidental de víscera oca pelo cateter.
- Ferimento de bexiga (se ela não foi esvaziada antes do procedimento).
- Lesões de outras estruturas peritoneais ou retroperitoneais.
- Infecção da ferida no local da lavagem (complicação tardia).

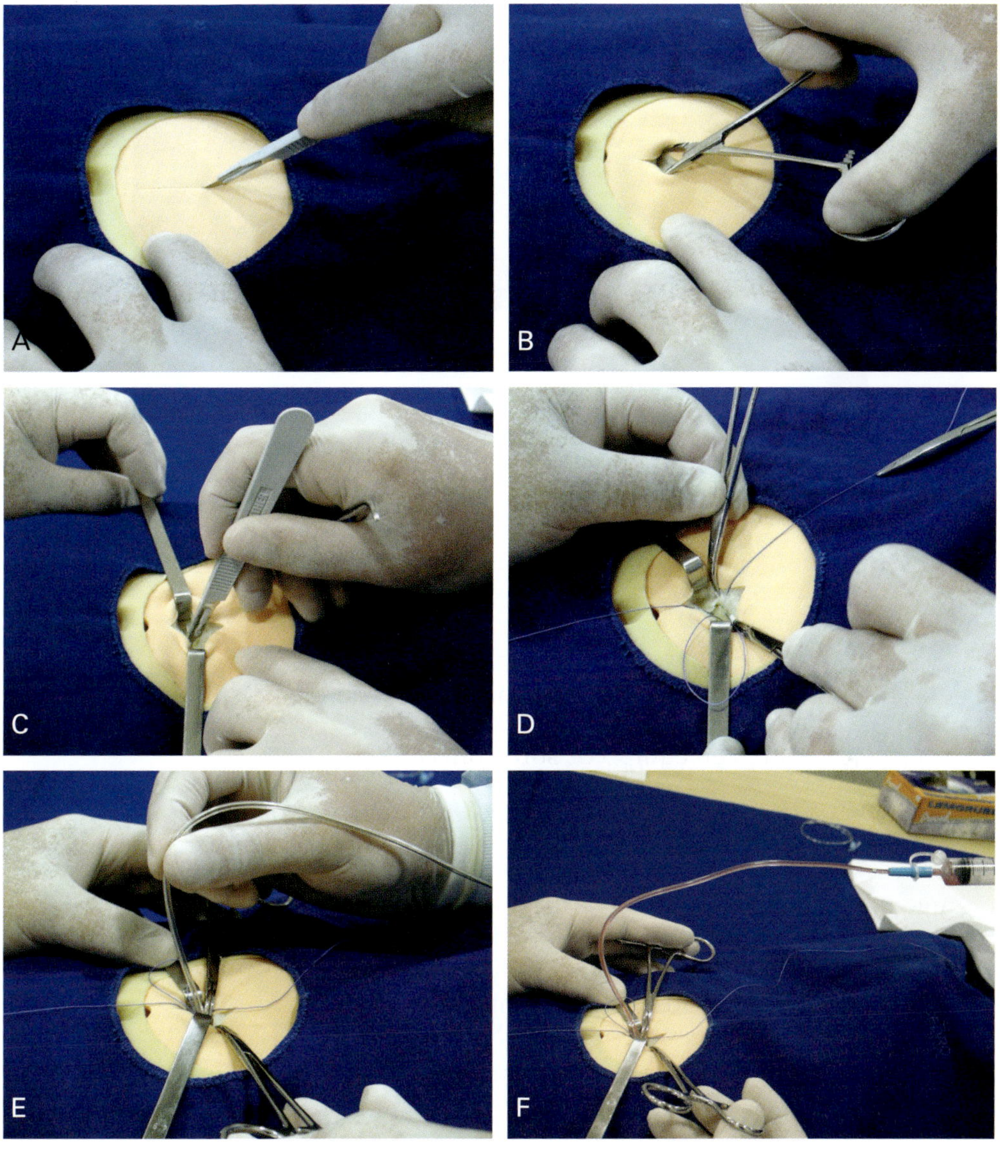

Figura 22 Lavagem peritoneal diagnóstica.

Imobilização de extremidades

Indicações: reduzir o sequestro de plasma e sangue no foco de fratura, reduzir a dor e prevenir a embolia gordurosa (Figura 23).

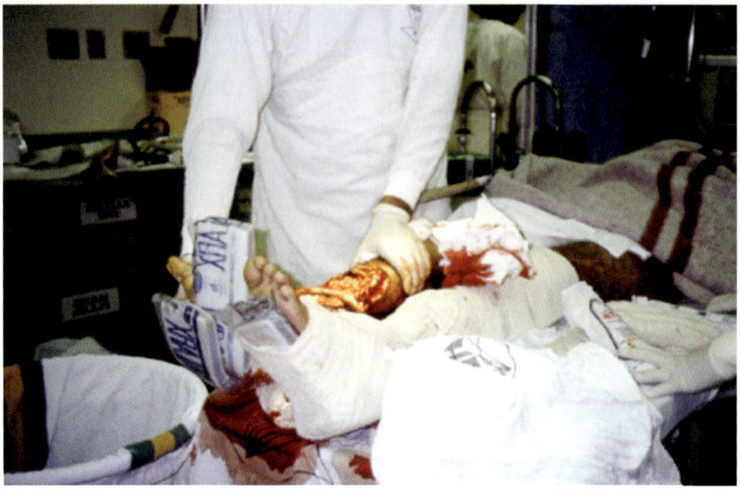

Figura 23 Imobilização com talas moldáveis.

Técnica

1. Imobilizar uma articulação acima e abaixo do foco de fratura.
2. Alinhar o membro, colocando-o em posição neutra em extensão.
3. Colocar talas de imobilização fixadas por ataduras de crepe.
4. Rever a perfusão e checar pulsos distais após a imobilização.
5. Avaliar sangramentos e comprimi-los.

Podem-se usar talas com dispositivos de tração (*splint*) (Figura 24) para redução inicial de fraturas de ossos longos, como o fêmur, que devem obedecer aos mesmos princípios técnicos descritos anteriormente.

Complicações

- Síndrome compartimental (estar atento principalmente a pacientes inconscientes com fraturas, luxações de joelho e cotovelo).
- Agravamento de lesões arteriais e isquemia do membro.
- Na suspeita de síndrome compartimentar, chamar o cirurgião para que ele realize uma fasciotomia (Figura 25).

NEUROLÓGICO

Obter escala de coma de Glasgow e avaliar o diâmetro pupilar.

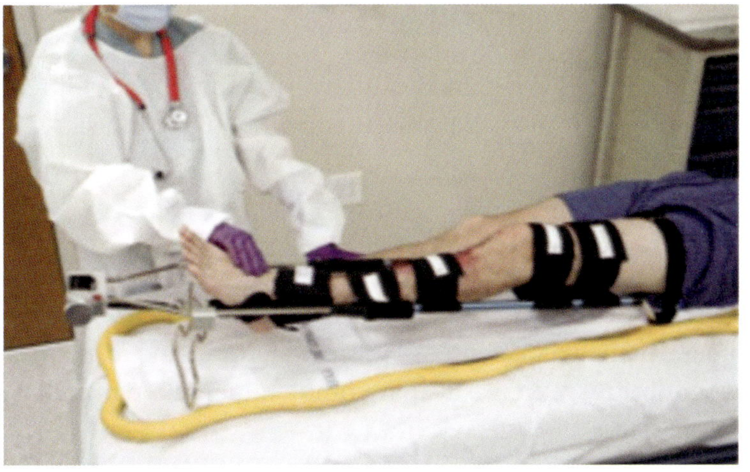

Figura 24 Imobilização com talas e dispositivo de tração.

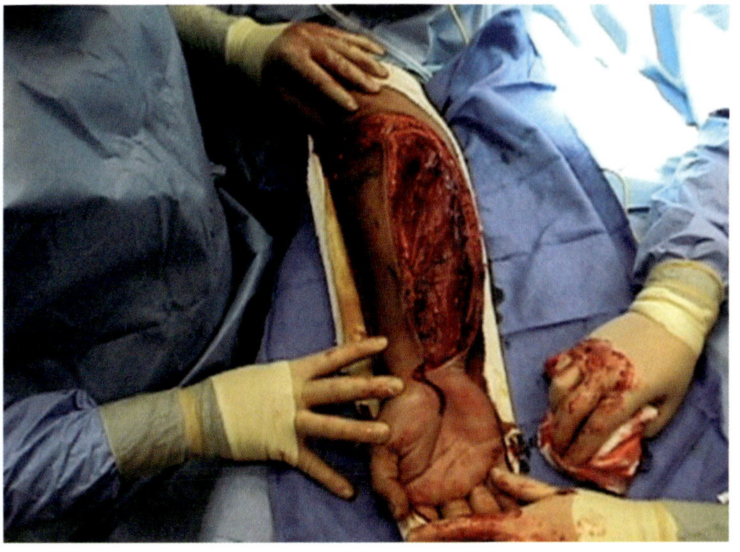

Figura 25 Fasciotomia em razão da síndrome compartimental.

Controle imediato da elevação da pressão intracraniana

Indicações: lesões intracranianas com efeito de massa e herniação do uncus.

Técnica

1. Administrar manitol a 10% endovenoso 1 g/kg.
2. Ventilar o paciente de modo a manter a $PaCO_2$ em torno de 27 a 32 mmHg.

Complicações

- Elevação da pressão e parada cardiorrespiratória por compressão dos núcleos do centro respiratório e cardiovascular na medula oblonga.

EXPOSIÇÃO

Proteção da coluna cervicotoracolombar

Indicações: manter o paciente na posição neutra até que exames radiológicos possam ser obtidos, expor e avaliar completamente o paciente e sua coluna toracolombar.

Técnica

No mínimo quatro membros da equipe serão necessários para ajudar no rolamento em bloco, conforme descrito abaixo:

- Um funcionário para segurar a cabeça do paciente.
- Dois membros do pessoal de apoio no tórax, no abdome e nos membros inferiores. Um membro adicional também pode ser necessário para o rolamento de pacientes obesos, altos, ou que têm lesões de membros inferiores.
- Um funcionário para realizar o procedimento requerido (ou seja, a avaliação do dorso do paciente).

As etapas do rolamento em bloco são as seguintes (Figura 26):

1. Explicar o procedimento ao paciente consciente. Certifique-se de que o colar esteja bem ajustado.
2. Se for o caso, assegurar-se de que os dispositivos, como cateteres de demora, drenos, tubos de ventilação etc., estejam bem fixados durante o reposicionamento do paciente.
3. Se o paciente estiver intubado ou com cricotireoideostomia, sugere-se aspiração de vias aéreas antes do rolamento, para prevenir a tosse que pode causar mau alinhamento anatômico e desposicionamento do tubo.
4. A cama deve ser posicionada a uma altura adequada para o suporte de cabeça aos assistentes.
5. O paciente deve estar deitado e anatomicamente alinhado antes do início do procedimento de rolamento.

6. A porção proximal do braço do paciente deve ser aduzida ligeiramente para evitar rolar sobre dispositivos de monitoramento, por exemplo. Arterial periférico ou linhas intravenosas. A parte distal do braço do paciente deve ser alinhada com o tórax e abdome, ou dobrada sobre o peito do paciente, caso seja necessário, se o braço estiver ileso. Um travesseiro deve ser colocado entre as pernas do paciente.

7. O assistente 1, de apoio, puxa a parte superior do corpo do paciente, colocando uma mão sobre o ombro do paciente para suportar a área posterior do tórax e a outra mão em torno da coxa do paciente.

8. O assistente 2 coloca uma mão de apoio no quadril do paciente e a outra nos membros inferiores, entrecruzando com o assistente 1.

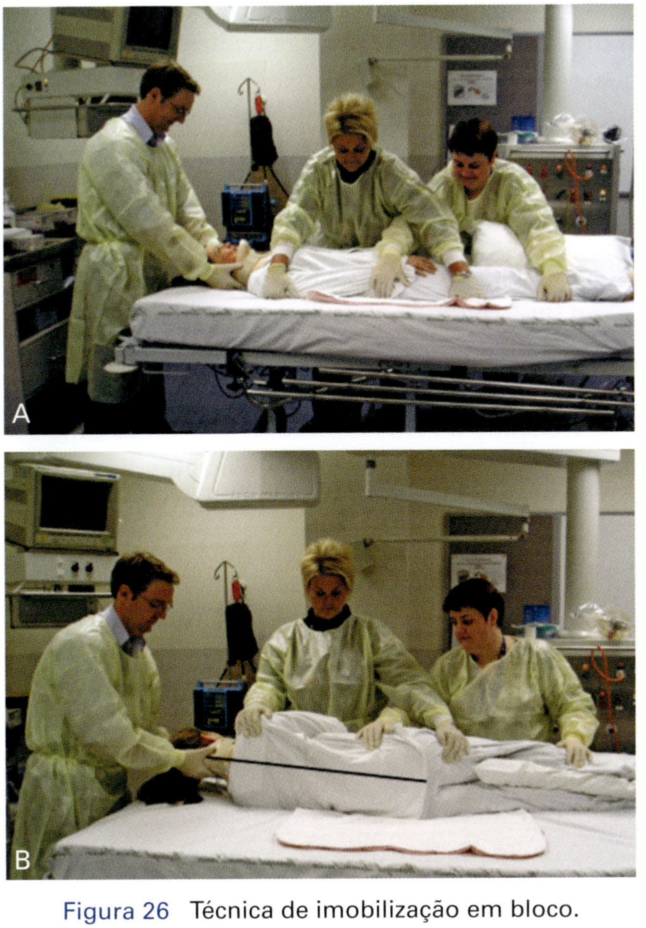

Figura 26 Técnica de imobilização em bloco.

9. A partir daí, o elemento que está na cabeça do paciente comanda a ação conjunta de rolamento de todos os elementos. (Isso para um movimento coordenado que não implique em rodar a cabeça independente do torso e dos membros.) É realizado um movimento em monobloco, com o paciente alinhado a 45°, e depois completando-se o rolamento a 90°.

10. Outro elemento da equipe examina o dorso do paciente, inspecionando a presença de lesões, ferimentos, equimoses, hematomas, deformidades óbvias, crepitações e dor sobre a projeção da coluna toracolombar.

11. Esse momento é ideal para removê-lo da prancha, se for o caso. Se existir contraindicação para a retirada da prancha, o paciente é rodado, em monobloco, para a posição de decúbito dorsal horizontal original do mesmo modo com movimento ao contrário.

Observações: pacientes agitados, que já estejam sendo adequadamente oxigenados e não apresentem falência hemodinâmica, poderão necessitar de sedação com drogas apropriadas para que se consiga realizar o rolamento.

CONSIDERAÇÕES FINAIS

1. Há evidências de melhora no atendimento ao paciente traumatizado com a implementação de programas de atendimento sistematizado ao trauma.
2. Estudos mostram diminuição da mortalidade pós-trauma após treinamento dos médicos com tais condutas normativas.
3. O suporte de vida avançado no trauma tornou-se o método internacionalmente aplicado no atendimento inicial de vítimas de trauma.
4. O suporte avançado de vida no trauma preconiza uma sequência de avaliação e reanimação que deve servir como guia no atendimento do paciente traumatizado. Porém, não substitui o bom senso do médico, que deve decidir quais intervenções devem ser feitas, em que paciente e em qual momento, já que nem todos os procedimentos são necessários para todos os pacientes.
5. Essas diretrizes devem ser interpretadas somente como uma filosofia para o atendimento inicial de vítimas de trauma. Atualmente, em função de situações regionais e dependentes de disponibilidade de recursos tecnológicos, sua aplicação pode ser modificada e questionada por médicos que dispõem de recursos como tomógrafos de última geração, acoplados a salas de emergência, centros anexos de radiologia intervencionista para exames angiográficos e outros, mesmo em pacientes instáveis, e principalmente quando especialistas estão presentes em tempo integral em regime de trabalho presencial. As práticas médicas podem variar

de acordo com a experiência e os recursos em cada instituição, lembrando que a medicina é uma ciência de verdades transitórias.

BIBLIOGRAFIA

1. Ali J, Adam R, Butler AK, Chang H, Howard M, Gonsalves D, et al. Trauma outcome improves following the Advanced Trauma Life Support program in a developing country. J Trauma. 1993;34(6):890-9.
2. American College of Surgeons Committee on Trauma. Advanced Trauma Life Support for Doctors. 7. ed. Chicago: American College of Surgeons, 2002.
3. Blumenfield A, Ben Abraham R, Stein M, Shapira SC, Reiner A, Reiser B, et al. Cognitive knowledge decline after Advanced Trauma Life Support courses. J Trauma. 1998;44(3):513-6.
4. Poggetti RS. ATLS Program in Brazil. Slide presentation to the Subcommittee on Advanced Trauma Life Support of the American College of Surgeons Committee on Trauma. 2001.

6 Ventilação com dispositivo bolsa-valva-máscara e intubação orotraqueal

Eduardo Martins Zincone
Henrique Trombini Pinesi
Roger Daglius Dias

INTRODUÇÃO

A ventilação com dispositivo bolsa-valva-máscara é um procedimento com objetivo de ventilar por um breve período o paciente incapaz de fazê-lo espontaneamente, apenas pelo tempo necessário para se obter uma via aérea melhor (p. ex., tubo orotraqueal, máscara laríngea), ou até que ele seja capaz de ventilar sozinho de forma adequada, como no caso de sedação breve realizada para uma cardioversão elétrica.

O aprendizado adequado da ventilação com dispositivo bolsa-valva-máscara muitas vezes é negligenciado por se tratar de um procedimento simples. Porém, ele é de extrema importância, pois é capaz de salvar vidas e é um intermediário para outros procedimentos mais complexos. A realização adequada de ventilação com esse dispositivo permite muito mais tranquilidade e tempo para a obtenção de uma via aérea definitiva.

ANATOMIA

A máscara do dispositivo bolsa-valva-máscara (Figura 1) se encaixa sobre a região do nariz e da boca do paciente, cobrindo-a inteiramente (Figura 2).

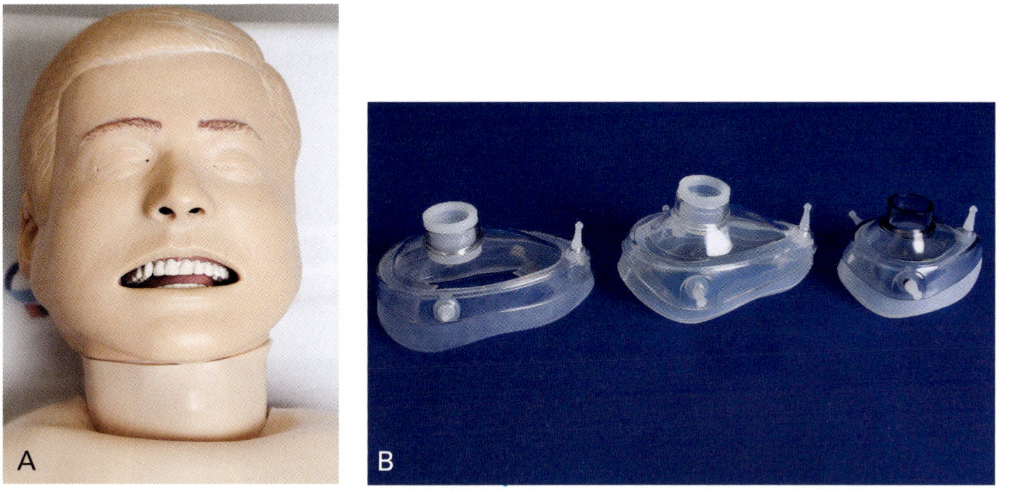

Figura 1 Anatomia da face (A) e dispositivo bolsa-valva-máscara (B).

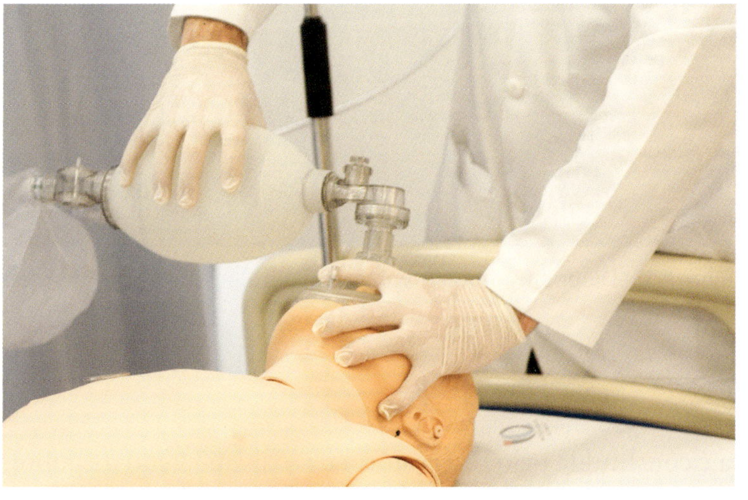

Figura 2 Posição do dispositivo bolsa-valva-máscara na face.

OBJETIVO

O objetivo da ventilação com dispositivo bolsa-valva-máscara é fornecer oxigênio e volume corrente suficientes para o paciente que não está conseguindo suprir suas próprias necessidades ventilatórias por inúmeras razões, como rebaixamento de nível de consciência, fadiga muscular, broncoespasmo, perda de função pulmonar, entre outras. Vale lembrar que a ventilação com dispositivo bolsa-valva-máscara é dificultada ou impossibilitada nos casos de obstrução de via aérea, devendo-se providenciar o mais rápido possível a obtenção de via aérea definitiva.

DISPOSITIVO BOLSA-VALVA-MÁSCARA

O dispositivo bolsa-valva-máscara (Figura 3) é composto por três partes.

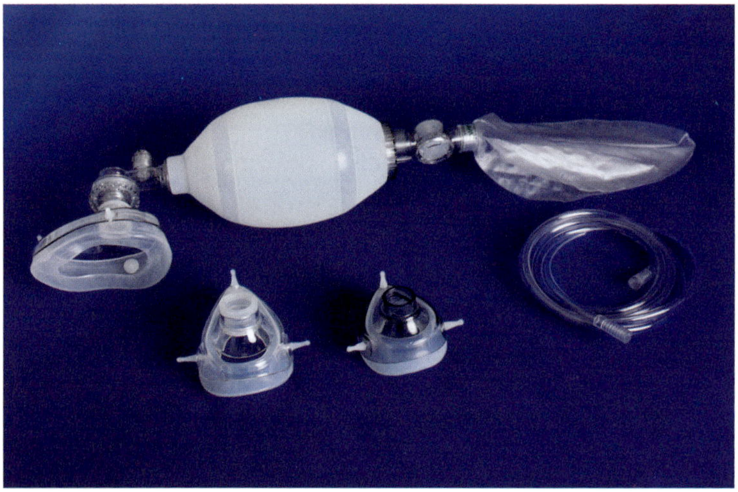

Figura 3 Dispositivo bolsa-valva-máscara e seus componentes.

Bolsa

A bolsa é constituída pelo reservatório de oxigênio, feito de polímero flexível, e há um segundo reservatório, também flexível, feito usualmente de silicone ou vinil, que é a porção compressível. Vale ressaltar que, para garantir uma oferta de oxigênio próxima a 100% o reservatório, deve estar inflado.

Valva

A valva é composta de uma válvula que permite o fluxo de gás do reservatório para o paciente e desloca o ar expirado pelo paciente para o ambiente, e não de volta para a bolsa. A válvula também se abre para o ambiente quando há um excesso de pressão dentro da bolsa, deixando que apenas determinada pressão (habitualmente entre 40 e 60 cmH_2O para adultos) seja transferida para a via aérea do paciente (Figura 4). Normalmente após a higienização do dispositivo, a valva vem fechada, sendo necessário abri-la (apertando-a para baixo e girando) para que ela esteja pronta para o funcionamento.

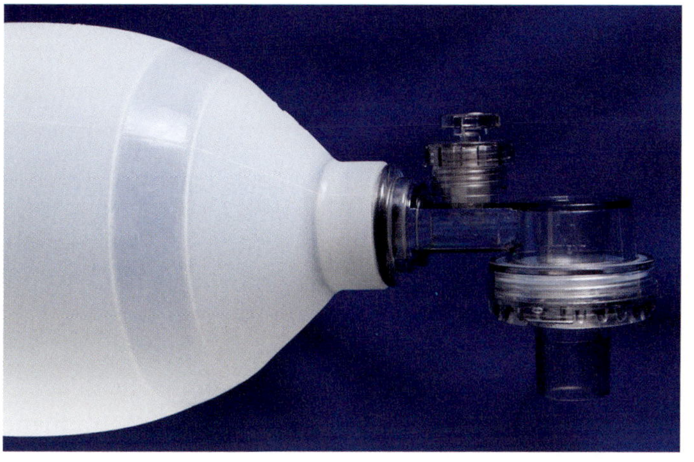

Figura 4 Valva.

Máscara

A máscara é feita de polímero flexível, pode ter ou não um *cuff* (balonete) ajustável por pressão de ar e é responsável pelo acoplamento do fluxo de ar/oxigênio da bolsa para a via aérea do paciente.

Técnica

Deve-se posicionar a máscara sobre a região da boca e do nariz do paciente, encobrindo-os, e certificar-se do posicionamento adequado da máscara. Vale lembrar que, quanto mais bem posicionada a máscara, mais fácil será a vedação com o rosto do paciente (Figura 5).

Depois de posicionar a máscara, o posicionamento das mãos e a execução da ventilação dependerão da equipe disponível (uma ou duas pessoas).

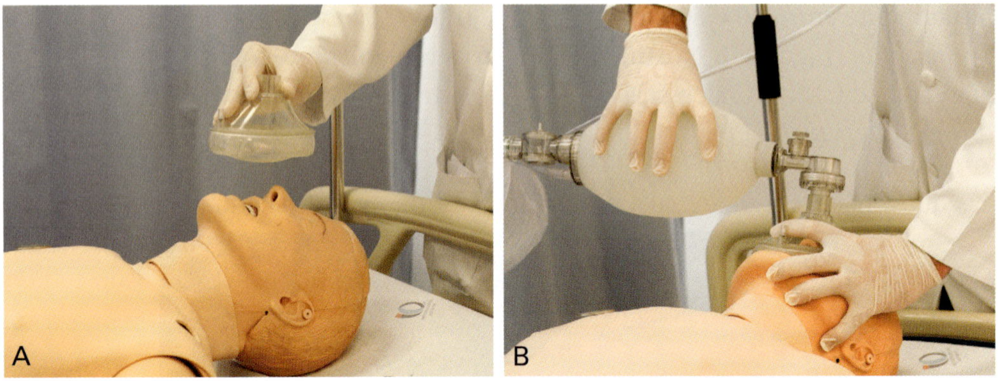

Figura 5 Técnica de posicionamento adequado da máscara na face do paciente.

Uma pessoa

Com a máscara posicionada, coloca-se a mão em posição de "C" e "E" ao redor do local de conexão da máscara com a valva, de maneira firme (porém não com muita força). Os dedos indicador e polegar (o "C") têm o objetivo de vedar a máscara em torno do nariz e da boca do paciente. Após essa etapa, utilizam-se os outros três dedos (o "E") para apreender a porção inferior da mandíbula do paciente e tracionar para cima, abrindo a via aérea do paciente (*jaw thrust*). Com a outra mão, comprime-se o dispositivo bolsa-valva-máscara, ventilando o paciente (Figura 6).

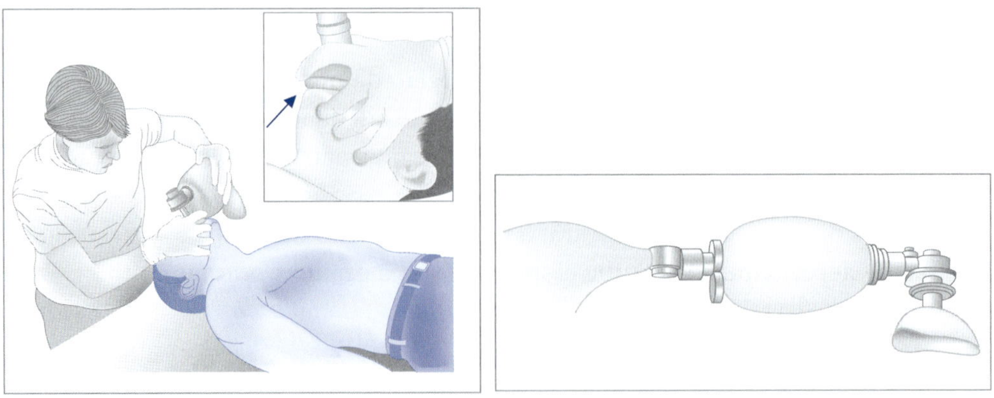

Figura 6 Ventilação com dispositivo bolsa-valva-máscara realizada por uma pessoa.

Duas pessoas

Com a máscara posicionada, deve-se segurar a máscara com os dois polegares e os dois indicadores (os dois "cês"), de maneira firme, porém sem excesso de força, de forma a vedar a máscara no rosto do paciente. Com os outros três dedos das duas mãos, apreende-se a porção inferior da mandíbula do paciente, tracionando-a para cima (*jaw thrust*), enquanto outra pessoa conecta o dispositivo bolsa-valva e ventila o paciente (Figura 7).

É importante lembrar que quanto melhor for a abertura da via aérea, menor resistência à ventilação haverá, facilitando a vedação da máscara no rosto do paciente.

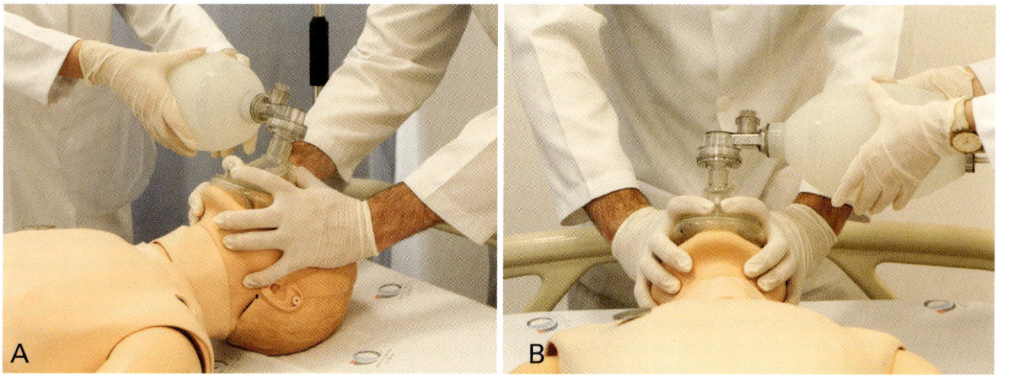

Figura 7 Ventilação com dispositivo bolsa-valva-máscara realizada por duas pessoas.

INTUBAÇÃO OROTRAQUEAL

Introdução

A intubação orotraqueal (IOT) é a maneira mais antiga e eficaz de garantir uma via aérea definitiva, especialmente em pacientes instáveis. É um procedimento médico que se constitui pela introdução de uma prótese plástica (tubo) pelo trajeto da via aérea superior (boca – laringe – traqueia) do paciente, utilizando-se um instrumento rígido para visualização direta da laringe e das cordas vocais (laringoscópio), com posterior passagem de um tubo plástico flexível pelo trajeto mencionado. A maioria dos tubos utilizados para IOT possui um manguito (*cuff*) próximo à sua extremidade distal. Ao ser inflado, ele permite a aplicação de pressões positivas bastante elevadas nas vias aéreas inferiores e diminui sensivelmente a quantidade de secreções provenientes das vias aéreas superiores e do tubo digestivo que são aspiradas (incluindo-se aspirações de conteúdo gástrico). Por esse motivo, o manguito deve ser corretamente insuflado. Alguns modelos de tubo possuem uma via para aspiração contínua do conteúdo acumulado acima do manguito denominada aspiração supra-*cuff*, que facilita a higienização da via aérea superior.

Anatomia

A anatomia das vias aéreas superiores é ilustrada na Figura 8.

Deve-se observar o trajeto da via aérea e sua posição anterior em relação ao esôfago, assim como os ângulos presentes durante a visualização da via aérea do paciente (médico – boca – traqueia), como ilustrado na Figura 9.

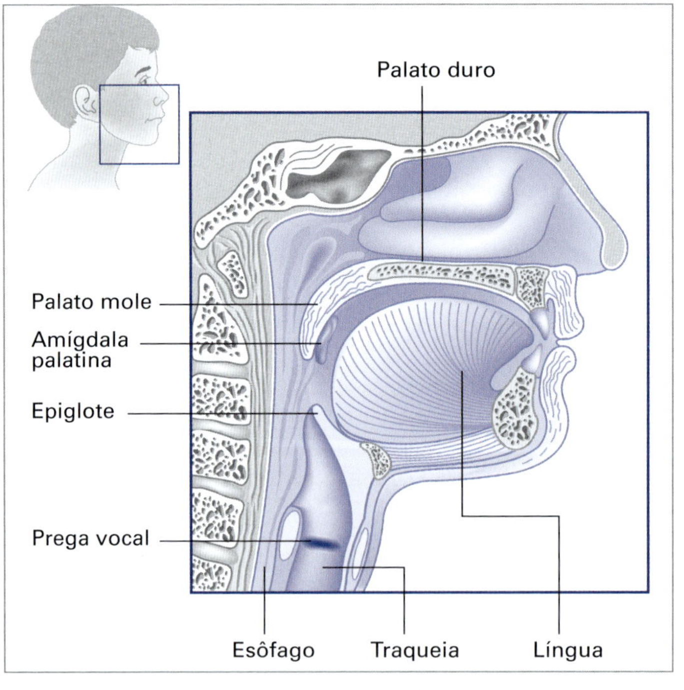

Figura 8 Anatomia das vias aéreas superiores.

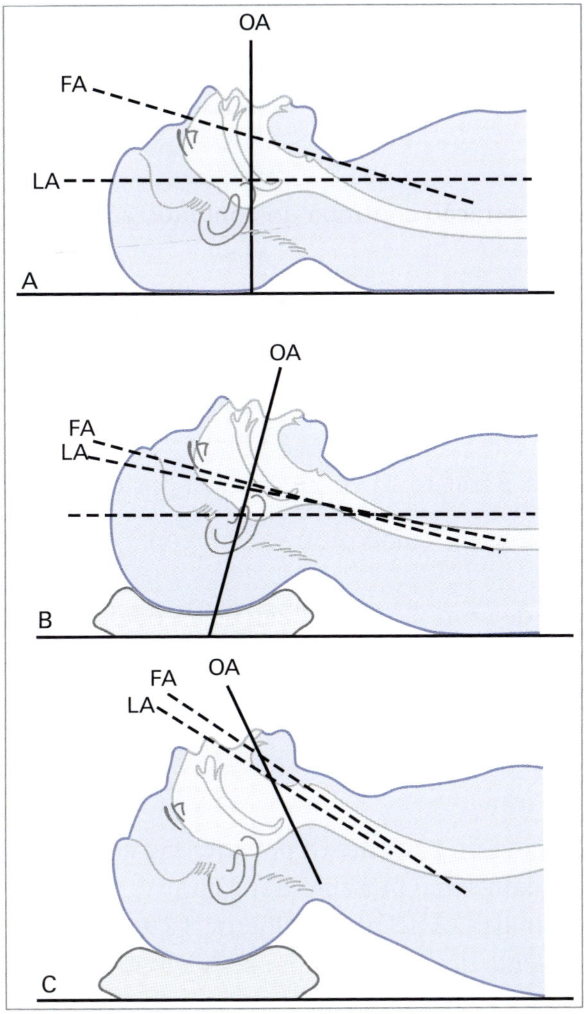

Figura 9 Eixos de visualização da via aérea. OA: oral; LA: laríngeo; FA: faríngeo.

Objetivo

A IOT, como já dito, tem por objetivo garantir a permeabilidade das vias aéreas do paciente de maneira definitiva, por meio da colocação de tubo flexível, porém pouco deformável em seu trajeto, garantindo a entrega de gases na porção inferior da traqueia e dos pulmões. As indicações de IOT, então, dividem-se em duas situações: aquela em que o paciente perde a capacidade de manter a própria via aérea pérvia e aquela em que é necessário fornecer suporte ao trabalho ventilatório ou aplicar pressão positiva em seu sistema respiratório (Quadro 1).

Quadro 1 Indicações de intubação orotraqueal	
Permeabilidade da via aérea	Suporte ventilatório
Rebaixamento do nível de consciência	Insuficiência respiratória
Anestesia	Edema agudo de pulmão
Edema de glote	DPOC exacerbada
Trauma de face	Crise asmática grave
Corpo estranho	SARA
Risco aumentado de aspiração	Pneumonia grave

DPOC: doença pulmonar obstrutiva crônica; SARA: síndrome da angústia respiratória aguda.

Materiais necessários

- Dispositivo bolsa-valva-máscara.
- Cânula de intubação (tubo orotraqueal) com *cuff*.
- Fio-guia.
- Dispositivos de proteção individual: luvas, óculos e máscara facial.
- Laringoscópio com lâminas de Macintosh 3 e 4.
- Seringa de 20 mL.
- Lubrificante.

Técnica

1. Posicionamento do paciente (hiperextensão cervical, preferencialmente com colocação de coxim sob o músculo trapézio).
2. Seleção da cânula (7,5 a 8 para mulheres, 8 a 9 para homens) e teste do *cuff*.
3. Introdução lenta do laringoscópio com a mão esquerda e deslocamento da língua para a esquerda até visualização da epiglote (Figura 10).

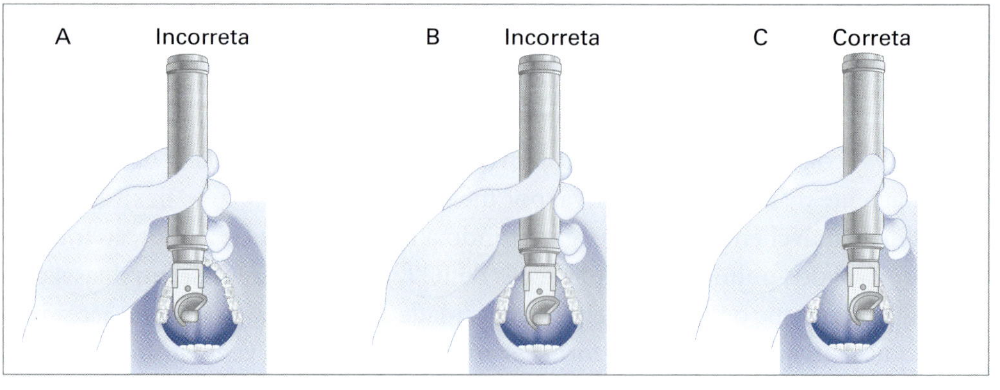

Figura 10 Laringoscopia direta.

4. Posicionamento da lâmina do laringoscópio na valécula.
5. Elevação da valécula com o laringoscópio até visualização das cordas vocais (Figura 11).
6. Introdução do tubo orotraqueal.
7. Insuflação do *cuff* (Figura 12).
8. Checagem da IOT: ausculta durante ventilação com dispositivo bolsa-valva.

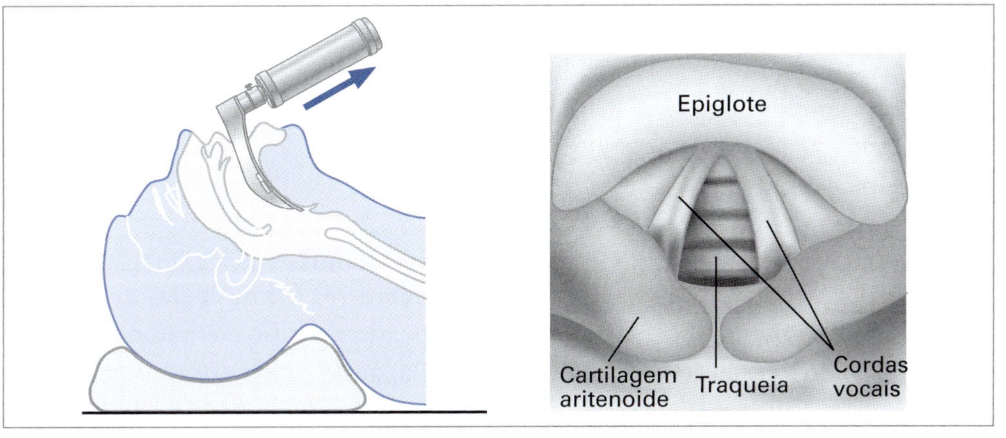

Figura 11 Laringoscopia com lâmina curva e visualização das cordas vocais.

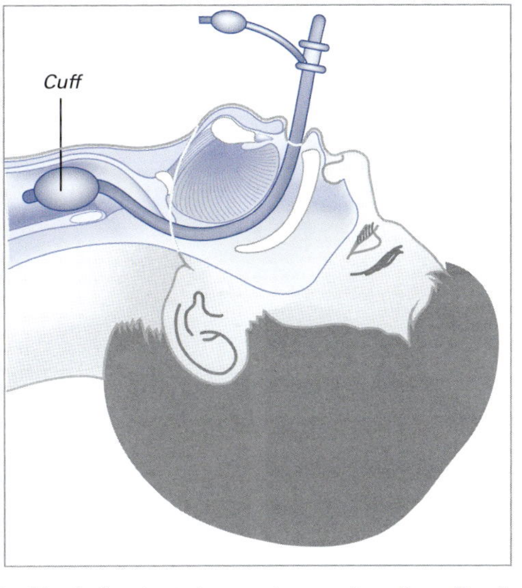

Figura 12 Posição do tubo na traqueia e insuflação do *cuff*.

Checagem da intubação

Ausculta

O êxito do procedimento de intubação, determinado pelo posicionamento do tubo orotraqueal na traqueia, deve ser checado tão logo o procedimento seja concluído. Devem-se utilizar as auscultas gástrica e pulmonar na ordem a seguir:

1. Estômago – determinar a ausência de ruídos durante a ventilação, indicativa de que o esôfago foi intubado, e não a traqueia.
2. Base pulmonar esquerda – confirmar a presença de murmúrios caso o tubo esteja locado em algum brônquio-fonte (é mais comum que seja no direito, devido ao seu ângulo).
3. Base direita.
4. Ápice esquerdo.
5. Ápice direito.

Dispositivo detector esofágico

O dispositivo detector esofágico (DDE) (Figura 13) é uma “pera” de material plástico flexível que deve ser comprimido, colocado no tubo e então descomprimido. Caso o tubo esteja posicionado na traqueia, que é rígida por causa dos anéis cartilaginosos, o dispositivo voltará ao formato original. Caso o tubo esteja no esôfago, que tem paredes flexíveis, o dispositivo, pela pressão negativa exercida ao voltar à forma original, fará as paredes do esôfago se fecharem, impedindo a reexpansão.

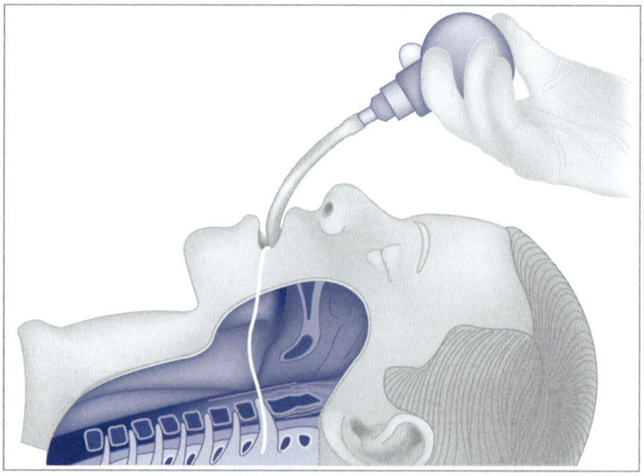

Figura 13 Dispositivo detector esofágico.

Capnógrafo colorimétrico

Trata-se de um dispositivo plástico impregnado por substância que muda de cor na presença de CO_2. Deve ser colocado no tubo; caso esse esteja corretamente inserido, o capnógrafo mudará de cor.

Capnógrafo de curva

Encontrado mais comumente em UTI, esse capnógrafo é um dispositivo eletrônico que detecta a concentração de CO_2 no ar exalado e envia essa informação para um monitor (Figura 14). Além de permitir a checagem da intubação orotraqueal, a capnografia em forma de onda possui outras funções, como a capacidade de auxiliar no ajuste da ventilação mecânica e avaliar a qualidade das compressões torácicas em caso de parada cardiorrespiratória. Por conta dessas outras funções, deve ser utilizado sempre que disponível.

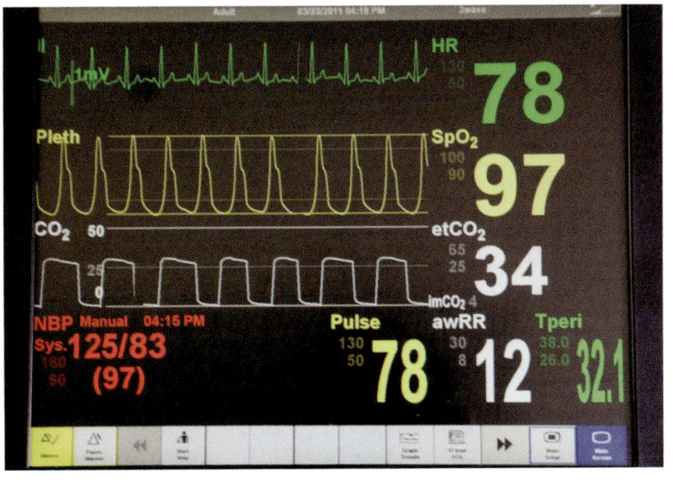

Figura 14 Capnografia quantitativa contínua com forma de onda.

BIBLIOGRAFIA

1. Mallampati S, Gatt S, Gugino L, Desai S, Waraksa B, Freiberger D, Liu P. A clinical sign to predict difficult tracheal intubation: a prospective study. Can Anaesth Soc J. 1985;32(4):429-34.
2. Mazur, Glen. ACLS: principles and practice. Dallas: Amer Heart Assn, 2004. p.135-80.
3. Panchal AR, Bartos JA, Cabañas JG, Donnino MW, Drennan IR, Hirsch KG, et al.; on behalf of the Adult Basic and Advanced Life Support Writing Group. Part 3: adult basic and advanced life support: 2020 American Heart Association Guidelines for Cardiopulmonary Resuscitation and Emergency Cardiovascular Care. Circulation. 2020;142(suppl 2):S366-S468.
4. Bernoche C, Timerman S, Polastri TF, Giannetti NS, Siqueira AWS, Piscopo A, et al. Atualização da Diretriz de Ressuscitação Cardiopulmonar e Cuidados de Emergência da Sociedade Brasileira de Cardiologia – 2019. Arq Bras Cardiol. 2019;113(3):449-663.

7 Manejo da via aérea difícil

Roger Daglius Dias
Fábio Cetinic Habrum
Eduardo Martins Zincone

INTRODUÇÃO E DEFINIÇÕES

A via aérea difícil é definida pela Sociedade Americana de Anestesiologistas como qualquer situação clínica em que um profissional experiente, no manejo da via aérea, apresente dificuldade, antecipada ou imprevista, em uma ou mais das seguintes etapas: ventilação com dispositivo bolsa-valva-máscara, laringoscopia, ventilação com dispositivo supraglótico, intubação traqueal ou via áerea invasiva.

São vários os fatores que determinam a via aérea difícil. Esses fatores decorrem da interação entre as características individuais do paciente, a situação clínica apresentada e a habilidade do profissional que maneja a via aérea.

As dificuldades encontradas no manejo da via aérea, quando realizado por profissional experiente, são apresentadas a seguir.

- **Laringoscopia difícil:** não é possível visualizar qualquer parte das cordas vocais mesmo após múltiplas tentativas de laringoscopia convencional.
- **Ventilação com dispositivo supraglótico difícil:** não é possível ventilação adequada com dispositivo supraglótico por causa da dificuldade de sua colocação, da necessidade de múltiplas tentativas para posicionamento da via aérea supraglótica, da vedação inadequada (levando a vazamentos) ou da excessiva resistência ao fluxo de ar.
- **Dificuldade ou falha na intubação traqueal:** são necessárias várias tentativas (mais de três tentativas ou com duração maior que 10 minutos) para intubação traqueal na presença ou não de patologia traqueal ou não é possível colocar um tubo endotraqueal, apesar de diversas tentativas.

- **Dificuldade ou falha na via áerea invasiva:** características ou anormalidade anatômicas que impedem ou reduzem a probabilidade de instalação de uma via áerea traqueal com acesso cervical anterior.
- **Ventilação inadequada:** indicadores de ventilação inadequada podem incluir a ausência ou inadequada expansibilidade torácica, a ausência ou inadequada ausculta dos ruídos pulmonares, a diminuição da saturação de O_2 e cianose, a ausência ou inadequada detecção de CO_2 exalado, podendo levar a alterações do estado mental ou sonolência

As principais complicações relacionadas a uma via aérea difícil são morte, encefalopatia anóxica, parada cardiorrespiratória, trauma de via aérea, lesão dentária e traqueostomia desnecessária.

AVALIAÇÃO DA VIA AÉREA

Histórico

Os antecedentes clínicos e cirúrgicos do paciente podem ajudar na detecção de uma via aérea difícil e devem ser valorizados aqueles relacionados a dificuldades do manejo da via aérea em internações prévias.

Quadro 1 Achados sugestivos de intubação traqueal difícil

Dados anatômicos	Situação
Dentes incisivos superiores	Relativamente longos
Relação entre maxila e mandíbula	Prognatismo ou retrognatismo
Distância entre incisivos superiores e inferiores	Menor que 3 dedos
Visibilidade da úvula	Índices de Mallampati III e IV
Conformação do palato	Muito estreito ou muito arqueado
Complacência da mandíbula	Rígida ou ocupada por massa
Distância tireomentoniana	Menor que 3 dedos
Mobilidade cervical e da cabeça	Não encosta o queixo no tórax
Comprimento do pescoço	Curto
Rigidez da nuca	Rígida

Exame físico

O exame físico pode detectar anormalidades e/ou variações anatômicas relacionadas com dificuldades no manejo da via aérea (Quadro 1).

Alguns índices são usados para predizer dificuldades na intubação orotraqueal. Entre eles, existem os sinais de Mallampati (Figura 1) e a classificação de Cormack e Lehane (Figura 2).

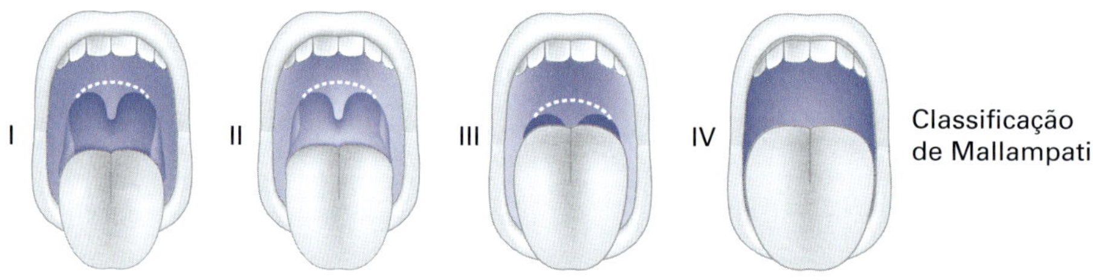

Classe I	Palato mole, úvula e pilares visíveis
Classe II	Palato mole e úvula visíveis
Classe III	Palato mole e base da úvula visíveis
Classe IV	Palato mole totalmente não visível

Figura 1 Classificação de Samsoon e Young para o teste de Mallampati.

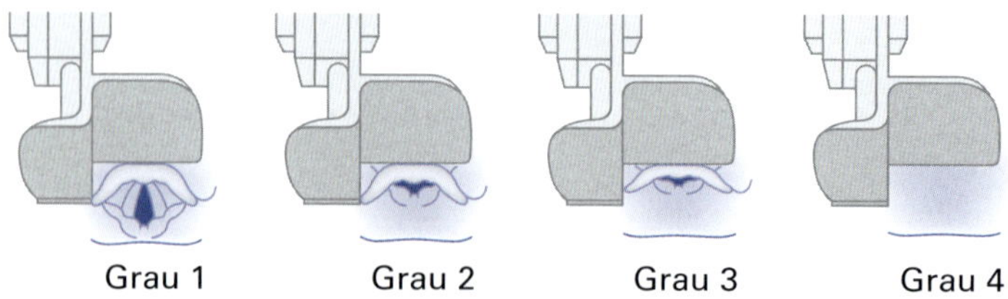

Grau I	Glote bem visível
Grau II	Somente a parte posterior da glote é visível
Grau III	Somente a epiglote é visível. Nenhuma parte da glote é visível
Grau IV	Nem glote nem epiglote são visíveis

Figura 2 Classificação de Cormack e Lehane na laringoscopia direta.

PREPARAÇÃO PARA O MANEJO DA VIA AÉREA DIFÍCIL

De forma ideal, todos os serviços de saúde devem conter equipamento especializado para o manejo da via aérea difícil em razão das potenciais complicações decorrentes da falha de intubação. No Quadro 2, encontram-se os equipamentos sugeridos pela Sociedade Americana de Anestesiologistas para composição dos kits portáteis de via aérea difícil.

Durante o processo de manejo da via aérea difícil, deve-se suplementar oxigênio e proceder à pré-oxigenação, que pode ser realizada da maneira tradicional (ventilação com dispositivo bolsa-valva-máscara por, pelo menos, 3 minutos) ou pela pré-oxigenação rápida (quatro ventilações máximas em 30 segundos), sendo ambas eficazes no retardamento da dessaturação de O_2 durante o período de apneia.

Quadro 2 Sugestão para os *kits* de via aérea difícil
Lâminas de laringoscopia rígidas de diversos tamanhos e formas alternativas, incluindo laringoscópio com fibra ótica rígida
Tubos traqueais de diversos tamanhos
Estiletes-guia de tubos traqueais, incluindo estiletes semirrígidos, trocador ventilável de tubo traqueal, pinça de Maguil e estiletes óticos visuais
Máscaras laríngeas de diversos tamanhos, incluindo máscara laríngea com pertuito que permite intubação traqueal
Equipamento de intubação por fibroscópio flexível
Equipamento de intubação retrógrada
Dispositivo de ventilação de via aérea de emergência, como combitubo esofagotraqueal e material de ventilação transtraqueal a jato
Equipamento de acesso à via aérea invasivo de emergência, como cricotireoidostomia e traqueostomia
Detector de CO_2 exalado

ESTRATÉGIAS PARA O MANEJO DA VIA AÉREA DIFÍCIL

A fim de um adequado manejo da via aérea difícil, é necessária a elaboração de estratégias pré-formuladas para intubação em situações adversas. A análise prévia, quando possível, do histórico clínico, do exame físico da via aérea e dos preditores de intubação difícil auxilia no manejo adequado.

A Sociedade Americana de Anestesiologistas recomenda em suas diretrizes a utilização de um algoritmo no manejo da via aérea difícil (Figura 3).

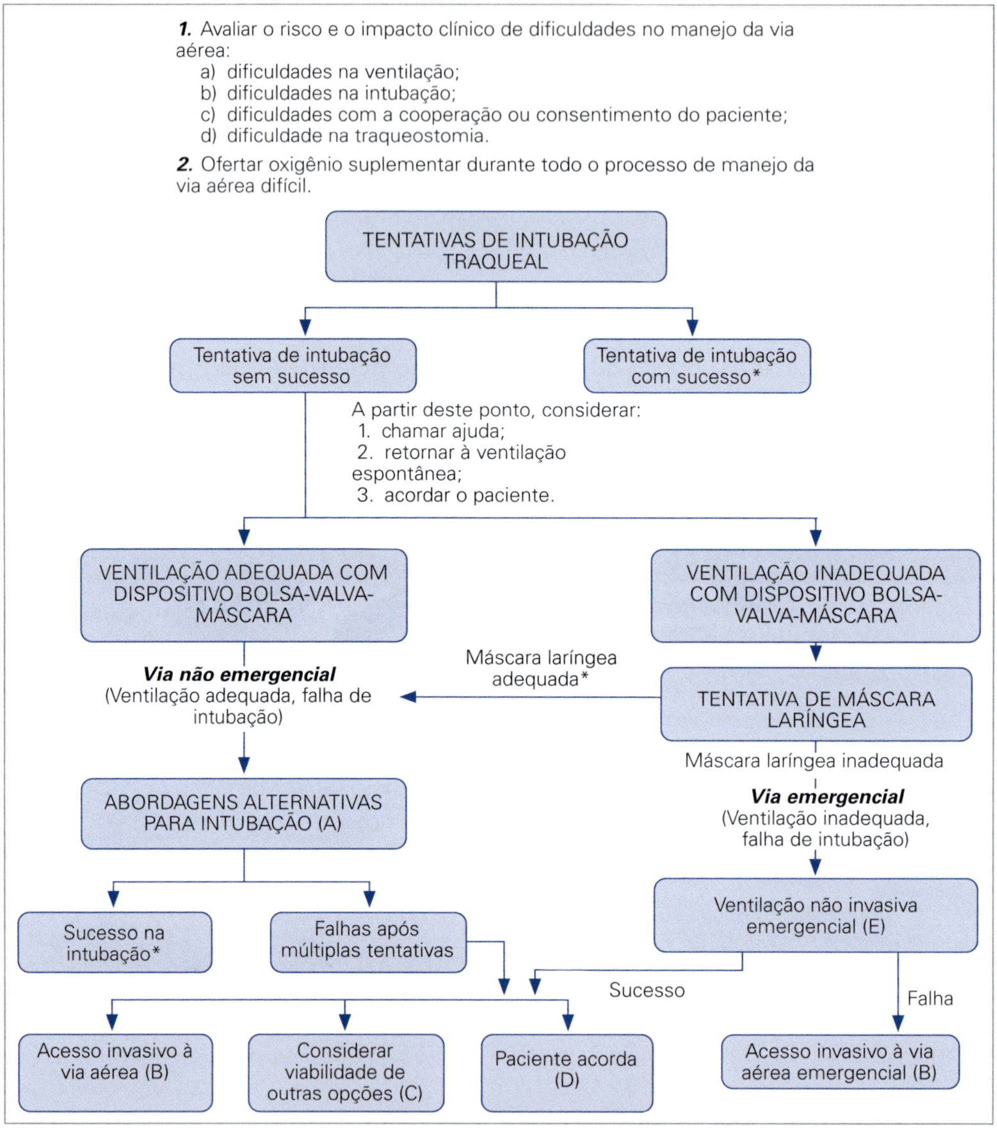

Figura 3 Algoritmo de via aérea difícil. * Confirmar ventilação, intubação traqueal ou posição da máscara laríngea com detector de CO_2 exalado. A: Lâminas de laringoscopia diferentes, máscara laríngea com pertuito para intubação, intubação com fibroscópio, uso de estiletes ou sondas trocadoras, intubação nasal às cegas. B: Cricotireoidostomia ou traqueostomia percutâneas ou cirúrgicas. C: Manter a ventilação com máscara laríngea ou dispositivo bolsa-valva-máscara se o tempo esperado para acordar o paciente for curto. D: Considerar cancelar o procedimento caso seja eletivo ou preparar novamente o paciente para intubação acordado. E: Broncoscopia rígida, combitubo esofagotraqueal, ventilação a jato transtraqueal.
Fonte: modificada da American Society of Anesthesiologists Task Force on Management of the Difficult Airway, 2003.

TÉCNICAS PARA O MANEJO DA VIA AÉREA DIFÍCIL

Posicionamento

O posicionamento adequado é muito importante no manejo do paciente que apresenta uma via aérea difícil. O paciente deve ficar em decúbito dorsal e em posição olfativa, o que permite o alinhamento dos eixos orofaríngeo e faringotraqueal da via aérea (Figura 4) e uma melhor visualização das estruturas laríngeas. Para que o paciente fique nessa posição, são necessárias a hiperextensão cervical e a colocação de um coxim occipital de 8 a 10 cm de altura (Figura 5).

Compressão cricoide

A compressão cricoide, conhecida como manobra de Sellick (Figura 6), pode ser realizada com o objetivo de comprimir o esôfago e evitar a regurgitação durante a laringoscopia direta. Também pode ser utilizada durante a ventilação com dispositivo bolsa-valva-máscara para evitar a insuflação de ar no estômago. Em algumas situações, a realização da manobra de Sellick durante a laringoscopia pode ajudar na visualização da glote quando apenas a epiglote está visível (Classificação de Cormack III).

Uma variação da manobra de Sellick que foi elaborada com o objetivo de melhorar a visualização da glote nos pacientes classificados como Cormack III ou IV é a manobra BURP (do inglês, *backward, upward, rightward pressure on the thyroid cartilage*), a qual consiste na pressão da cartilagem tireoide posterior, cefálica e lateralmente para a direita sobre as vértebras cervicais (Figura 7).

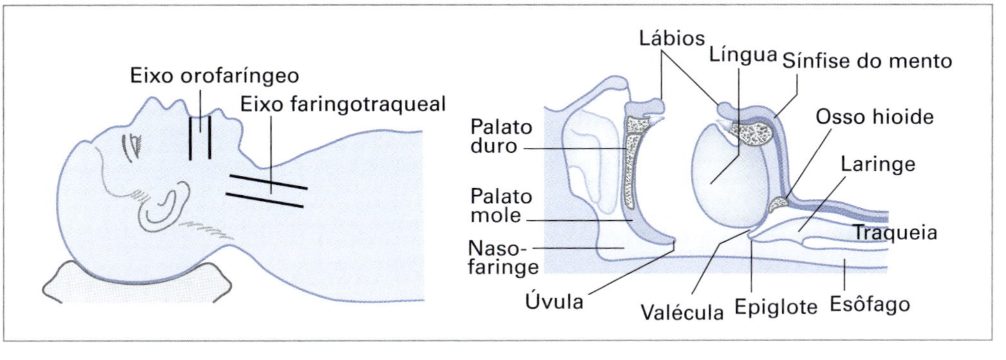

Figura 4 Eixos da via aérea e sua relação anatômica.

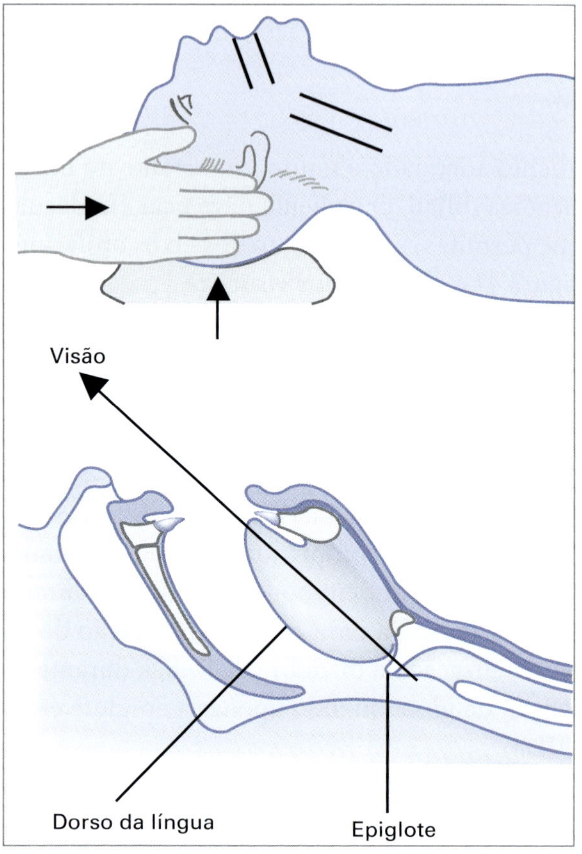

Figura 5 Retificação dos eixos da via aérea, posição olfativa.

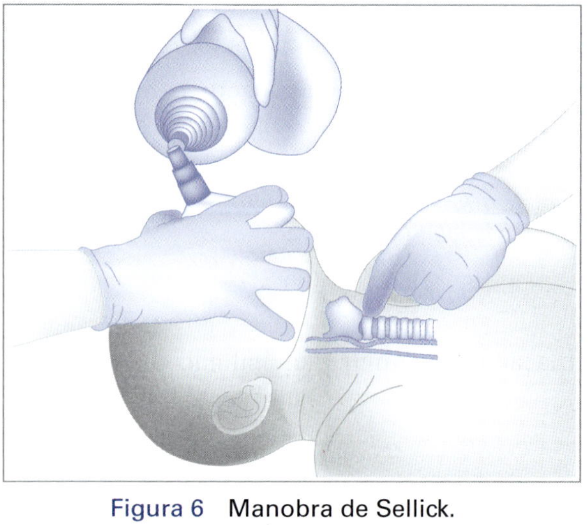

Figura 6 Manobra de Sellick.

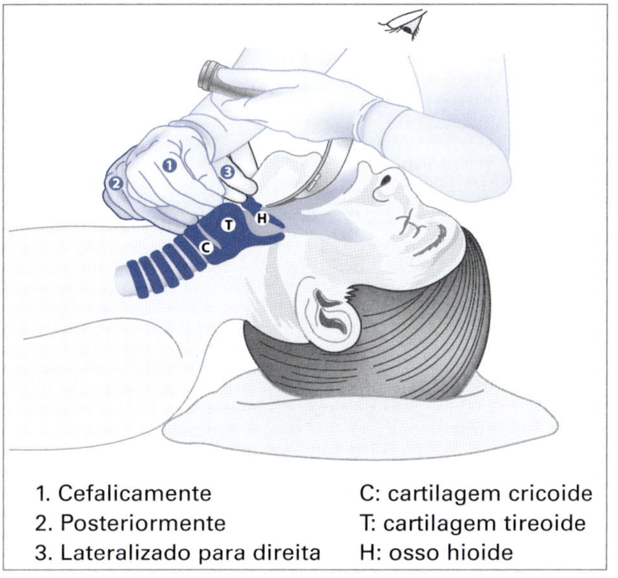

Figura 7 Manobra BURP.

Dispositivos supraglóticos de ventilação

- **Máscara laríngea**: trata-se de uma máscara maleável que se acomoda na hipofaringe com a face posterior convexa em contato com a parede posterior da faringe e a face anterior sobrepondo-se à laringe, de maneira que haja continuidade entre o exterior e a via aérea inferior através de um tubo (Figura 8). A sua colocação é feita às cegas, prescindindo a laringoscopia direta. Deve-se atentar para a técnica correta de colocação da máscara laríngea, e a confirmação de sua posição ideal deve ser feita com um detector de CO_2 exalado (Figura 9).
- **Combitubo esofagotraqueal**: trata-se de um tubo que apresenta duplo lúmen – um lúmen distal (esofágico) e um proximal fenestrado (traqueal). Sua inserção, assim como da máscara laríngea, é feita às cegas. Após a colocação do combitubo e a insuflação dos balonetes, o lúmen esofágico distal pode estar no esôfago (mais comum) ou na traqueia. Deve-se primeiro tentar ventilar o lúmen traqueal. Se houver expansibilidade torácica, o lúmen distal (esofágico) estará no esôfago. Se a ventilação pelo lúmen traqueal não estiver presente, deve-se tentar ventilar pelo lúmen esofágico. Se as ventilações forem eficazes, o lúmen esofágico estará em posição traqueal. Nesse caso, deve-se proceder à ventilação por esse lúmen (Figura 10).

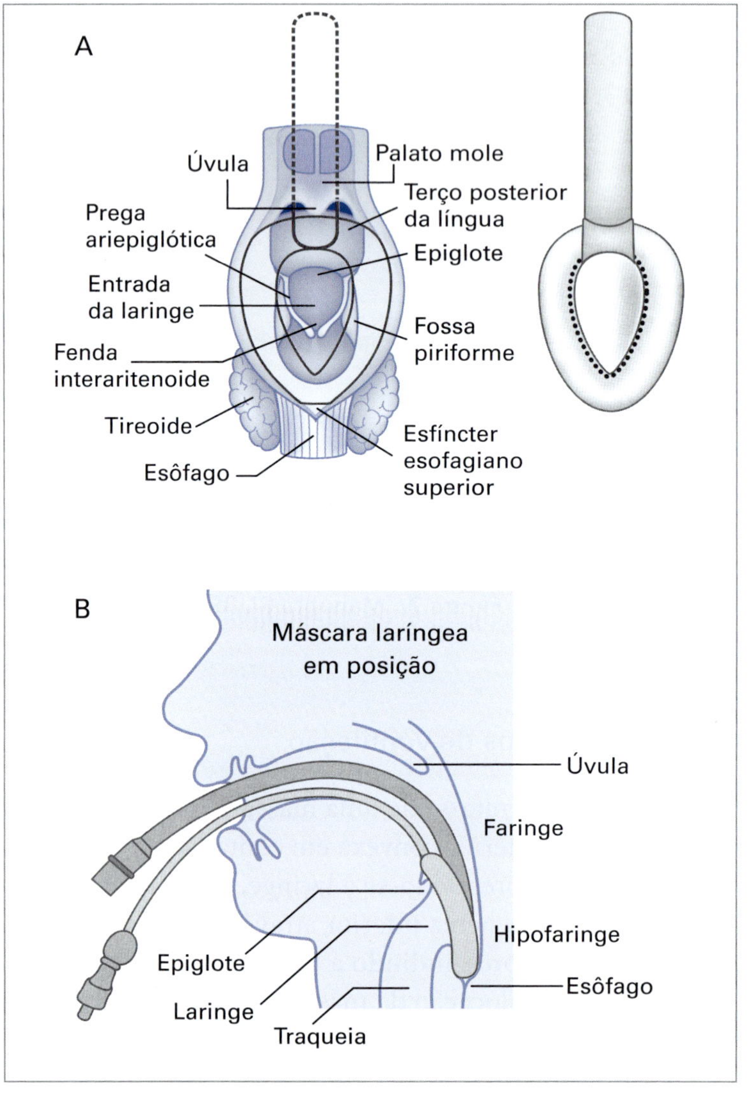

Figura 8 Máscara laríngea.

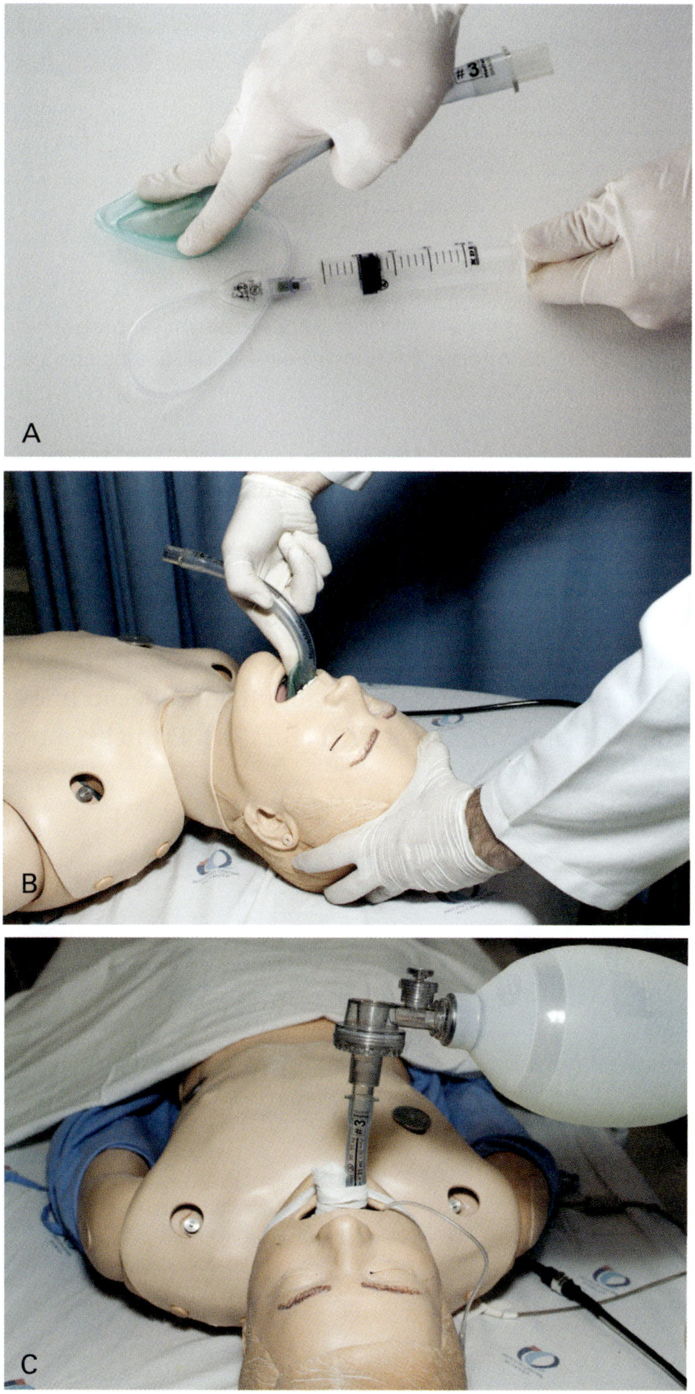

Figura 9 Técnica para colocação de máscara laríngea. A: Esvaziar o *cuff* até o colabamento completo. B: Introduzir a máscara pressionando-a contra o palato. C: Fixar a máscara.

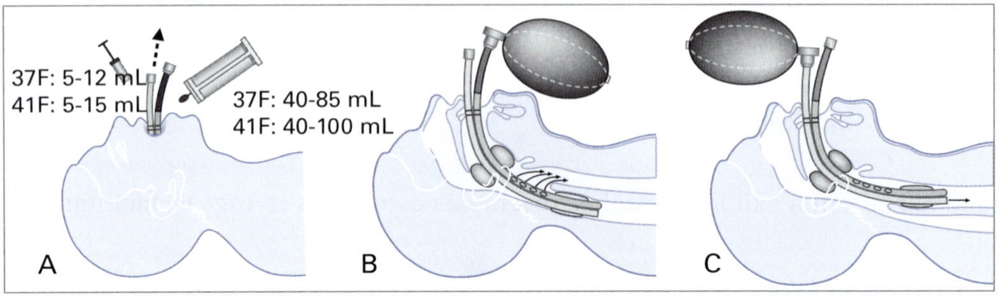

Figura 10 Técnica para a colocação do combitubo esofagotraqueal. A: Insuflação dos balonetes. B: Posição esofágica. C: Posição traqueal.

Técnicas não invasivas alternativas

Existem diversas abordagens alternativas não invasivas para a intubação traqueal:

- **Estiletes-guia semirrígidos**: também conhecidos como gum elastic bougies (GEB), são guias introdutores que facilitam a intubação traqueal nos casos classificados como Cormack II, III ou IV (Figura 11). Primeiro introduz-se o guia

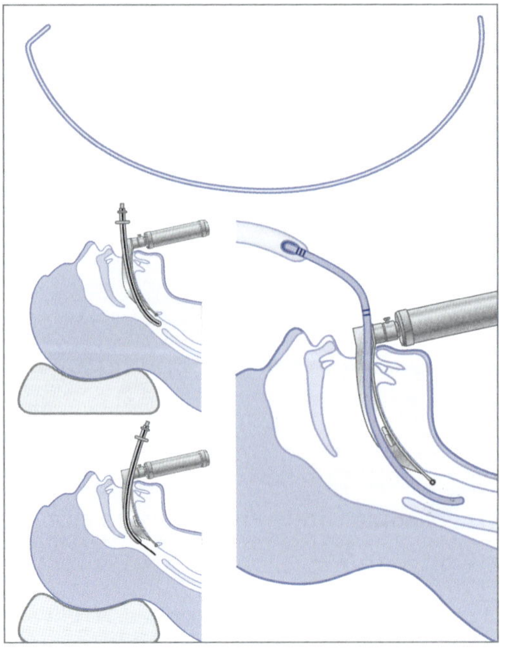

Figura 11 Guia semirrígido.

na traqueia e depois coloca-se o tubo traqueal sobre o guia, sendo esse, em seguida, retirado (Figura 11). Alguns guias possuem uma luz que permite a ventilação e a suplementação de O_2. Existem também sondas trocadoras que funcionam como guias na troca de tubos traqueais, sem a necessidade de laringoscopia.

- **Fibroscopia, estiletes óticos e laringoscópios óticos**: são equipamentos que permitem a exibição ampla e direta das estruturas laríngeas, facilitando a visualização da glote para a introdução do tubo traqueal e guiando o tubo pela luz glótica e traqueal (Figura 12).

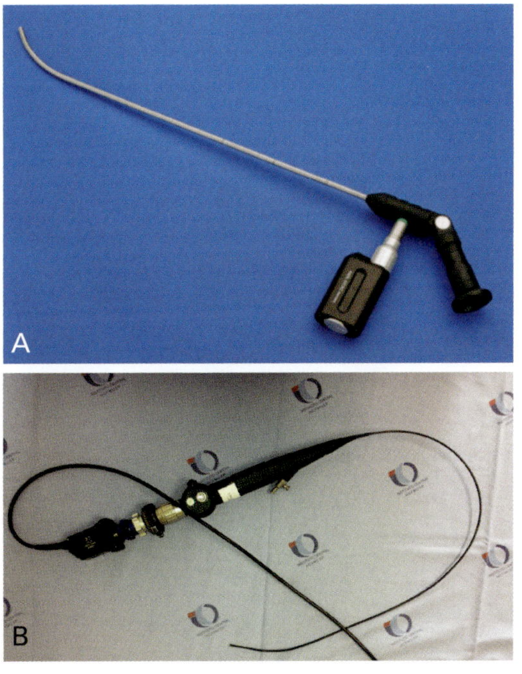

Figura 12 Estilete ótico (A) e fibroscópio (B).

- **Lâminas de laringoscópio móveis**: existem alguns modelos de lâminas que permitem a elevação da epiglote quando somente ela pode ser visualizada e a glote não está visível (Figura 13).
- **Videolaringoscópios:** com diversos modelos disponíveis no mercado, são uma alternativa à laringoscopia direta em pacientes com via aérea difícil, propiciando melhor visão anatômica da via aérea e a inserção segura do tubo endotraqueal, sob visualização (Figura 14).

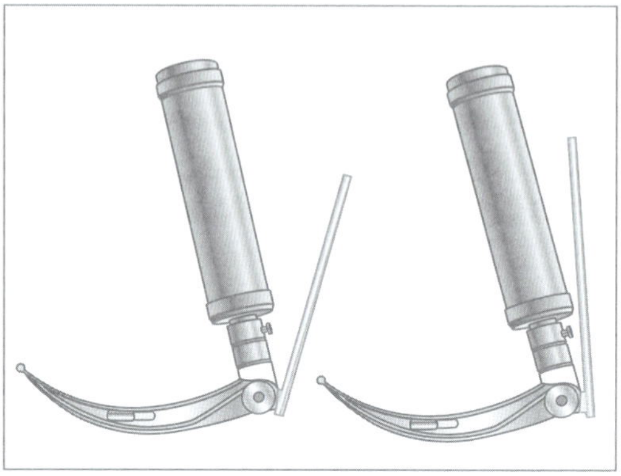

Figura 13 Laringoscópio com lâmina móvel.

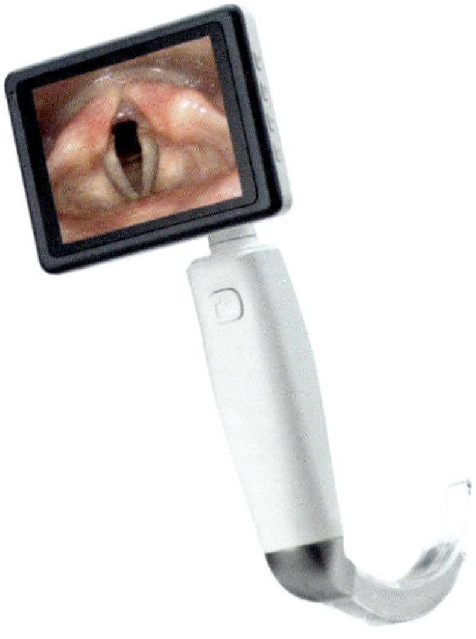

Figura 14 Videolaringoscópio.

Técnicas invasivas alternativas

Existem diversas técnicas invasivas tanto percutâneas como cirúrgicas para o acesso à via aérea difícil.

- **Ventilação transtraqueal a jato**: consiste na ventilação por um cateter através da punção da membrana cricotireóidea (Figura 15). Pode ser realizada com um cateter e sistema de ventilação a jato próprio ou com um cateter venoso liga-

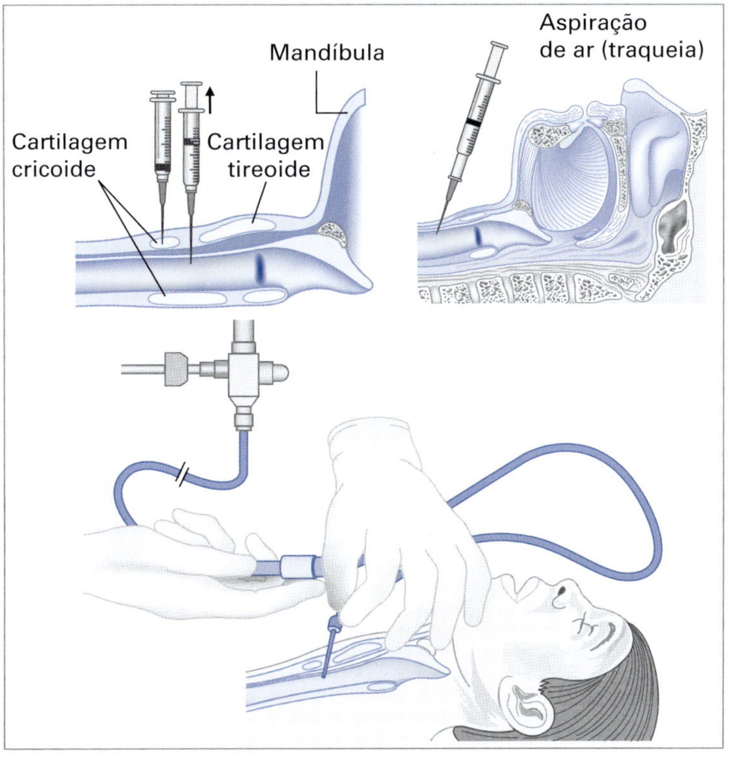

Figura 15 Sistema de ventilação transtraqueal a jato.

do ao sistema de oxigenoterapia com fluxômetro. Deve-se fornecer pressão máxima de 25 psi e uma relação inspiração/expiração de 1:4.

- **Cricotireoidostomia**: pode ser realizada de maneira cirúrgica, na qual, após identificação da membrana cricotireóidea, é feita uma incisão vertical na pele, subcutânea, seguida de uma incisão horizontal na porção inferior da membrana cricotireóidea. Faz-se a dilatação vertical com uma pinça Kelly e introduz-se a cânula de cricotireoidostomia seguida da insuflação do balonete (Figura 16). Existem *kits* de cricotireoidostomia percutânea nos quais a cânula já é acoplada à agulha para punção da membrana cricotireóidea (Figura 17).

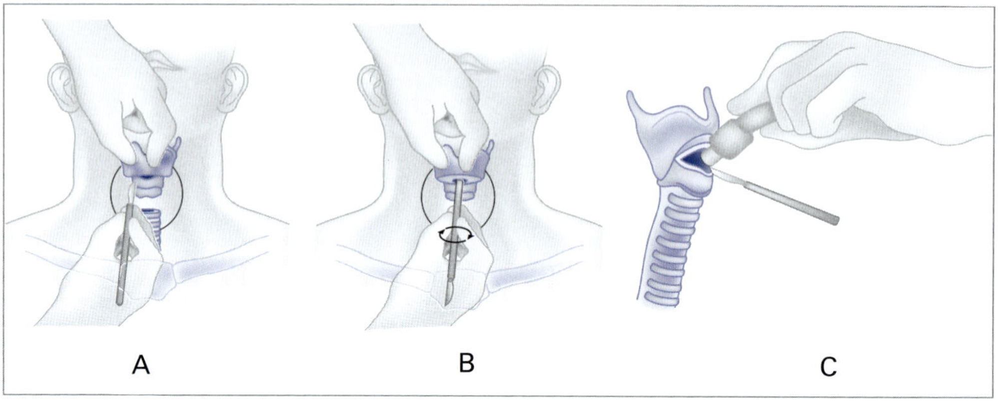

Figura 16 Cricotireoidostomia cirúrgica.

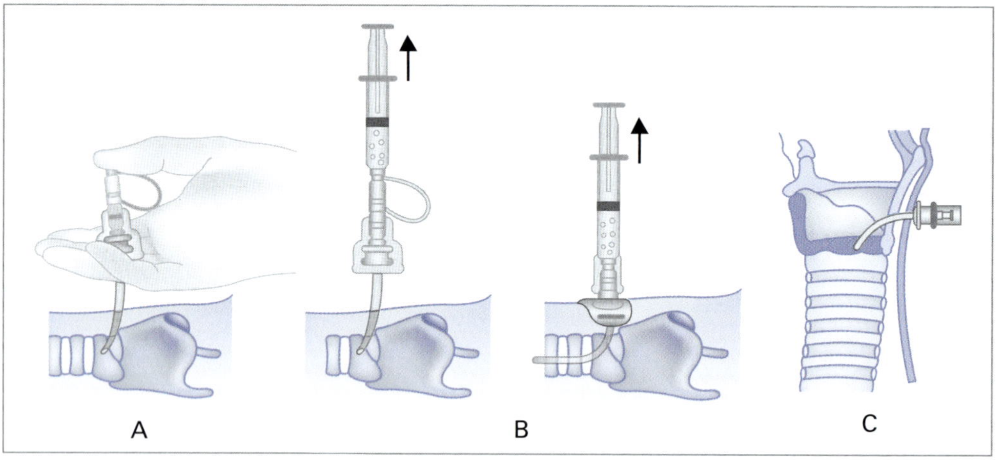

Figura 17 Cricotireoidostomia percutânea.

- **Traqueostomia**: assim como a cricotireoidostomia, a traqueostomia pode ser realizada cirurgicamente com uma técnica mais complexa por demandar dissecção das estruturas cervicais anteriores e incisão dos anéis traqueais (Figura 18), ou por técnica percutânea com *kits* próprios que consistem na passagem de um fio-guia no espaço entre os anéis traqueais e posterior dilatação progressiva até passagem da cânula de traqueostomia (Figura 19).

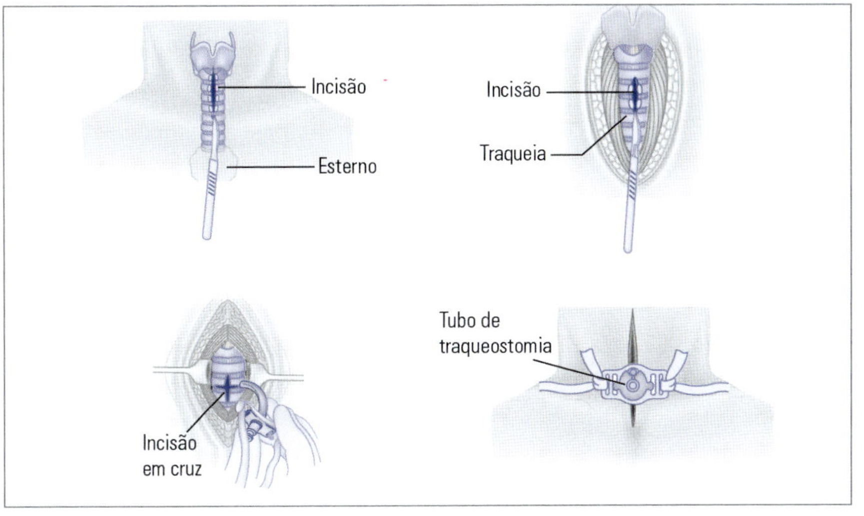

Figura 18 Traqueostomia cirúrgica.

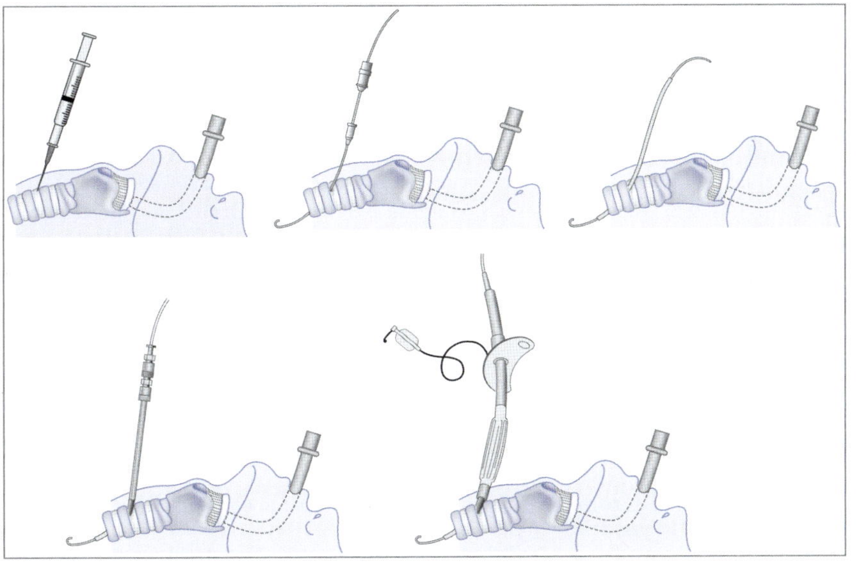

Figura 19 Traqueostomia percutânea.

- **Intubação retrógrada**: procedem-se à punção da membrana cricotireóidea e à passagem de um fio-guia, de forma retrógrada, da glote para a cavidade faríngea (Figura 20). De modo anterógrado, passa-se pelo fio-guia um cateter que servirá de guia para a passagem do tubo traqueal também nessa posição.

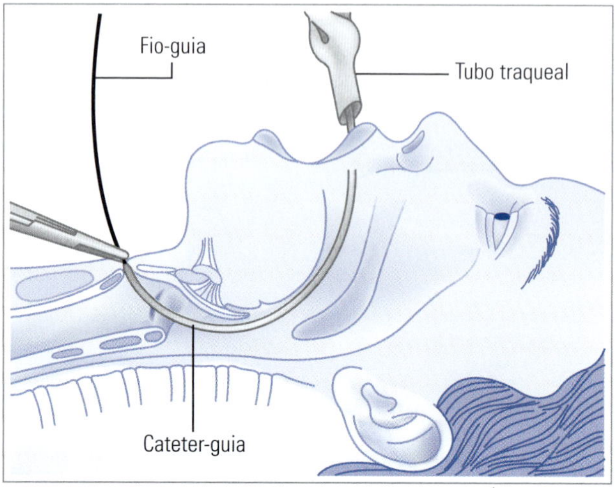

Figura 20 Intubação retrógrada.

BIBLIOGRAFIA

1. Apfelbaum JL, Hagberg CA, Connis RT, Abdelmalak BB, Agarkar M, Dutton RP, et al. 2022 American Society of Anesthesiologists Practice Guidelines for Management of the Difficult Airway. Anesthesiology. 2022;136:31-81.
2. Cicarelli DD, Stábile Jr. SL, Moni T, Pagnocca MC, Miranda SBR, Khouri Filho RA. Tracheal intubation: evaluation of BURP maneuver efficacy. Rev Bras Anestesiol. 1999;49(1):24-6.
3. Mallampati S, Gatt S, Gugino L, Desai S, Waraksa B, Freiberger D, et al. A clinical sign to predict difficult tracheal intubation: a prospective study. Can Anaesth Soc J. 1985;32(4):429-34.
4. Merchant RM, Topjian AA, Panchal AR, Cheng A, Aziz K, Berg KM, et al. 2020 American Heart Association Guidelines for Cardiopulmonary Resuscitation and Emergency Cardiovascular Care. Circulation. 2020;142(suppl 2):S337-S357.
5. Moro ET, Goulart A. Compression of the cricoid cartilage. Current aspects. Rev Bras Anestesiol. 2008;58(6):643-50.
6. Patel RG. Percutaneous transtracheal jet ventilation. A safe, quick, and temporary way to provide oxygenation and ventilation when conventional methods are unsuccessful. Chest. 1999;116(6):1689-94.
7. Sellick BA. Cricoid pressure to control regurgitation of stomach contents during induction of anaesthesia. Lancet. 1961;278(7199):404-6.
8. Site: http://www.viaaereadificil.com.br.

8 Acessos venosos

Fernanda Maria Queiroz Silva
Marcelo Park

ACESSOS VENOSOS

Acesso venoso periférico

Introdução e definição

Os acessos venosos periféricos são obtidos por meio do posicionamento de dispositivos endovenosos, que são materiais cilíndricos, canulados e perfurantes destinados à infusão de soluções no interior dos vasos, no sentido do fluxo de sangue. Possuem uma extremidade destinada à perfuração e à penetração das estruturas corporais e outra para promover conexões com seringas ou equipos (chamada plugue adaptador).

Existem dois tipos de dispositivos endovenosos: o agulhado (Scalp® ou Butterfly®) (Figura 1) e o flexível (Abocath®, Jelco®, Intima® ou Introcan®) (Figura 2). O cateter agulhado tem calibre que varia de 19 a 27 G; a desvantagem é uma maior possibilidade de transfixação do vaso durante sua estadia. Além disso, é indicado para infusão de pequenos volumes e por um período curto de tempo. O cateter flexível possui a vantagem de retirar o mandril metálico, permanecendo no vaso apenas o dispositivo flexível, além de possibilitar a permanência por um longo período, em infusão contínua de grandes volumes e de forma mais rápida, com calibres que variam de 14 a 24 G.

As complicações mais comuns são relacionadas à técnica, podendo ser transfixação do vaso ou extravasamento de soluções, com formação de hematomas e/ou

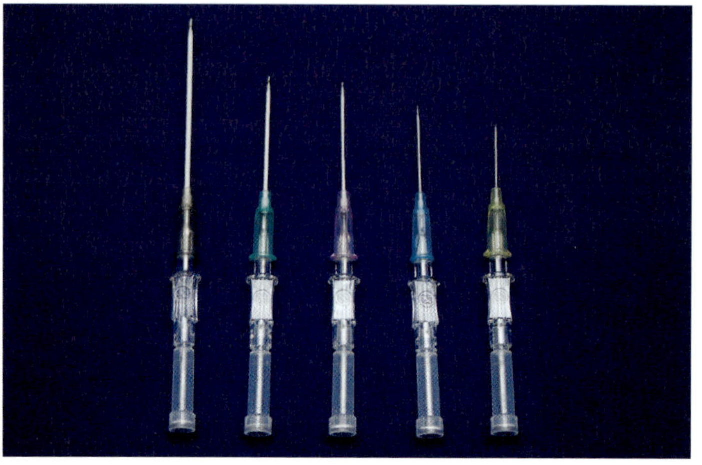

Figura 1 Cateteres agulhados.

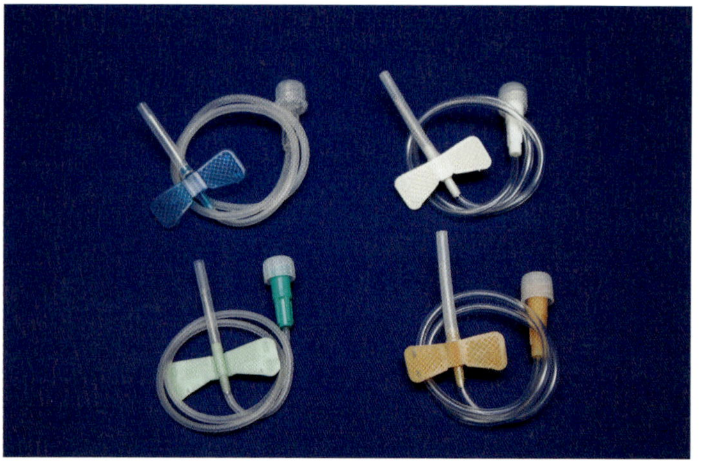

Figura 2 Cateteres flexíveis.

soromas. Com relação ao profissional da saúde, pode ocorrer acidente com material biológico perfurocortante.

Anatomia e fisiopatologia

A escolha do local de punção para obter o acesso venoso periférico depende de inúmeras variáveis (Figuras 3 a 5). Geralmente, o ideal é avaliar e escolher veias com maior calibre, visibilidade, acessibilidade e distanciamento de articulações, menor quantidade de válvulas e/ou risco de tromboses (vasos dos membros superiores) e sem sinais infecciosos próximos ou uso prévio recente do vaso.

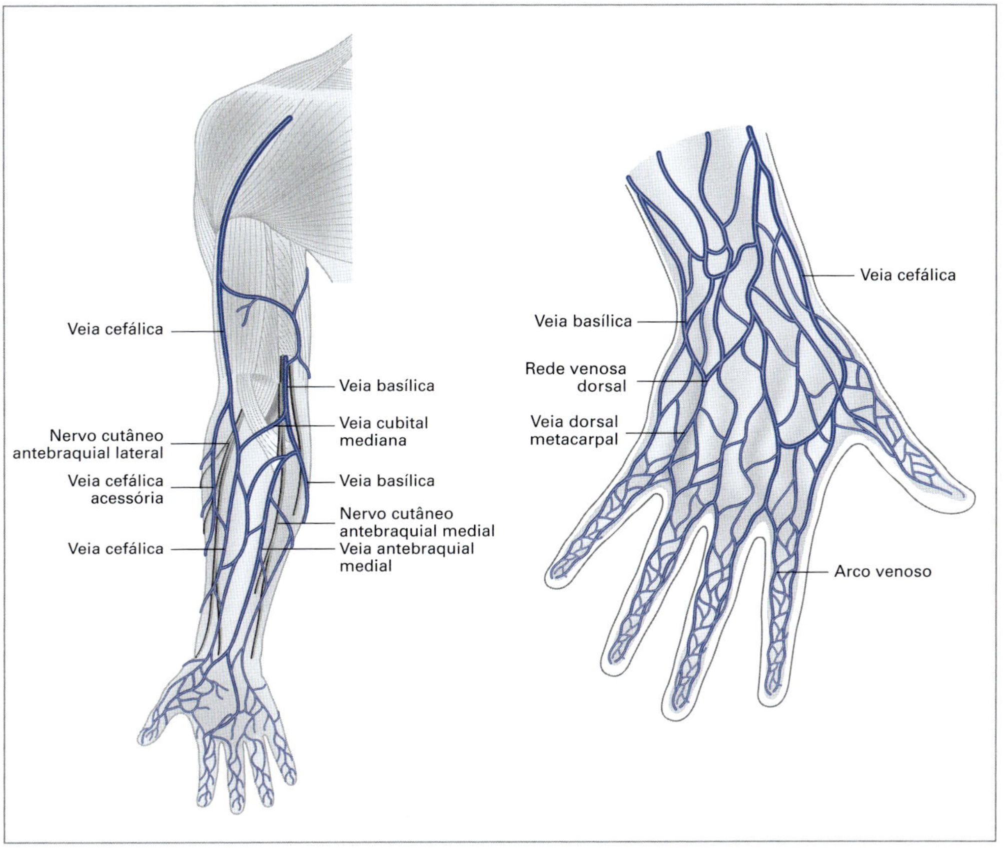

Figura 3 Rede venosa dos membros superiores.

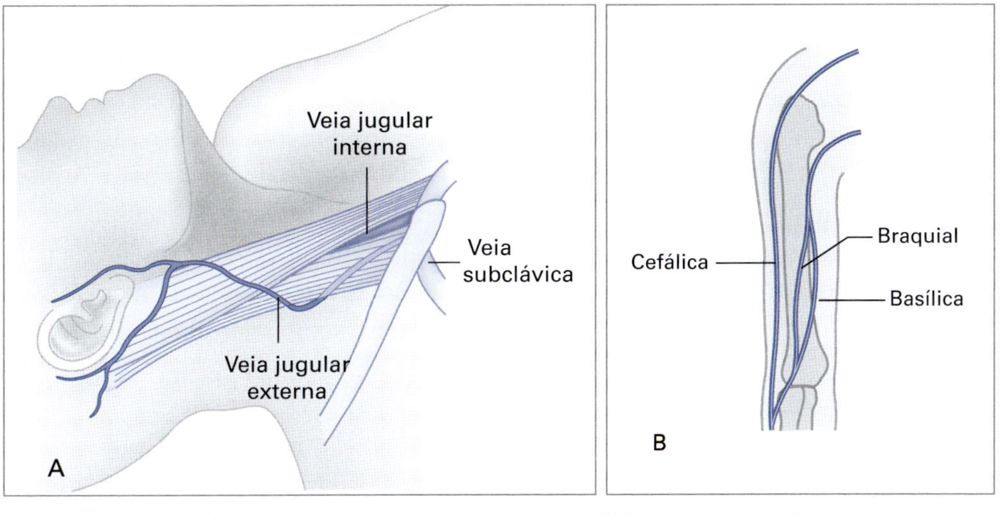

Figura 4 Rede venosa do pescoço (A) e do braço (B).

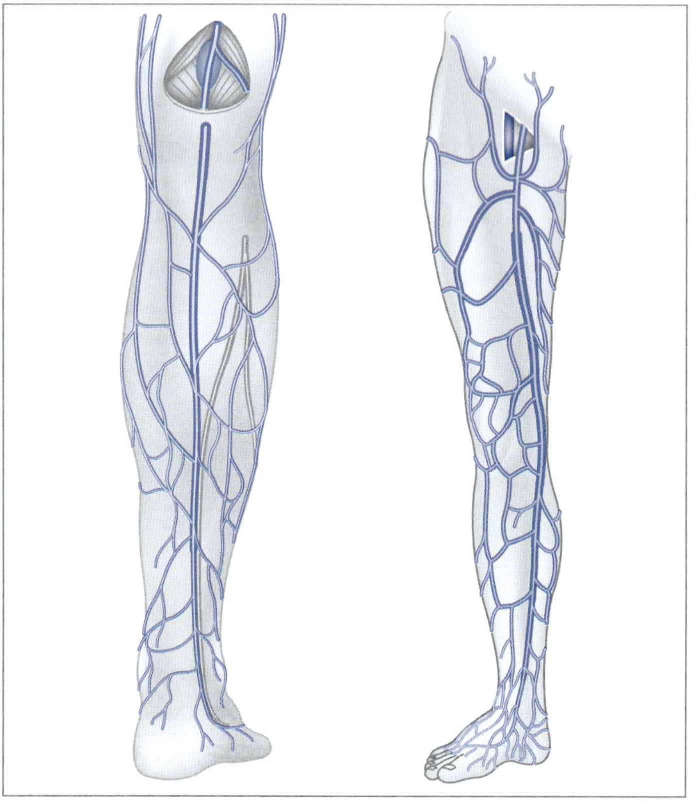

Figura 5 Rede venosa da perna.

Recomenda-se utilizar locais que não interfiram na mobilidade dos membros, o local mais distal do braço ou da mão, a fim de que punções possam ser movidas, progressivamente, para regiões mais proximais. As regiões de juntas devem ser evitadas, uma vez que a movimentação pode angular os cateteres flexíveis e perfurar a veia se o cateter for metálico. Os locais mais comuns de acesso venoso são as veias medianas (cubital ou do antebraço), basílica, cefálica e do dorso da mão. A punção da veia jugular externa deve ser utilizada como último local de escolha e sempre por profissionais experientes. A punção da veia femoral deve ser reservada para inserção de acesso venoso central e não periférico. Em pacientes edemaciados, o uso da ultrassonografia pode ajudar na localização e escolha da veia para o acesso.

Objetivos e indicações

Os acessos venosos periféricos são indicados principalmente para administração de medicamentos, soluções, fluidos e hemocomponentes quando há necessidade de acesso rápido ao sistema circulatório, ação imediata desses e/ou impossibilidade de utilização de medicamentos por outras vias (p. ex., trato gastrintestinal, intramuscular etc.).

Material necessário

O material necessário (Figura 6) para inserção de acesso venoso periférico deve incluir:

- Garrote (torniquete).
- Dispositivos endovenosos (cateteres agulhados e/ou flexíveis).
- Seringas.
- Conectores (tampinhas, polifix, equipos e/ou torneirinha).
- Esparadrapos comuns, hipoalérgicos e cirúrgicos.
- Soluções antissépticas (alcoólicas).
- Algodões ou gazes.
- Luvas de procedimentos.
- Caixa para descarte de materiais perfurocortantes.

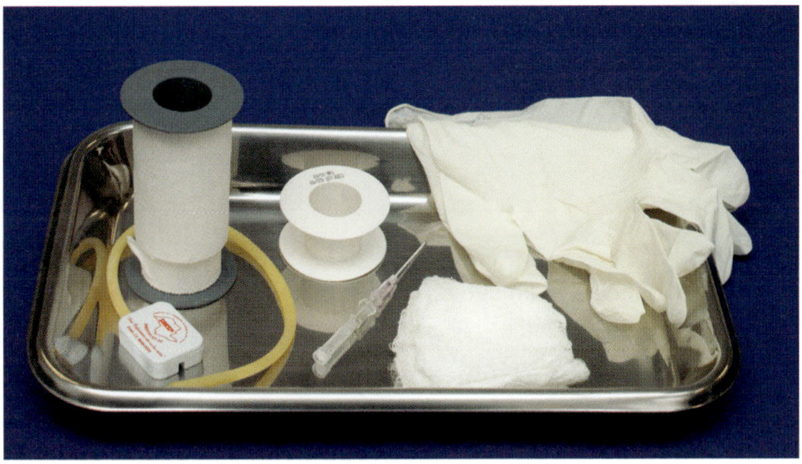

Figura 6 Material para punção venosa periférica.

Técnica

A técnica de obtenção dos acessos venosos periféricos não requer paramentação cirúrgica, mas exige técnica asséptica, mantendo-se a região da punção sempre estéril. A técnica descrita a seguir será de introdução do cateter flexível (Figura 7).

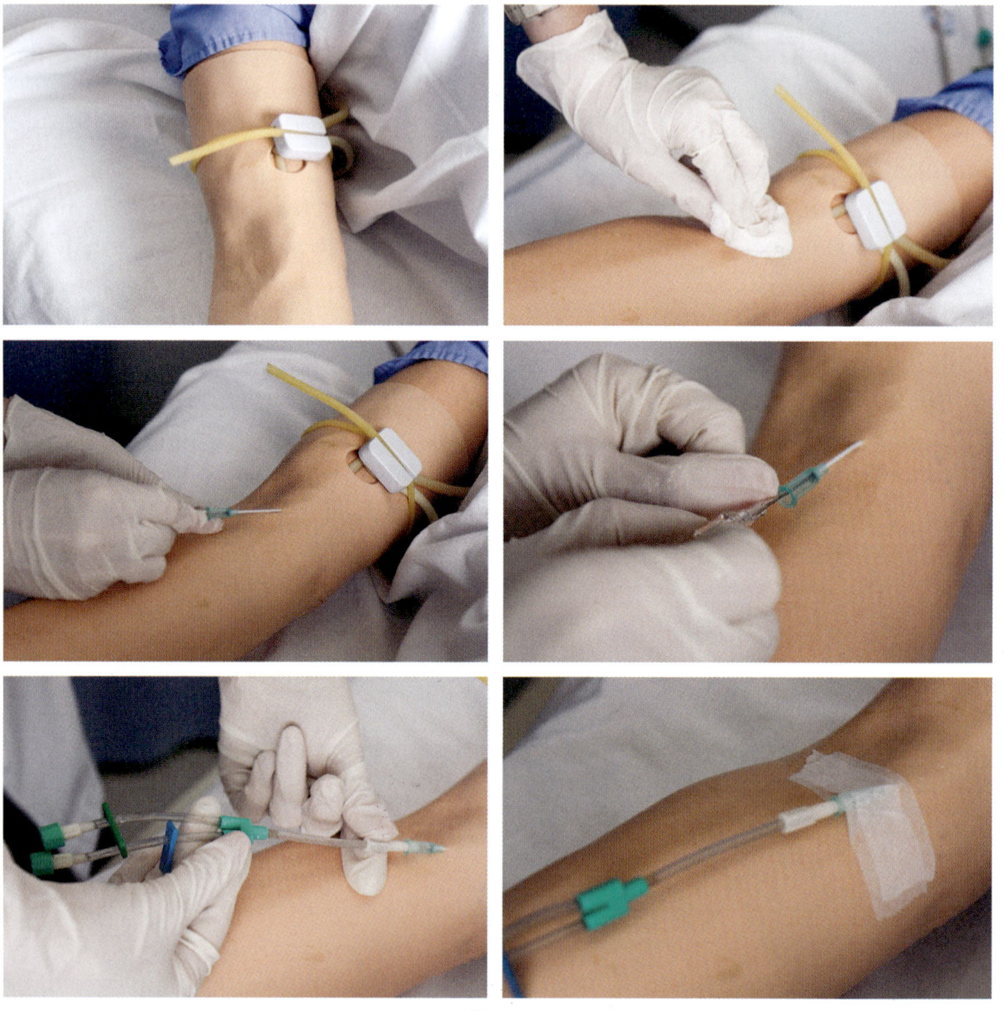

Figura 7 Sequência para inserção de dispositivos endovenosos flexíveis.

1. Antes de iniciar o procedimento, lave as mãos.
2. Garanta a iluminação adequada.
3. Coloque a luva para realizar o procedimento.
4. Aplique o garrote 15 a 20 cm proximal ao local escolhido para punção, com a pressão ideal, a fim de ocasionar distensão do sistema venoso, mas sem prejudicar o fluxo arterial (verifique o pulso arterial distal; se ausente, afrouxe o garrote); aguarde por volta de 1 minuto.
5. Escolha o melhor ponto de punção (visualização e palpação) e o calibre do cateter adequado ao da veia.
6. Aplique a solução alcoólica sobre o local escolhido.

7. Antes de puncionar, puxe a pele abaixo do local de inserção para fixar o vaso.
8. Informe ao paciente que ele sentirá um desconforto (dor).
9. Insira o cateter em um ângulo de 30°, com o bisel direcionado para cima e no sentido do fluxo venoso (proximal).
10. Quando houver refluxo de sangue visível (penetração do vaso), diminua o ângulo para 15°.
11. Insira a parte flexível do cateter, mantendo o mandril na mesma posição até que o dispositivo esteja totalmente no interior do vaso.
12. Solte o garrote.
13. Aplique uma pressão sobre a pele proximal à inserção do cateter para possibilitar a retirada do mandril sem haver sangramento.
14. Retire o mandril e conecte o polifix, a torneirinha ou o conector.
15. Verifique novamente o refluxo de sangue à aspiração, confirmando seu adequado posicionamento no interior do vaso.
16. Proceda ao curativo do cateter e identifique-o com a data, a hora, o número do dispositivo e o nome do profissional.
17. Descarte o material na caixa de perfurocortantes.

Se a veia for transfixada e/ou houver formação de hematoma, remova imediatamente o cateter e aplique pressão direta no local. Não reaplique torniquete onde foi realizada tentativa de punção venosa prévia ou formação de hematoma.

Se a ultrassonografia for usada para a punção, podemos utilizar a clorexidina como meio condutor de som, sem o risco de contaminação do material de punção. O membro garroteado facilita a punção por tornar a veia mais túrgida e visível ao ultrassom.

O posicionamento de cateteres agulhados segue a mesma sequência descrita anteriormente até o item 9, diferindo apenas na sua inserção final. O dispositivo deve ser inserido totalmente, e a agulha permanece dentro do vaso. Prossiga, então, à fixação do cateter à pele com curativo e identificação.

Acesso venoso central (de curta permanência)

Introdução e definição

O acesso venoso central é assim classificado quando a ponta distal do cateter está localizada no terço inferior da veia cava superior ou no interior do átrio direito. O posicionamento do cateter venoso central, tanto de seu trajeto como de sua extremidade distal, deve ser avaliado com radiografia simples de tórax, que também possibilita o diagnóstico de algumas complicações.

Os cateteres podem ser classificados de acordo com o número de vias (mono, duplo ou triplo lúmen) (Figura 8).

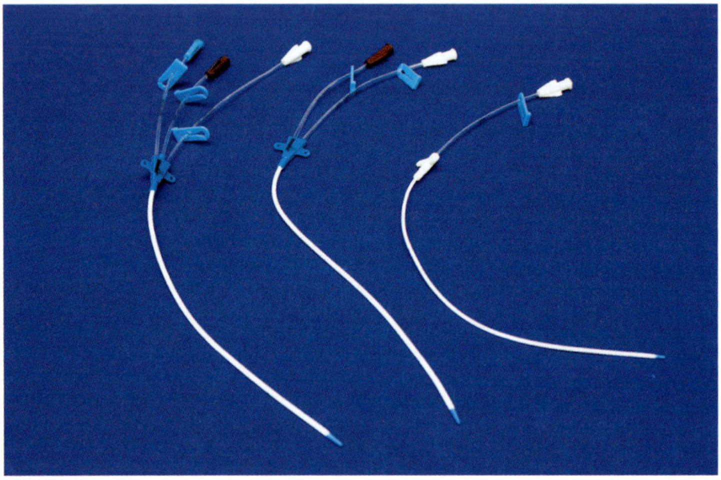

Figura 8 Cateteres centrais de triplo, duplo e mono lúmen.

As principais complicações variam de incidência de acordo com os sítios de inserção e podem ser: infecção (do cateter e de corrente sanguínea secundária ao cateter venoso central, endocardite e/ou tromboflebite séptica), embolia gasosa, trombose venosa, punção inadvertida de artéria, pseudoaneurisma, perfuração vascular e cardíaca, arritmias cardíacas, lesão de nervos, traqueia ou esôfago, hematoma, sangramento, ruptura parcial ou completa do dispositivo, oclusão do cateter, fístulas arteriovenosas, hemotórax, quilotórax e/ou pneumotórax (Tabela 1).

Vale lembrar que apenas profissionais médicos estão habilitados a realizar esse tipo de procedimento invasivo.

Tabela 1 Principais complicações do acesso venoso central de acordo com o sítio de inserção

Complicação	Subclávia (%)	Jugular interna (%)	Femoral (%)
Punção arterial	3,1 a 4,9	6,3 a 9,4	9,0 a 15,0
Hematoma	1,2 a 2,1	< 0,1 a 2,2	3,8 a 4,4
Hemotórax	0,4 a 0,6	Não aplicável	Não aplicável
Pneumotórax	1,5 a 3,1	< 0,1 a 0,2	Não aplicável
Total	6,2 a 10,7	6,3 a 11,8	12,8 a 19,4

Anatomia e fisiopatologia

Os locais que podem ser utilizados para inserção de cateteres venosos centrais são a veia jugular interna (VJI), a veia subclávia (VSC) e a veia femoral comum (VFC) (Figura 9). A VJI localiza-se anterolateralmente à artéria carótida interna e em sua porção distal no triângulo formado entre a clavícula e as porções clavicular e esternal do músculo esternocleidomastóideo. A VSC localiza-se anterior e mais inferiormente à artéria subclávia, separada desta pelo músculo escaleno anterior.

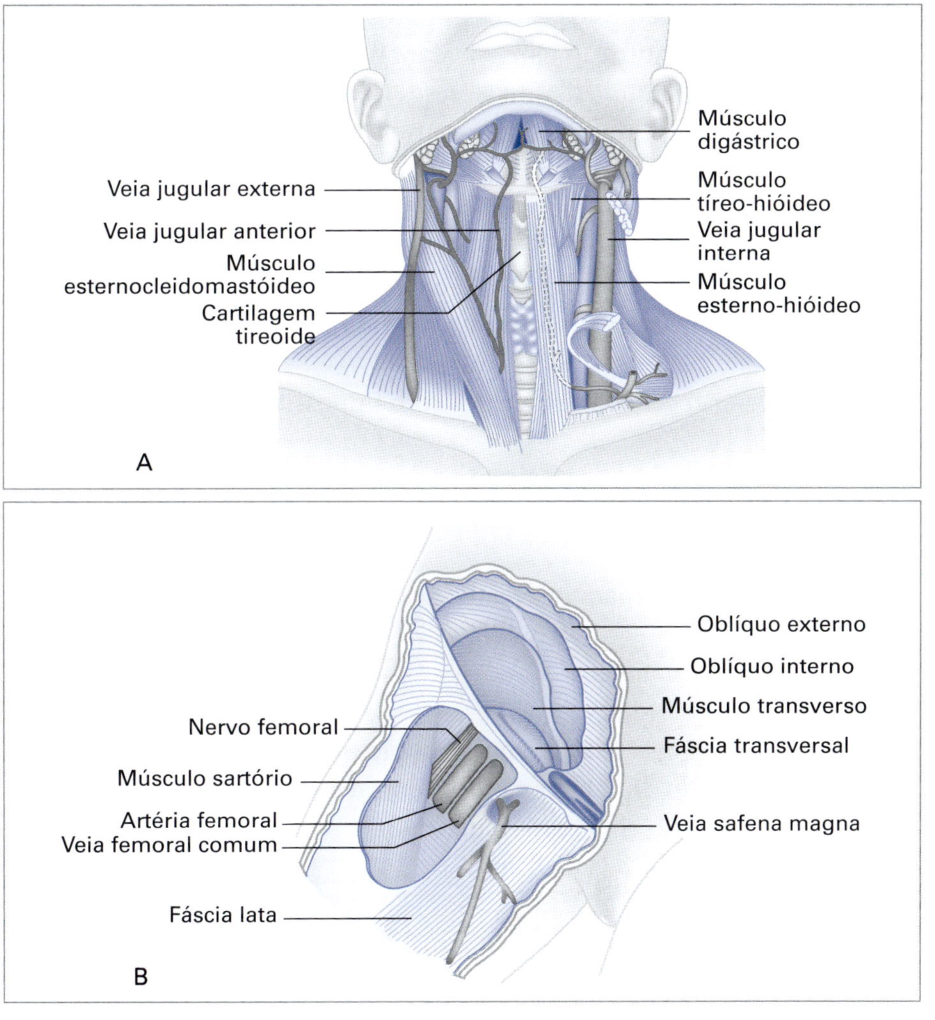

Figura 9 Anatomia das veias do pescoço (A) e da veia femoral comum (B).

Na maior parte de seu percurso, a VSC encontra-se posteriormente à clavícula em sua borda inferior. A VJI une-se à VSC intratorácica, formando a veia inominada, e a junção destas forma a veia cava superior. A VFC localiza-se no triângulo femoral (de Scarpa) formado pelo ligamento inguinal, o músculo sartório e o músculo adutor longo da coxa e posiciona-se medialmente à artéria femoral comum. Esta deve ser puncionada sempre alguns centímetros distal ao ligamento inguinal.

Objetivos e indicações

O acesso venoso central é geralmente indicado nas seguintes situações:

1. Uso de medicamentos cáusticos, hiperosmolares ou vasoconstritores.
2. Necessidade de nutrição parenteral total.
3. Realização de hemodiálise ou aféreses (plasmaférese ou leucoaférese).
4. Passagem de marca-passo transvenoso.
5. Cateterização de artéria pulmonar (passagem de cateter de artéria pulmonar).
6. Realização de monitorização hemodinâmica (como medida de pressão venosa central ou aquisição de saturação venosa central).
7. Realização de procedimentos radiológicos.
8. Preparo pré-cirúrgico de pacientes de alto risco e/ou cirurgia de alta complexidade.
9. Acesso venoso geral em pacientes com impossibilidade de acesso venoso periférico.

Material necessário

O material necessário para inserção de cateter venoso central inclui:

- Soluções degermantes.
- Pinças para assepsia.
- Cateteres venosos centrais (mono, duplo ou triplo lúmen).
- Dilatador rígido do cateter venoso central correspondente.
- Fio-guia metálico com extremidade em "J".
- Agulha metálica (18 G de 8 cm).
- Seringas.
- Conectores (tampinhas e/ou equipos).
- Soluções antissépticas (alcoólicas).
- Anestésico local com xilocaína a 2% sem vasoconstritor.

- Frascos com solução salina.
- Fases estéreis.
- Gorro e máscara.
- Luvas e aventais estéreis.
- Campos cirúrgicos estéreis.
- Fios de sutura para fixação.
- Material cirúrgico para fixação (porta-agulha, pinças e tesouras).
- Esparadrapos comuns, hipoalérgicos e cirúrgicos.
- Caixa para descarte de materiais perfurocortantes.
- Se possível aparelho de ultrassonografia com transdutor linear de alta frequência.

Técnica

O acesso venoso central (Figura 10) deve ser obtido com paramentação completa (ou cirúrgica), com gorro, lavagem das mãos, máscara, avental e luva estéreis. A passagem de cateter venoso central pela técnica de Seldinger (utilizando fio-guia) deve ser preferencialmente escolhida por apresentar menor risco de complicações, maior hemostasia e maior praticidade.

O uso da ultrassonografia bidimensional é associado a uma maior taxa de sucesso, com menor número de tentativas de punção e um menor número de complicações.

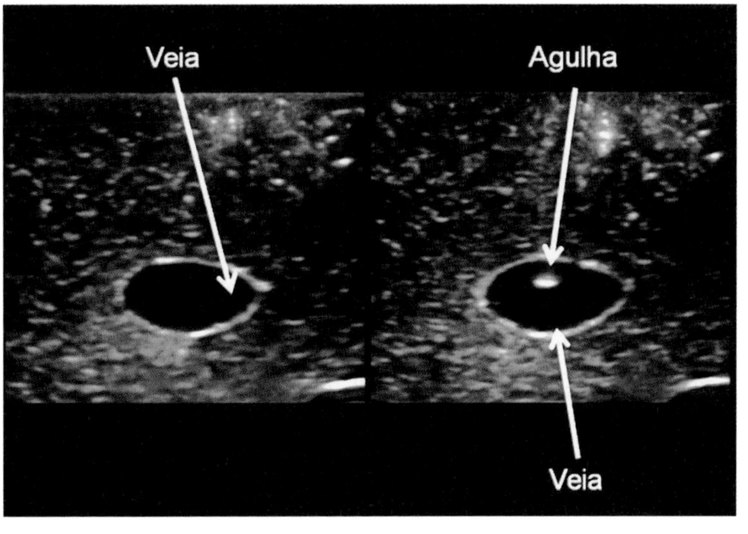

Figura 10 Visão transversal da veia e da extremidade distal da agulha de punção.

Esta técnica será descrita a seguir.

1. Posicione o paciente em decúbito dorsal (pode ser necessário posicioná-lo de acordo com o local de punção escolhido).
2. Verifique se a iluminação está adequada.
3. Proceda à paramentação cirúrgica para realizar o procedimento.
4. Realize a lavagem e a escovação cirúrgica das mãos.
5. Coloque avental e luvas estéreis.
6. Faça a assepsia extensa do local de punção.
7. Coloque campos cirúrgicos estéreis para proteger a área do procedimento.
8. Vista uma camisa estéril no transdutor linear (alta frequência) do aparelho de ultrassom.
9. Localize a veia com o ultrassom, e verifique se há colapsibilidade com a compressão suave, o que nos mostra a ausência de trombose.
10. Realize a infiltração com anestésico local (xilocaína a 2%).
11. Preencha todas as vias do cateter com solução salina.
12. Localize a veia novamente com o ultrassom.
13. Se optar por usar a técnica transversa, mantenha a linha central do ultrassom perpendicular à veia, introduza a agulha pela pele a uma distância do transdutor igual à profundidade da região central da veia (Figura 10).
14. Ao introduzir a agulha, angule o transdutor de forma a acompanhar a ponta da agulha, não a perdendo de maneira alguma.
15. Ao observar a introdução da agulha na veia, aspire para confirmar.
16. Se optar pela técnica longitudinal, mantenha a visualização longitudinal do vaso, insira a agulha a mais ou menos um centímetro da lateral do transdutor, observe a agulha em sua trajetória até o vaso e ao perceber a penetração na veia, aspire para confirmar (Figura 11).
17. Realize a punção venosa com agulha calibrosa conectada à seringa, mantendo sempre uma pressão negativa com o êmbolo da seringa.
18. Quando houver refluxo de sangue, mantenha a posição da agulha e desconecte a seringa.
19. Introduza o fio-guia metálico com extremidade em "J" por volta de 20 cm.
20. Mantenha o fio-guia nessa posição e retire a agulha.
21. Proceda à dilatação da pele e ao trajeto até o vaso com introdução do dilatador pelo fio-guia (pode ser necessária a abertura da pele com lâmina de bisturi para introdução do dilatador).
22. Mantenha o fio-guia nessa posição e retire o dilatador.

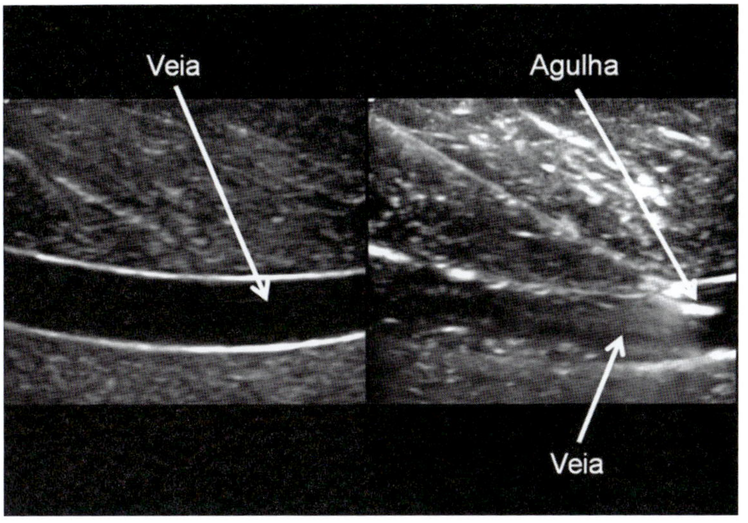

Figura 11 Visão longitudinal da veia e da agulha de punção.

23. Introduza o cateter definitivo com cuidado, sem perder a extremidade distal do fio-guia.
24. Retire o fio-guia.
25. Lave a via (distal) com solução salina e feche o lúmen.
26. Fixe o cateter com pontos, seguindo as especificações do fabricante do dispositivo.
27. Faça curativo oclusivo.
28. Descarte o material na caixa de perfurocortantes.
29. Realize a confirmação radiológica da posição adequada do dispositivo.

A VJI pode ser acessada por via anterior, central ou posterior. Já a VSC pode ser obtida por via supraclavicular ou infraclavicular. As vias de acesso mais comuns são VJI por via central, VSC por via infraclavicular e VFC, e suas principais peculiaridades serão descritas a seguir.

Punção de VJI por acesso médio

Os seguintes procedimentos devem ser observados (Figura 12):

1. Posicione o paciente com a cabeça em rotação lateral contralateral ao procedimento e com coxim sobre os ombros, facilitando a hiperextensão do pescoço.

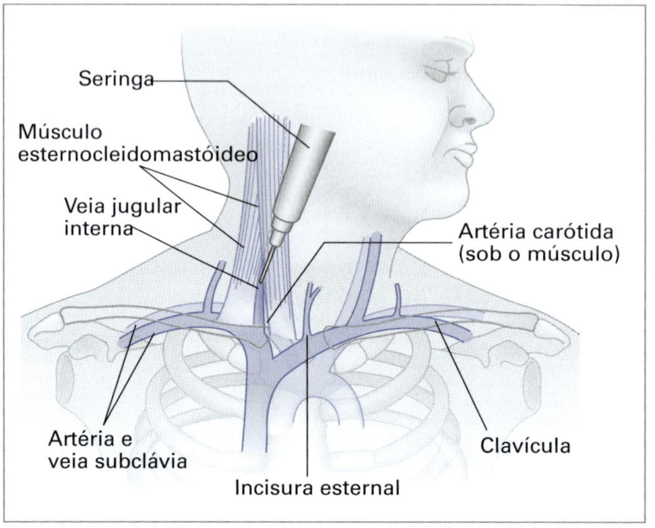

Figura 12 Punção de veia jugular interna (VJI) por acesso central ou médio.

2. Se for puncionar sem o ultrassom, posicione a agulha com bisel voltado para cima.
3. Realize a punção no ápice do triângulo formado pela clavícula e pelas porções clavicular e esternal do músculo esternocleidomastóideo.
4. Direcione a ponta da agulha para o mamilo ipsilateral com angulação de 30° a 45° com a pele.
5. Introduza lentamente a agulha.

Punção de VSC por acesso infraclavicular

Os seguintes procedimentos devem ser seguidos (Figura 13):

1. Posicione o paciente com a cabeça em rotação lateral, contralateral ao procedimento, e com coxim entre os ombros, facilitando a abertura das clavículas.
2. Posicione a agulha com bisel em direção ao tórax superior.
3. Realize a punção na junção do terço proximal com o médio da clavícula.
4. Direcione a ponta da agulha para a fúrcula com angulação de 30° com o tórax, reduzindo para 15° após a passagem para região posterior à clavícula.
5. Introduza lentamente a agulha.
6. Durante a introdução do fio-guia, mantenha a ponta em "J" direcionada para baixo, possibilitando maior facilidade de penetração nas veias inominada e cava superior.

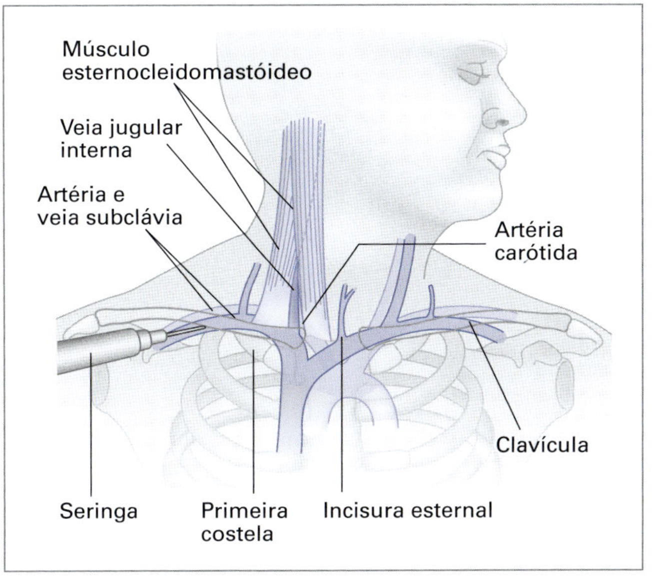

Figura 13 Punção de veia subclávia (VSC) por acesso infraclavicular.

Punção de VFC

Devem ser realizados os seguintes procedimentos (Figura 14):

1. Posicione o paciente com leve flexão e rotação lateral da coxa.
2. Se for puncionar o paciente sem ultrassom, posicione a agulha com bisel para cima.
3. Realize a palpação da artéria femoral.
4. Puncione 1 a 2 cm distal ao ligamento inguinal e medialmente à artéria.
5. Direcione a ponta da agulha na direção superior com angulação de 30° a 45° com a pele.
6. Introduza lentamente a agulha.

Nos acessos de VJI e VSC, quando possível, coloque o paciente em posição de Trendelenburg, que possibilita o ingurgitamento do vaso, facilita a punção e evita a possibilidade de embolia aérea durante o procedimento.

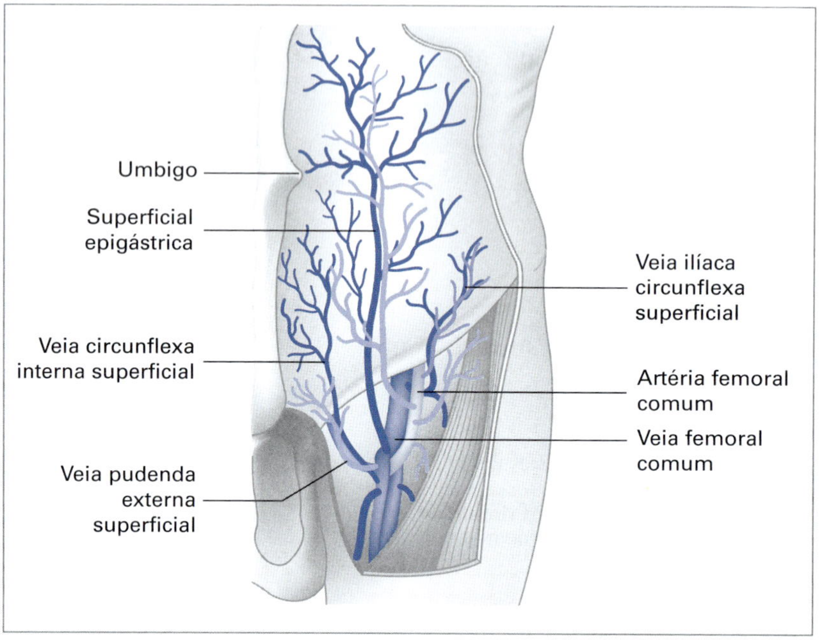

Figura 14 Local de punção da veia femoral comum (VFC).

ACESSO INTRAÓSSEO

Introdução e definição

O acesso intraósseo (IO), há longo tempo utilizado em crianças, recentemente começou a ser realizado em adultos e, nos últimos anos, conforme diretrizes do ACLS, passou a ser considerado uma segunda opção para administração de medicamentos durante a reanimação cardiopulmonar, quando há insucesso na aquisição de acesso venoso periférico. A via IO funciona como um acesso rígido que não colaba em estados extremos de hipovolemia e/ou hipoperfusão.

Pode também ser utilizada para coleta de sangue para cultura e avaliação do equilíbrio acidobásico, dosagem de hemoglobina, leucócitos e eletrólitos, desde que antes da infusão de medicamentos. Em crianças, podem-se utilizar os sítios tibial proximal, femoral distal, umeral proximal e calcâneo, e, em adultos, tibial proximal, esternal, radial distal, clavicular, crista ilíaca e fíbula distal (Figura 15).

As agulhas de infusão intraóssea (Figura 16) podem ser de introdução manual, com perfurador à mola (Bone Injection Gun ou BIG®; modelo azul para uso em adultos e vermelho para crianças) ou perfurador por força elétrica (p. ex., EZ10®). Agulhas calibrosas de coleta de mielograma (p. ex., Jamshidi®) ou liquor podem também ser utilizadas. Agulhas hipodérmicas (16 ou 18 G) podem ser experimentadas, mas por não terem mandril, é frequente sua obstrução por fragmentos ósseos durante a introdução.

A velocidade de infusão depende muito do diâmetro e do tipo de dispositivo. Podem ser utilizadas bombas de infusão ou pressurizadores, observando frequentemente se há extravasamento. O extravasamento pode ocorrer quando não há pe-

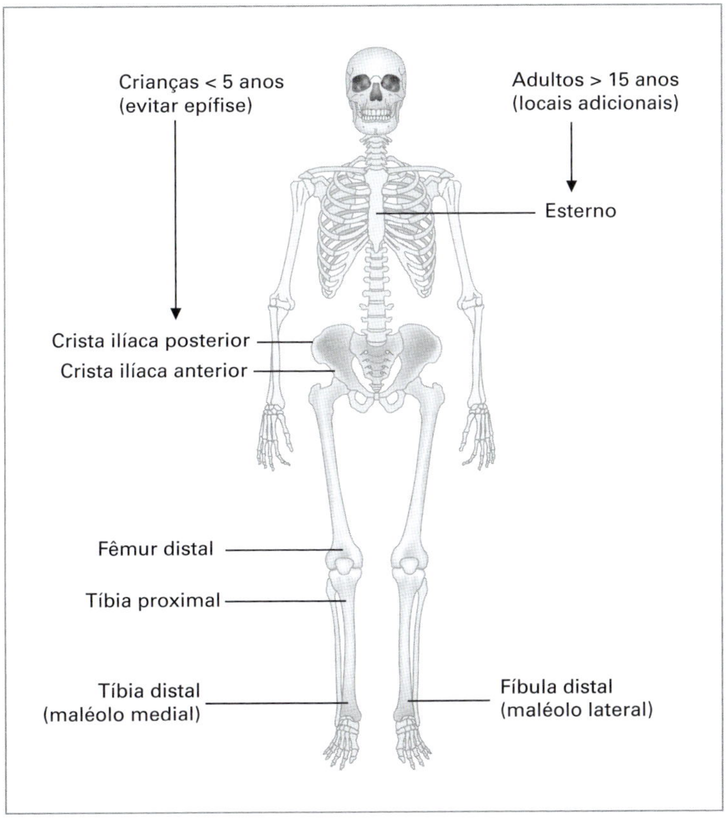

Figura 15 Locais utilizados como acesso intraósseo em adultos e crianças.

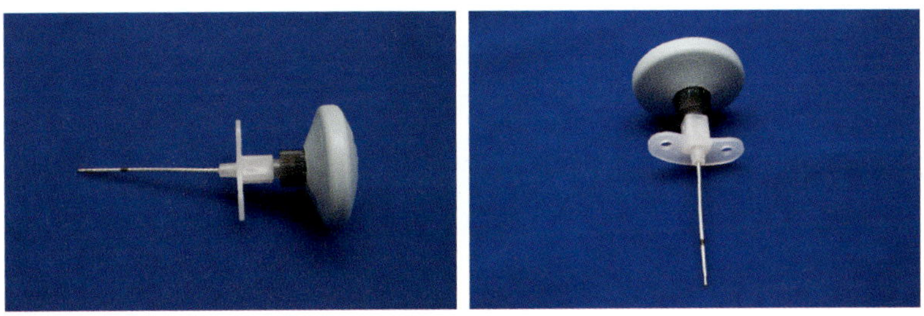

Figura 16 Agulha para punção óssea.

netração completa da cortical, penetração na parede posterior da cortical, obstrução da agulha, orifício no córtex maior que orifício da agulha, penetração tangencial à parede cortical, fratura do osso puncionado, deslocamento da agulha e/ou excesso de pressão durante a infusão.

A incidência de complicações é menor que 1%. Ocorrem, principalmente, infiltração no subcutâneo ou tecido subperiostial, necrose tecidual, síndrome compartimental, celulite, abscessos, osteomielite (essencialmente quando utilizado por mais de 32 horas), mediastinite (quando esternal), dor local e, raramente, embolia gordurosa. Existe, teoricamente, a possibilidade de comprometimento da placa de crescimento, mas ainda não foi demonstrado esse evento adverso.

Anatomia e fisiopatologia

Os ossos longos possuem sinusoides em sua medula óssea que drenam os canais venosos e as veias emissárias diretamente para o sistema venoso. O sítio de acesso IO mais recomendado é o tibial proximal, por ser recoberto apenas de pele e pouco tecido subcutâneo. Quando não for possível o sítio proximal, a segunda escolha é a fíbula distal (Tabela 2 e Figura 17).

Tabela 2 Orientações para acesso IO de acordo com o sítio e a idade

Sítio de punção	Localização	Profundidade		
		Adultos	6 a 12 anos	< 6 anos
Tíbia proximal	1 a 2 cm distal à tuberosidade tibial e 1 a 2 cm medialmente	2 a 5 cm	1,5 cm	1 a 1,5 cm
Fíbula distal	1 a 2 cm proximal à base do maléolo medial	2,0 cm	1,0 cm	0,75 a 1 cm
Úmero proximal	Anterior à cabeça do úmero	1,5 cm	1,5 cm	———
Rádio distal	Posterior e distal à cabeça do rádio (oposto ao local de palpação do pulso radial)	1,5 cm	———	———

Objetivos e indicações

A via IO é indicada como acesso para administração de fluidos, soluções, medicamentos e hemoderivados em situações de emergência, sempre que não for possí-

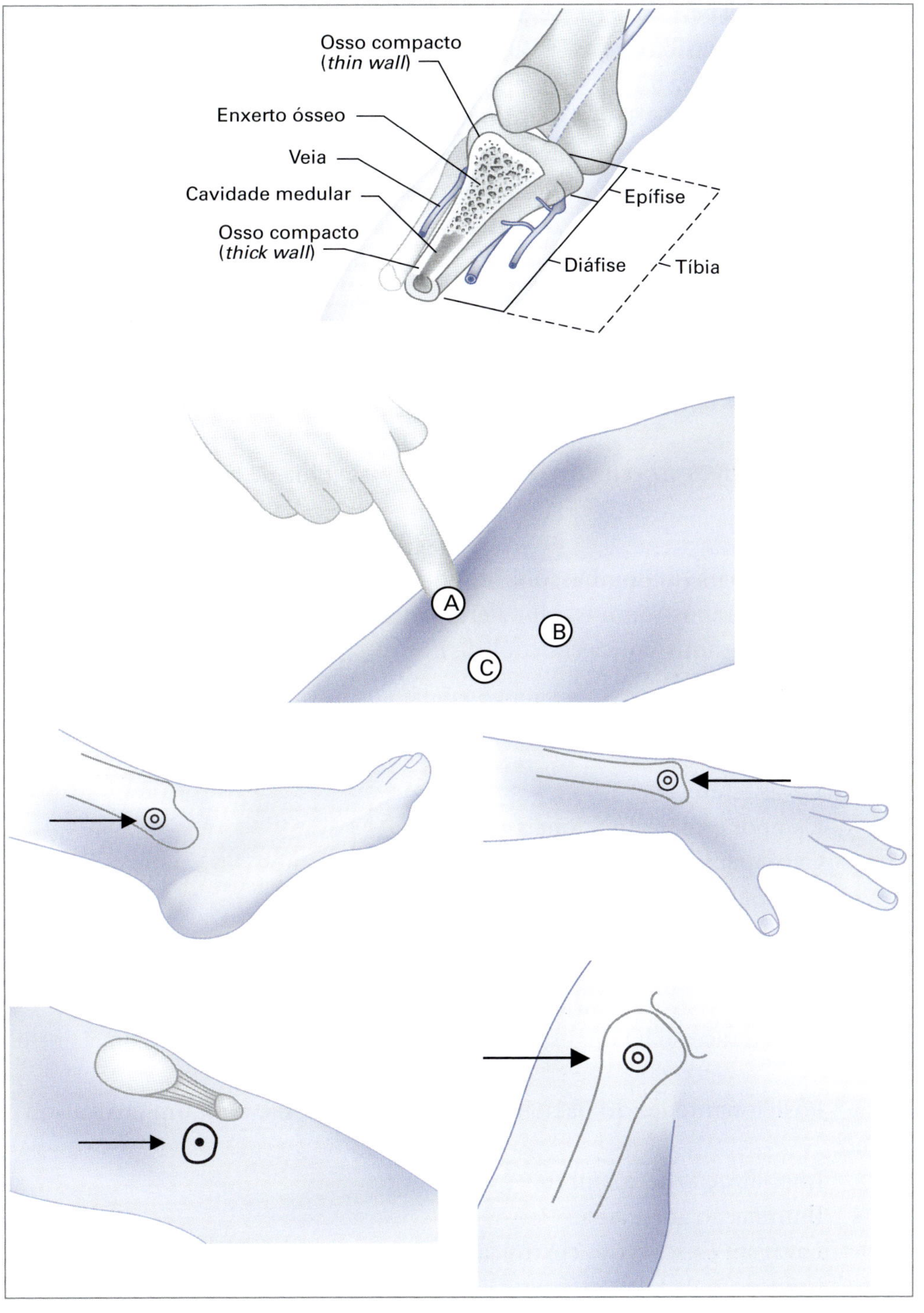

Figura 17 Os vários locais de punção intraóssea.

vel acesso venoso periférico (p. ex., parada cardiorrespiratória, choque hipovolêmico etc.). Pode ser utilizada para infusão de soluções cristaloides ou coloides, mas também solução salina hipertônica, drogas vasoativas, sedativos, analgésicos, bloqueadores neuromusculares, atropina, antiarrítmicos, antibióticos, insulina, diuréticos, manitol, anticonvulsivantes, bicarbonato de sódio, eletrólitos, entre outros.

É contraindicada quando há osteogênese imperfeita, osteoporose, fratura do membro a ser puncionado ou infecções e/ou queimaduras próximas ao local de punção.

Material necessário

Os materiais necessários para punção IO são:

- Dispositivos específicos de infusão IO ou agulha de coleta de mielograma ou liquor.
- Seringas.
- Conectores (tampinhas, polifix, equipos e/ou torneirinha).
- Esparadrapos comuns, hipoalérgicos e cirúrgicos.
- Soluções antissépticas (alcoólicas).
- Solução salina.
- Anestésico local (xilocaína a 2%).
- Algodões ou gazes.
- Luvas estéreis.
- Campos estéreis (opcionais).
- Caixa para descarte de materiais perfurocortantes.
- Material para imobilização do membro (talas).

Técnica

A técnica de acesso IO (Figura 18), especialmente no sítio tibial proximal, inclui:

- Posicionamento do paciente em decúbito dorsal, com um coxim sob o joelho.
- Imobilização do membro.
- Iluminação adequada.
- Lavagem e escovação cirúrgica das mãos.
- Colocação de luvas estéreis.
- Assepsia extensa do local de punção.

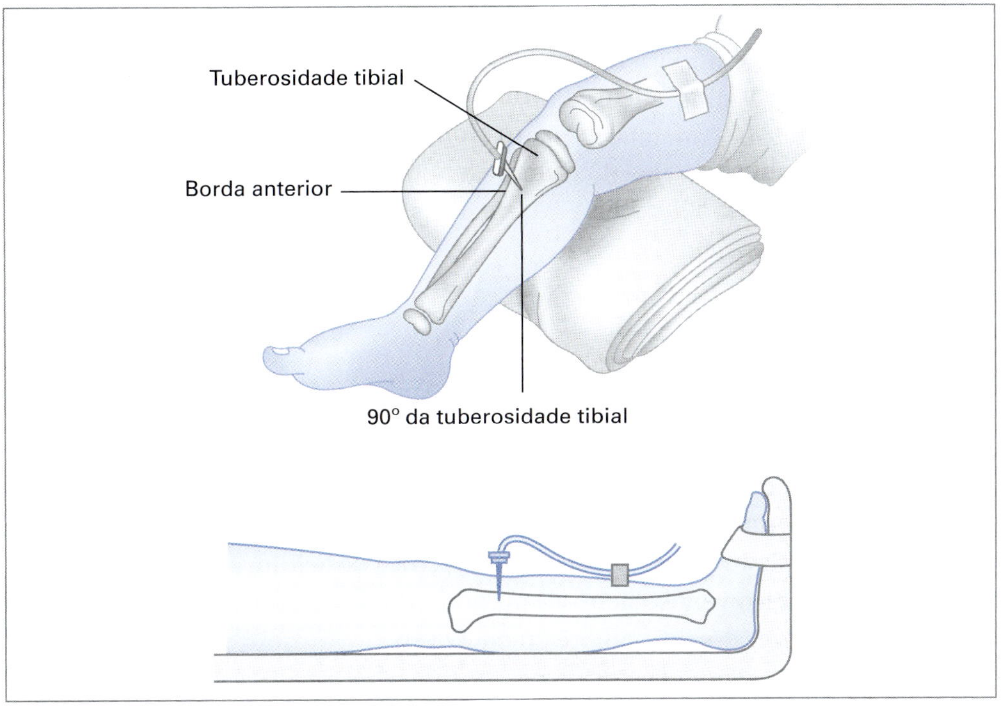

Figura 18 Técnica de punção intraóssea na tuberosidade tibial.

- Colocação de campos cirúrgicos estéreis, protegendo a área do procedimento (opcional).
- Realização de infiltração com anestésico local (xilocaína a 2%).
- Palpação do local de punção 1 a 2 cm medial e 1 a 2 cm distalmente à tuberosidade tibial.
- Punção com agulha direcionada distalmente com pequena angulação (menos de 15°), evitando a cartilagem de crescimento metafisário.
- Introdução lenta até sentir perda da resistência óssea e passagem pelo córtex da diáfise anterior (entrada no canal medular). Em alguns dispositivos, podem ser necessários movimentos rotacionais, outros possuem perfurador elétrico ou mola que facilitam a introdução da agulha.
- Remoção do guia ou mandril.
- Observação da saída de conteúdo da medula óssea (aspecto de sangue) ou aspiração do conteúdo, o que confirma sua posição adequada. Nessa posição, a agulha permanece com o mesmo posicionamento, apesar de estar sem suporte, e podem-se infundir pequenos volumes (5 a 10 mL de solução salina) com pouca resistência e sem infiltrar o subcutâneo.

- Lavagem da agulha com solução heparinizada.
- Conexão ao equipo, à torneirinha ou ao polifix.
- Fixação da agulha e do equipo.
- Imobilização (com tala, se possível) do membro puncionado.
- Providência posterior de um acesso venoso (periférico ou central) e remoção do acesso IO.

ACESSO ARTERIAL POR PUNÇÃO

Introdução e definição

O acesso arterial pode ser realizado através de punção ou dissecção. O método de dissecção é menos utilizado pela maior possibilidade de infecção local. Existem dispositivos comercialmente disponíveis específicos de cateterização arterial com fio-guia acoplado (possibilita utilizar a técnica de Seldinger, assim como descrito na seção acesso venoso central) ou podem ser utilizados cateteres venosos do tipo flexíveis (geralmente calibre 20 ou 22 G).

Para monitorização invasiva da pressão arterial, é necessário um sistema de medição eletromecânico (que faz análises através de uma coluna líquida). Uma de suas extremidades é conectada ao cateter arterial e a outra a um frasco de soro fisiológico, que deve ser mantido pressurizado em torno de 200 a 300 mmHg (mantendo um fluxo contínuo e evitando o refluxo de sangue arterial pelo sistema). Esse equipo possui também um transdutor de pressão que analisa o dado eletromecânico e o transforma em estímulo elétrico. Este é demonstrado continuamente em um monitor paramétrico, que fornecerá uma curva de pressão arterial e os valores de pressão arterial sistólica, diastólica e média.

As possíveis complicações relacionadas a esse procedimento são oclusão arterial com isquemia e necrose de extremidades, embolização arterial, formação de aneurismas e infecções (dos cateteres, de corrente sanguínea relacionada ao cateter e endocardite infecciosa). Pode ser contraindicado o acesso arterial em casos de circulação colateral deficiente.

Anatomia e fisiopatologia

Os locais mais comumente utilizados para cateterização arterial são artéria axilar, tibial posterior, pediosa, ulnar, mas, principalmente, artérias radial e femoral comum (Figura 19). A artéria femoral comum pode ser palpada no triângulo femoral, 1 a 2 cm distal ao ligamento inguinal. O pulso da artéria radial pode ser

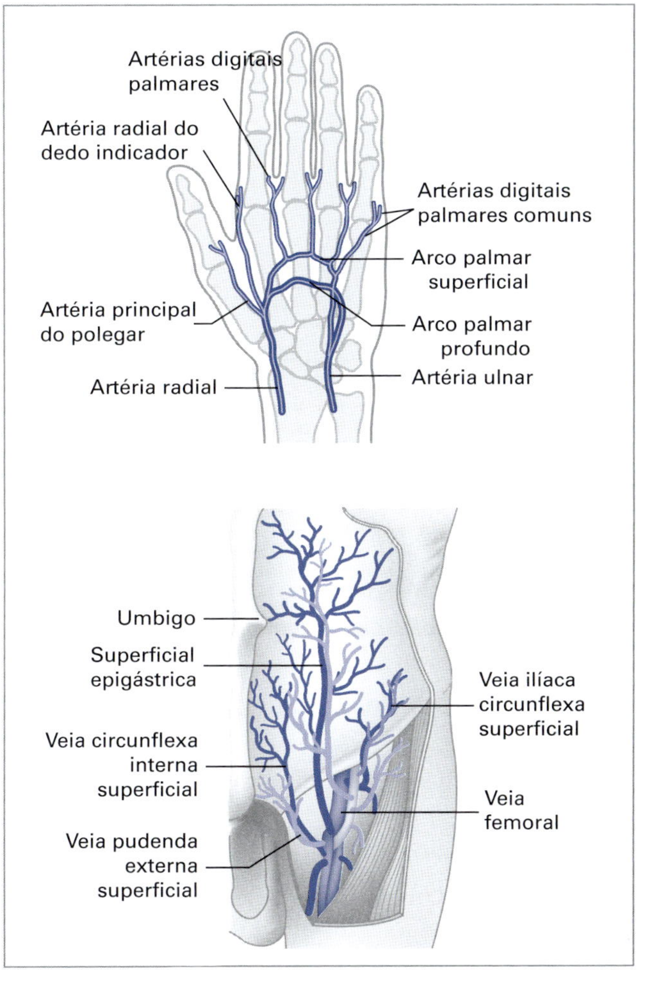

Figura 19 Anatomia do arco palmar (A) e da artéria femoral (B).

mais bem localizado na face radial e anterior do punho, 1 a 2 cm proximal à dobra do punho. Quando for utilizar acesso em artéria radial, proceda ao teste de Allen para verificar a presença do arco palmar completo (sua cateterização não ocasiona prejuízo da circulação distal).

Procedimentos para o teste de Allen (Figura 20):

- Realizar oclusão digital das artérias ulnar e radial até que a mão se torne pálida.
- Solicitar a abertura e o fechamento da mão e manter o membro elevado podem facilitar a observação de palidez.

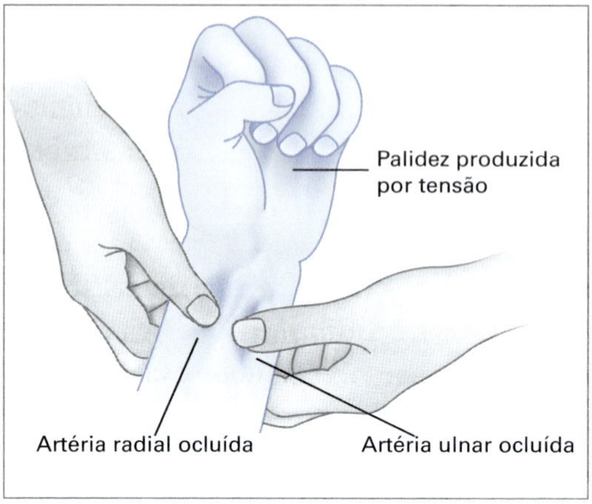

Figura 20 Teste de Allen.

- Liberar um dos vasos.
- Observar o rubor na mão.
- Considerar o teste normal (circulação colateral presente) quando o rubor ocorrer em até 7 segundos.
- Repetir com o outro vaso e observar novamente o resultado.

Objetivos e indicações

O acesso arterial por punção é indicado quando há necessidade de monitorização da pressão arterial invasiva, geralmente em pacientes críticos com necessidade de controle estrito da pressão arterial ou de coletas de gasometrias periódicas e/ou seriadas.

Materiais necessários

O material necessário para inserção de cateter arterial inclui:

- Soluções degermantes.
- Pinças para assepsia.
- Cateteres arteriais específicos ou cateteres venosos periféricos do tipo flexível.
- Seringas.
- Sistema de monitorização invasiva (com equipo e cabo de conexão ao monitor paramétrico).
- Soro fisiológico.

- Pressurizadores para infusão de líquidos.
- Monitor paramétrico.
- Soluções antissépticas (alcoólicas).
- Anestésico local com xilocaína a 2% sem vasoconstritor.
- Gases estéreis.
- Gorro e máscara.
- Luvas e aventais estéreis.
- Campos cirúrgicos estéreis.
- Esparadrapos comuns, hipoalergênicos e cirúrgicos.
- Caixa para descarte de materiais perfurocortantes.

Técnica

O local de inserção de cateter arterial mais comumente utilizado é a artéria radial (Figura 21), com dispositivos específicos, conforme descrito a seguir:

- Posicionar a mão com leve dorsiflexão do punho, de preferência no membro não dominante.
- Garantir iluminação adequada.

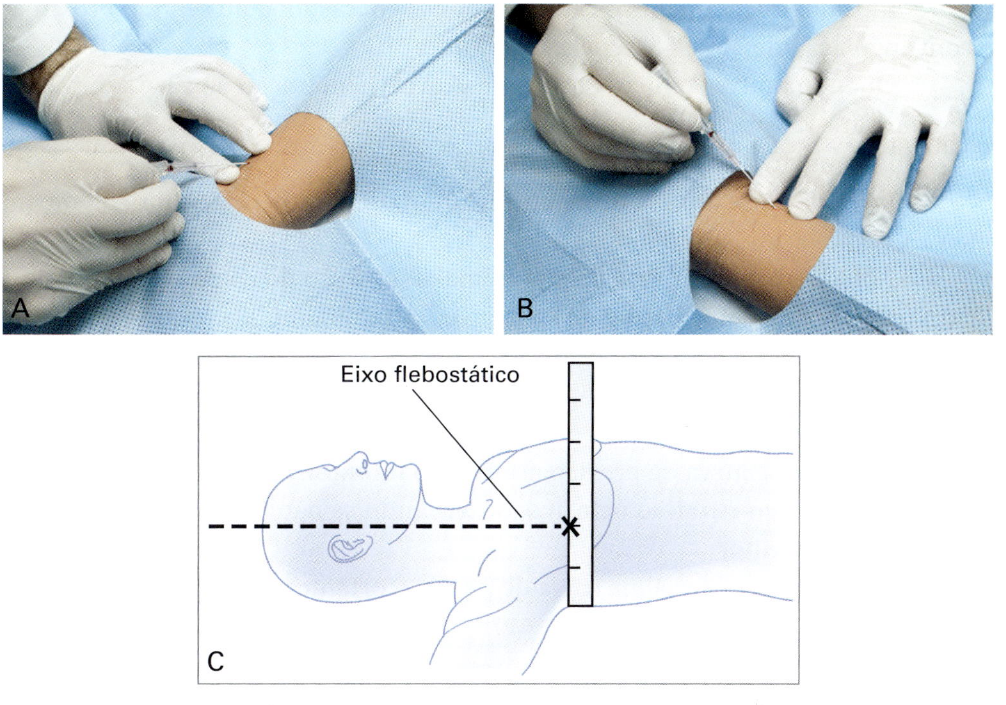

Figura 21 Técnica de acesso arterial por punção da artéria radial.

- Conectar o soro fisiológico ao equipo de monitorização invasiva e pressurizá-lo com 200 a 300 mmHg.
- Conectar o cabo ao monitor e ao transdutor de pressão do equipo.
- Preencher todo o equipo de monitorização invasiva e extensões com soro fisiológico.
- Colocar o suporte do transdutor de pressão alinhado à linha axilar média do paciente em decúbito dorsal horizontal e zerar a pressão no monitor.
- Realizar paramentação cirúrgica para realizar o procedimento.
- Executar lavagem e escovação cirúrgica das mãos.
- Colocar avental e luvas estéreis.
- Fazer assepsia extensa do local de punção.
- Colocar campos cirúrgicos estéreis, protegendo a área do procedimento.
- Realizar infiltração com anestésico local (xilocaína a 2%).
- Fazer assepsia do local com solução degermante e, posteriormente, com solução alcoólica.
- Posicionar campos estéreis.
- Anestesiar o local com xilocaína a 2% sem vasoconstritor por planos.
- O ultrassom pode também ser utilizado.
- Palpar o pulso radial em torno de 1 cm proximal à prega do punho.
- Introduzir lentamente o cateter com bisel para cima, no sentido proximal e com angulação de 30° a 45° à pele.
- Quando houver refluxo de sangue visível (penetração do vaso), diminuir o ângulo para 15°.
- Introduzir o fio-guia lentamente até o final.
- Inserir a parte flexível do cateter até que o dispositivo esteja totalmente no interior do vaso.
- Aplicar pressão sobre a pele proximal à inserção do cateter, para possibilitar a retirada do mandril/fio-guia sem haver sangramento.
- Retirar o mandril ou fio-guia.
- Conectar o cateter ao equipo de monitorização de pressão invasiva já preenchido com soro pressurizado.
- Observar a curva de pressão arterial no monitor.
- Proceder ao curativo oclusivo, observando se não há alteração da curva de pressão no monitor.
- Descartar o material na caixa de perfurocortantes.

BIBLIOGRAFIA

1. Barsuk JH, McGaghie WC, Cohen ER, Balachandran JS, Wayne DB. Use of simulation-based mastery learning to improve the quality of central venous catheter placement in a medical intensive care unit. J Hosp Med. 2009;4(7):397-403.
2. Barsuk JH, McGaghie WC, Cohen ER, O'Leary KJ, Wayne DB. Simulation-based mastery learning reduces complications during central venous catheter insertion in a medical intensive care unit. Crit Care Med. 2009;37(10):2697-701.
3. Boon JM, van Schoor AN, Abrahams PH, Meiring JH, Welch T. Central venous catheterization: an anatomical review of a clinical skill. Part 2. Internal jugular vein via the supraclavicular approach. Clin Anat. 2008;21(1):15-22.
4. Boon JM, van Schoor AN, Abrahams PH, Meiring JH, Welch T, Shanahan D. Central venous catheterization: an anatomical review of a clinical skill - Part 1: subclavian vein via the infraclavicular approach. Clin Anat. 2007;20(6):602-11.
5. Britt RC, Reed SF, Britt LD. Central line simulation: a new training algorithm. Am Surg. 2007; 73(7):680-3.
6. Buck ML, Wiggins BS, Sesler JM. Intraosseous drug administration in children and adults during cardiopulmonary resuscitation. Ann Pharmacother. 2007;41:1679-16.
7. Davidoff J, Fowler R, Gordon D, Klein G, Kovar J, Lozano M, et al. Clinical evaluation of a novel intraosseous device for adults: prospective, 250-patient, multicenter trial. JEMS. 2005;30(10):20-3.
8. Durbec O, Viviand X, Potie F, Vialet R, Albanese J, Martin C. A prospective evaluation of the use of femoral venous catheters in critically ill adults. Crit Care Med. 1997;25(12):1986-9.
9. Koh DB, Gowardman JR, Rickard CM, Robertson IK, Brown A. Prospective study of peripheral arterial catheter infection and comparison with concurrently sited central venous catheters. Crit Care Med. 2008;36(2):397-402.
10. LaRocco BG, Wang HE. Intraosseous infusion. Prehosp Emerg Care. 2003;7:280-5.
11. McGee DC, Gould MK. Preventing complications of central venous catheterization, NEJM. 2003;348(12):1123-33.
12. Ngo AS, Oh JJ, Chen Y, Yong D, Ong ME. Intraosseous vascular access in adults using the EZIO in an emergency department. Int J Emerg Med. 2009;2(3):155-60.
13. Rijnders BJ, Van Wijngaerden E, Wilmer A, Peetermans WE. Use of full sterile barrier precautions during insertion of arterial catheters: a randomized trial. Clin Infect Dis. 2003;36:743-8.
14. Scales K. Intravenous therapy: a guide to good practice. Br J Nurs. 2008;17(19):4-12.
15. Scales K. Intravenous therapy: the legal and professional aspects of practice. Nurs Stand. 2009; 23(33):51-7.
16. Swoish M. Intravenous therapy. Nurs Stand. 2010;24(31):59-60.
17. Tripathi M, Dubey PK, Ambesh SP. Direction of the J-tip of the guidewire, in Seldinger technique, is a significant factor in misplacement of subclavian vein catheter: a randomized, controlled study. Anesth Analg. 2005;100(1):21-4.
18. Von Hoff DD, Kuhn JG, Burris 3rd HA and Miller LJ. Does intraosseous equal intravenous? A pharmacokinetic study. Am J Emerg Med. 2008;26(1):31-8.
19. Brass P, Hellmich M, Kolodziej L, Schick G, Smith AF. Ultrasound guidance versus anatomical landmarks for subclavian or femoral vein catheterization. Cochrane Database Syst Rev. 2015; 9(1):CD011447.
20. Brass P, Hellmich M, Kolodziej L, Schick G, Smith AF. Ultrasound guidance versus anatomical landmarks for internal jugular vein catheterization. Cochrane Database Syst Rev. 2015; 9(1):CD006962.

9 Acesso intracavitário

Leandro Utino Taniguchi

INTRODUÇÃO E DEFINIÇÕES

A abordagem da cavidade pleural (via toracocentese) e da abdominal (via paracentese) tem implicações diagnósticas e terapêuticas. O conhecimento e o manuseio adequado das vias de acesso e das indicações, além da observação da técnica a fim de prevenir complicações, fazem parte da prática médica assistencial tanto no ambiente de pronto-socorro como de enfermaria, ou mesmo ambulatorial. Este capítulo apresenta os procedimentos de forma separada.

TORACOCENTESE

A toracocentese consiste em um procedimento invasivo que envolve a introdução de agulha, cânula ou cateter no espaço pleural a fim de remover fluidos acumulados ou ar. É um procedimento diagnóstico útil para avaliação de um derrame pleural de causa desconhecida, a fim de categorizá-lo em transudato (resultado do desbalanço das forças hidrostáticas) ou exsudato (decorrente de um aumento da permeabilidade capilar ou obstrução linfática). Além disso, é uma ferramenta terapêutica para melhorar o desconforto respiratório associado a grandes derrames pleurais.

Suas complicações mais frequentes são: pneumotórax, hemorragia, hipotensão arterial e edema de reexpansão. A taxa de complicação, assim como em outros procedimentos invasivos, é inversamente proporcional à experiência do operador.

Anatomia e fisiopatologia

O conhecimento adequado da anatomia do espaço intercostal é necessário para a realização do procedimento (Figura 1). Fato relevante é a localização do feixe vasculonervoso intercostal na borda inferior das costelas, desde a coluna vertebral até sua porção anterior. Uma punção nessa região pode lesar o feixe, levando ao sangramento e à lesão neuronal. Uma lesão a esse feixe pode ser evitada puncionando-se a borda superior das costelas, em que não há estruturas vasculares ou nervosas importantes. Durante todo o procedimento, a agulha não deve tocar a borda inferior de nenhuma costela.

Em geral, pelo fato de o paciente estar sentado (consulte no tópico Técnica à frente), a região ideal de punção é a linha hemiclavicular posterior, pois ela é distante da coluna vertebral e da linha axilar posterior (regiões com grande quantidade de vasos e nervos). Para se evitar punções abaixo do diafragma, não se deve

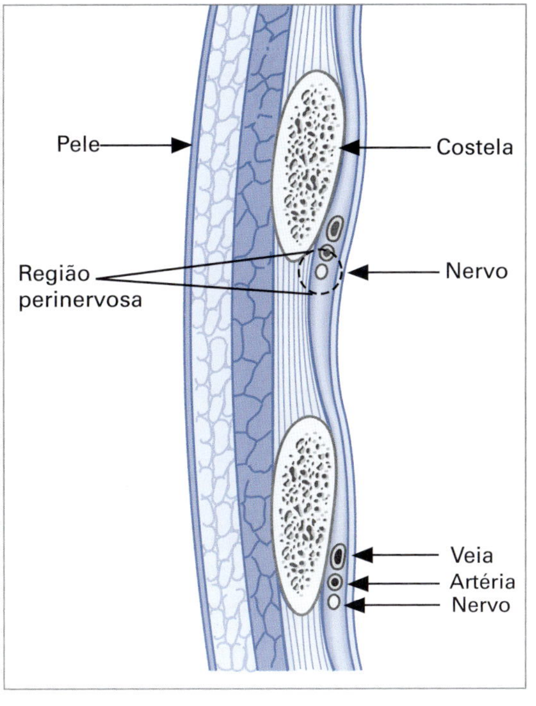

Figura 1 Anatomia do feixe vasculonervoso intercostal. Observe a posição do feixe nas bordas inferior e posterior das costelas. Por esse motivo, a punção deve ser feita na borda superior das costelas, onde não há estruturas vasculares ou nervosas relevantes.

puncionar abaixo da nona costela (contar as vértebras é mais fácil que contar as costelas; a nona costela se insere na nona vértebra torácica).

Em todo procedimento de toracocentese (diagnóstica ou terapêutica), sugere-se a coleta de material para análise bioquímica e microbiológica. As análises permitem categorizar o derrame pleural em transudato ou exsudato (Tabela 1). Outros tipos de análise podem ser necessários segundo hipótese diagnóstica (dosagens de creatinina, amilase, triglicérides, pesquisa de células LE etc.).

Tabela 1 Causas usuais de transudatos e exsudatos pleurais e critérios para diferenciação

	Transudato	Exsudato
Causas mais comuns	Insuficiência cardíaca	Neoplasias
	Síndrome nefrótica	Infecções pulmonares ou pleurais
	Cirrose hepática	Trauma
	Pericardite constritiva	Doenças reumatológicas
	Diálise peritoneal	Embolia pulmonar
Critérios de diferenciação		
Proteína do líquido pleural/proteína do soro	< 0,5	> 0,5
DHL pleural/DHL do soro	< 0,6	> 0,6
DHL do líquido pleural	< 2/3 do limite superior sérico	> 2/3 do limite superior sérico
Albumina sérica – albumina do líquido pleural	> 1,2 g/dL	≤ 1,2 g/dL

DHL: desidrogenase láctica.

Objetivos e indicações

Conforme já citado, os dois principais motivos da realização da toracocentese estão relacionados às finalidades diagnóstica ou terapêutica. Com objetivo diagnóstico, a análise do líquido pleural traz variáveis de utilidade clínica em mais de 90% dos casos. A correta interpretação dos dados bioquímicos e do quadro clínico permite o diagnóstico etiológico e a adequada terapia para o derrame pleural. Quanto à finalidade terapêutica, a remoção de fluidos ou ar que esteja causando desconforto cardiorrespiratório é o principal objetivo (Quadro 1).

Quadro 1 Principais indicações para realização de toracocentese	
Diagnóstica	Terapêutica*
Diagnóstico de transudato ou exsudato	Derrame pleural volumoso
Coleta de material para bioquímica e culturas	Hemotórax Pneumotórax
Coleta de material para anatomia patológica	Empiema em fases iniciais

* Quando o líquido a ser drenado de forma terapêutica é muito viscoso ou sua permanência pode acarretar complicações futuras (como sangue ou pus) é indicada a realização de drenagem com dreno tubular.

As contraindicações para a realização do procedimento incluem paciente não cooperativo, impossibilidade de identificar as costelas e outras referências anatômicas de superfície e lesão infectada sobre o sítio de punção. O procedimento deve ser feito com maior cuidado em pacientes sob ventilação mecânica em razão do elevado risco de complicações. A presença de alteração de coagulação leve (tempos de coagulação maiores que 1,5 comparados ao valor superior de referência) é uma contraindicação relativa, e a literatura não sugere benefício de transfusão de plasma fresco congelado nessas situações.

Materiais necessários

- Material para antissepsia com soluções antissépticas (preferência por soluções alcoólicas à base de clorexidine).
- Material para procedimentos invasivos com barreira total (isto é, avental estéril de mangas compridas, gorro, máscara, óculos de proteção, luvas estéreis, campos cirúrgicos estéreis).
- Anestésico local (p. ex., lidocaína injetável).
- Agulhas estéreis para aspiração de soluções e administração de anestésico local.
- Seringas estéreis descartáveis (no mínimo de 20 ou 10 mL).
- Torneirinha estéril de três vias.
- Dispositivo tipo cateter de acesso venoso periférico (ou outro do tipo cateter sobre agulha) calibre 16 ou maior. Equipo estéril usual de infusão de fluidos intravenosos do tipo macrogota.
- Frascos de vidro a vácuo para coleta de material.
- Tubos adequados para coleta de material para análise.
- Material para curativo.

Técnica

Preparação geral

Antes do procedimento, as medidas gerais de segurança ao paciente devem ser verificadas segundo o protocolo universal do Conselho de Acreditação: observe a identificação do paciente, verifique se o lado correto do procedimento está marcado e, imediatamente antes do procedimento, confirme novamente com outros profissionais que estejam auxiliando se o paciente, o procedimento e o lado estão corretos.

Todo o procedimento deve ser explicado ao paciente e/ou ao responsável legal, inclusive os riscos. O médico que realiza o procedimento deve ter experiência com a técnica ou ser orientado por um profissional treinado.

Tanto a punção diagnóstica como a terapêutica seguem os mesmos passos iniciais, divergindo nas etapas finais. Sendo assim, os procedimentos iniciais comuns serão descritos a seguir, e os particulares de cada finalidade serão comentados em seções separadas, na sequência.

1. Posicione o paciente sentado à beira da cama, levemente inclinado para a frente, com os braços apoiados em uma mesa acessória. Isso permite uma melhor apresentação da região dorsal, com maior abertura dos espaços intercostais e leve elevação das escápulas (Figura 2).

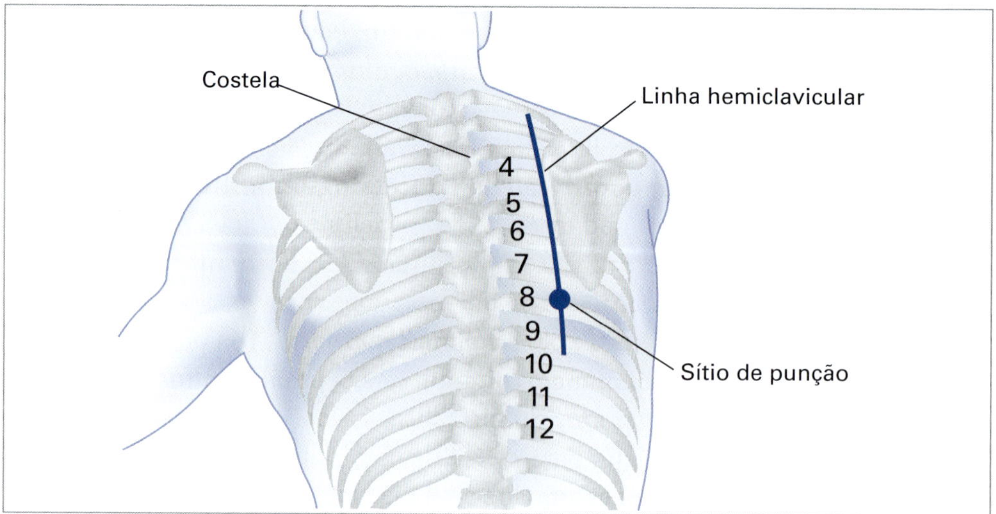

Figura 2 Posição do paciente e reparos anatômicos importantes.

2. Certifique-se do nível de punção através da propedêutica (redução dos murmúrios vesiculares, macicez à percussão). Por segurança, puncione um a dois espaços intercostais abaixo desse nível. Em geral, o sítio de punção situa-se um a dois centímetros abaixo da ponta da escápula ipsilateral. Não puncione abaixo da nona costela por causa do risco de punção de estruturas abdominais.

3. Observe que a punção é feita na linha hemiclavicular posterior, 5 a 10 cm lateralmente à coluna vertebral. Punções na linha axilar média em pacientes em decúbito dorsal (p. ex., em ventilação mecânica) também são possíveis. Marque o local de punção com uma caneta indelével.

4. Limpe a área com solução degermante para remoção de resíduos grosseiros. Depois, realize antissepsia com solução adequada e permita a secagem natural.

5. Realize paramentação com métodos de barreira total segundo o protocolo de sua instituição (geralmente envolve uso de técnica antisséptica na limpeza das mãos e dos braços, colocação de avental estéril, gorro, máscara, protetor ocular e luvas estéreis e de campos estéreis segundo técnica estéril).

6. Anestesie o local de punção com solução de lidocaína estéril 1 a 2% com uma agulha estéril (em geral utiliza-se uma seringa de 10 mL). Certifique-se de realizar a anestesia adequadamente nos planos profundos, inserindo a agulha pela borda superior da costela inferior, a fim de evitar o feixe vasculonervoso (Figura 3). Alterne a introdução da agulha com a aspiração a cada 2 ou 3 mm e a administração de anestésico para evitar administração intravascular. Quando o fluido pleural entrar na seringa, recue um pouco e administre anestésico na pleu-

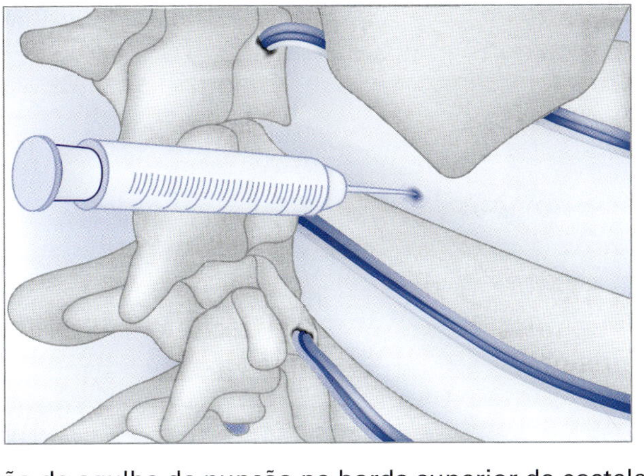

Figura 3 Inserção da agulha de punção na borda superior da costela, a fim de evitar atingir o feixe vasculonervoso, posicionado na borda inferior das costelas.

ra parietal. Tome cuidado para não administrar anestésico na cavidade pleural, pois a solução de lidocaína é bactericida para alguns microrganismos, podendo falsear os resultados de cultura. Observe a profundidade de penetração antes de retirar a agulha.

Punção diagnóstica

1. Após anestesia adequada, conecte uma seringa de 20 mL a uma torneirinha de três vias, certificando-se de que a via de conexão "fêmea" (aquela utilizada para conectar seringas e equipos) esteja fechada (Figura 4). Reserve o conjunto para a terceira etapa.
2. Conecte um cateter de acesso venoso periférico calibre 16 ou 14 a uma seringa e proceda à inserção no trajeto anestesiado previamente pela borda superior da costela, observando a profundidade e aspirando continuamente a seringa. Quando o líquido pleural for aspirado, interrompa a inserção da agulha e avance de forma sutil apenas a parte plástica do cateter de acesso venoso periférico para dentro da cavidade torácica. Retire a agulha em seguida, tomando o cuidado de tampar com o dedo a entrada do cateter para evitar a entrada de ar.
3. Conecte o conjunto seringa-torneirinha ao cateter de acesso venoso periférico (observe se as vias da seringa e do cateter estão abertas, conforme mostra-

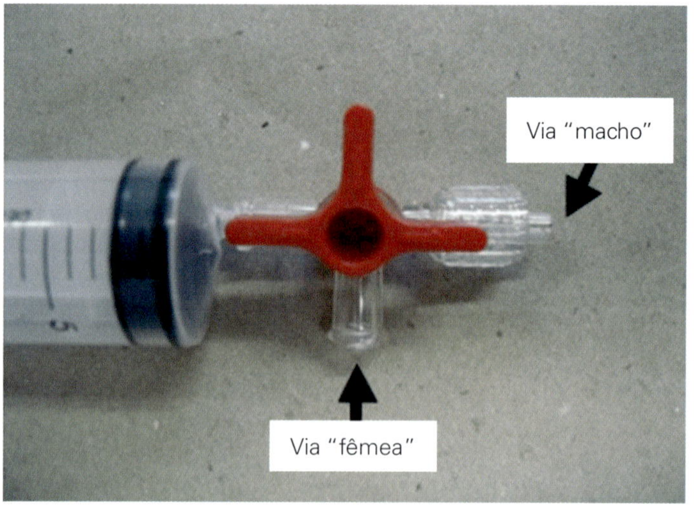

Figura 4 Seringa de 20 mL conectada a uma torneirinha de três vias. Estão indicadas na figura as vias "macho" e "fêmea". Observe que a via fêmea sem conexão está fechada pela torneirinha.

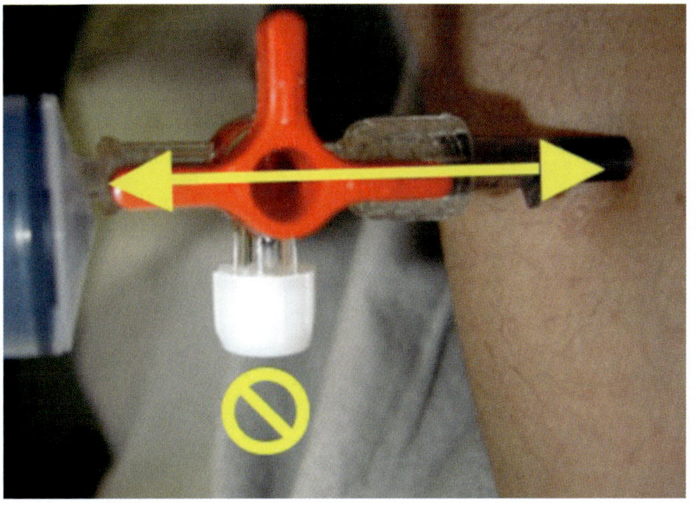

Figura 5 O conjunto seringa-torneirinha está conectado ao cateter de acesso venoso periférico, já inserido no tórax do paciente. Observe que a torneirinha está aberta do cateter para a seringa. A outra conexão "fêmea" está fechada tanto por uma tampa plástica estéril como pela própria torneirinha.

do na Figura 5). Aspire 50 mL de líquido pleural e feche a torneirinha para o paciente. Peça a um auxiliar para inocular o material imediatamente nos frascos adequados.

4. Se não for aspirar mais material, retire o cateter com o paciente em pausa respiratória e faça um curativo oclusivo.

Observação: apesar de ser possível a punção diagnóstica com agulha no lugar do cateter de acesso venoso periférico, há o risco de punção do pulmão com a aspiração do líquido, pois o pulmão provavelmente se expandirá com a retirada do derrame pleural que o restringia. Sendo assim, recomenda-se fazer a aspiração com cateter de material rombo em posição pleural.

Punção terapêutica

Caso seja necessário aspirar fluidos com finalidade terapêutica, siga os passos descritos anteriormente até o item 3 de "Punção diagnóstica".

1. Conecte um equipo de infusão intravenosa tipo macrogota à torneirinha de três vias, com a via do paciente fechada. A outra ponta deve ser conectada a um

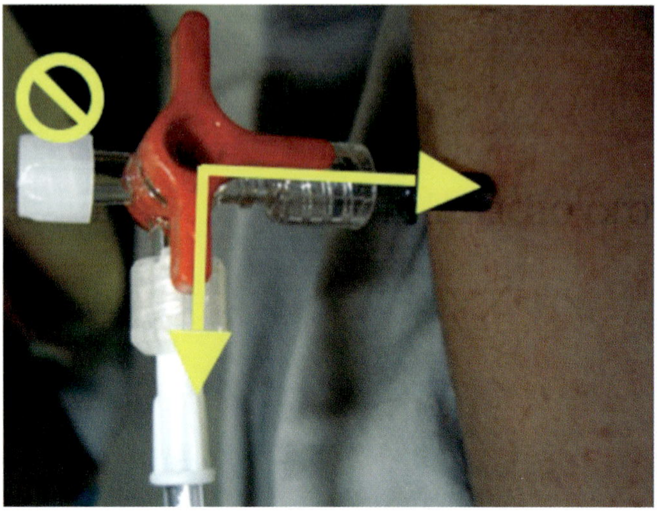

Figura 6 O equipo de macrogota está conectado à torneirinha de três vias. Agora a torneirinha está aberta do cateter de acesso venoso periférico para o equipo, permitindo a drenagem do líquido. A terceira via está fechada tanto por uma tampa plástica estéril como pela torneirinha.

frasco coletor a vácuo. Antes de introduzir o equipo no frasco a vácuo, observe se ele está fechado na pinça corta-fluxo (tipo rolete) que fica no meio do equipo.

2. Abra a torneirinha de forma a conectar o cateter de acesso venoso periférico ao equipo e manter a terceira via fechada (Figura 6). Depois, abra lentamente a pinça-rolete do equipo de forma a permitir a saída lenta do líquido pleural. Não retire mais que 1.500 mL em uma punção para minimizar o risco de edema de reexpansão.

3. Se não for aspirar mais material, retire o cateter com o paciente em pausa respiratória e faça um curativo oclusivo.

Observação: a abertura da pinça-rolete deve ser lenta e gradual para evitar que o vácuo do frasco cause um colapso do cateter de acesso venoso periférico (que é maleável e passível de colabamento). Caso isso aconteça, conecte uma seringa à terceira via da torneirinha sem desconectar o equipo. Gire a torneirinha de forma a conectar somente a seringa ao cateter e aspire lentamente o líquido pleural. Em seguida, proceda conforme o item 2. Na ausência de um frasco a vácuo, outro frasco coletor poderá ser usado, mas a drenagem será por gravidade (e, portanto, mais lenta). Recomenda-se o uso de um coletor estéril.

PARACENTESE

A paracentese é um procedimento invasivo para aspiração de líquido peritoneal. As finalidades principais do procedimento são a coleta de material para análise diagnóstica e o esvaziamento terapêutico de ascites tensas que estejam causando desconforto abdominal ou prejuízo respiratório.

Sua realização é simples, muitas vezes em regime ambulatorial. Está sempre indicada na primeira avaliação de toda ascite de início recente. A avaliação bioquímica do líquido coletado permite determinar se a ascite é decorrente de hipertensão portal ou de outra doença, como câncer, infecções ou pancreatite. Além disso, a paracentese diagnóstica é insubstituível para o diagnóstico de peritonite bacteriana espontânea (PBE), uma complicação infecciosa comum e de alta morbidade e mortalidade nos pacientes cirróticos.

As paracenteses terapêuticas para drenagens de grandes volumes podem ser feitas para melhorar dor abdominal relacionada à distensão excessiva por ascites tensas, assim como melhorar a função pulmonar por reduzir a compressão sobre o diafragma. Paracenteses seriadas também são úteis em pacientes com ascite refratária, nos quais o tratamento é feito com diuréticos.

Entre as complicações mais temidas, a disfunção circulatória associada à paracentese esvaziadora de grandes volumes é uma das mais graves, podendo levar à hipotensão arterial, ao agravamento das alterações neuro-humorais do cirrótico e à síndrome hepatorrenal. O uso de albumina como expansor plasmático após paracentese terapêutica de grande volume (mais que cinco litros de ascite retirada) é sugerido por muitos especialistas e liberado pela Anvisa. A dose de albumina é de 6 a 8 g/L de fluido removido após o procedimento. Outras complicações relacionadas à paracentese são vazamentos do líquido mantidos pelo sítio de punção, infecção local, hematoma, hemorragia, lesão de órgãos intra-abdominais e punção de vasos superficiais calibrosos (artéria epigástrica inferior, varizes de parede abdominal).

Anatomia e fisiopatologia

A paracentese é feita na parede abdominal anterior. A região de preferência é a lateral ao músculo reto abdominal e inferior à cicatriz umbilical. Deve-se ressaltar a importância de ficar lateral ao reto abdominal para se evitar lesões dos vasos epigástricos inferiores, que passam abaixo do referido músculo (Figura 7). Além disso, devem ser evitadas veias dilatadas superficiais (comuns em pacientes cirróticos com hipertensão portal).

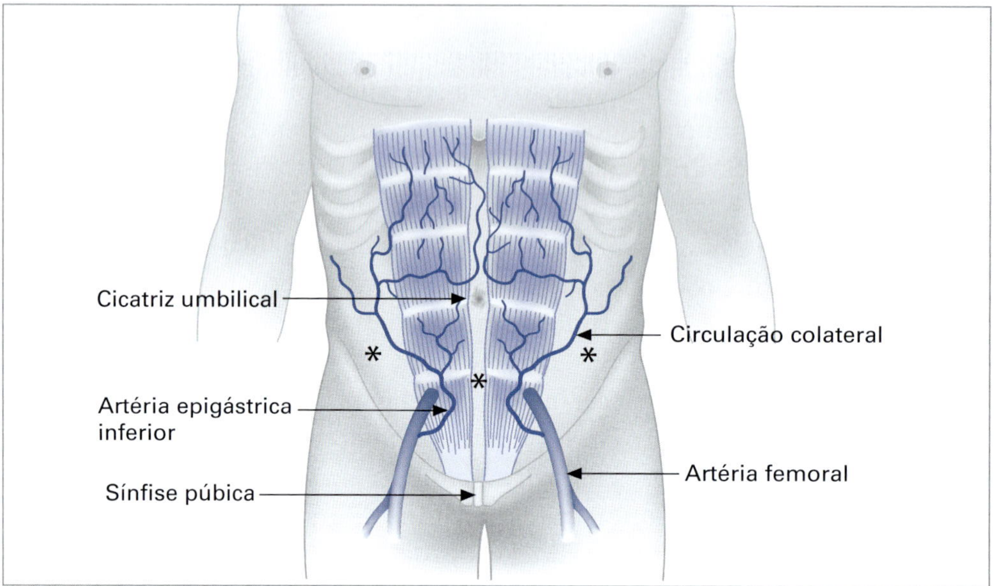

Figura 7 Locais habituais de punção para paracentese marcados com asterisco. As artérias epigástricas inferiores originam-se das artérias ilíacas ipsilaterais e correm atrás do músculo reto abdominal. Observe que a punção é feita abaixo do plano da cicatriz umbilical, lateral ao reto abdominal, ou na linha mediana.

O quadrante inferior esquerdo é preferível ao direito em pacientes na UTI, uma vez que muitos apresentam distensão cecal por causa do íleo paralítico. Além disso, já se observou que a região do quadrante inferior esquerdo apresenta parede abdominal mais fina e um bolsão de ascite mais profundo que o lado direito. A região mediana também é uma possibilidade, uma vez que a linha alba é desprovida de vasos, porém há um risco maior de lesão de bexiga.

Assim como a toracocentese, toda a paracentese deve ter seu material imediatamente enviado para análise relevante ao caso. No mínimo, devem ser colhidas a dosagem de albumina no líquido ascítico, a contagem de células nucleadas com diferencial e culturas (inclusive com inoculação em frascos de hemocultura para aumentar a sensibilidade).

O gradiente de albumina soro-ascite (GASA) é calculado pela diferença entre o nível de albumina no soro sanguíneo e o nível no líquido ascítico. Valores iguais ou superiores a 1,1 g/dL indicam hipertensão portal como a causa mais provável para a ascite. Valores menores que a 1,1 g/dL sugerem outras afecções do peritônio e/ou sistêmicas (Quadro 2).

Quadro 2 Diagnósticos diferenciais das causas de ascite de acordo com o gradiente de albumina soro-ascite (GASA)	
Hipertensão portal	Outras afecções
GASA ≥ 1,1 g/dL	GASA < 1,1 g/dL
Cirrose hepática	Carcinomatose peritoneal
Insuficiência cardíaca congestiva	Tuberculose peritoneal
Pericardite constritiva	Ascite pancreática
Insuficiência tricúspide grave	Ascite biliar
Hepatite alcoólica	Síndrome nefrótica
Síndrome de Budd-Chiari	Serosite por doenças reumatológicas
Trombose de veia porta	Enteropatia perdedora de proteína
Metástases no fígado	Peritonite eosinofílica

Outra importante análise do material coletado na paracentese diagnóstica é a contagem do número de polimorfonucleares (PMN). Contagem acima de 250 PMN por mm^3 na ausência de foco intra-abdominal sugere o diagnóstico de PBE. Em razão da alta morbidade e mortalidade no paciente cirrótico, seu diagnóstico impõe a necessidade de antibioticoterapia imediata e medidas de suporte (como albumina intravenosa).

Objetivos e indicações

Como citado na introdução, os dois principais motivos para a realização de uma paracentese são auxílio diagnóstico, por meio da coleta de material, e esvaziamento de ascites tensas que causem restrição toracoabdominal. Sendo assim, suas indicações também residem nessas duas finalidades.

O procedimento deve ser realizado com maior precaução em pacientes gestantes, com organomegalia, obstrução intestinal, história prévia de bridas abdominais ou retenção vesical sem esvaziamento recente. Nesses casos, sugere-se a realização prévia de uma ultrassonografia para avaliar o sítio de punção. Além disso, a punção não deve ser realizada em regiões com infecção local, cicatrizes cirúrgicas ou hematomas de parede abdominal.

Em muitos pacientes cirróticos em que a paracentese é sugerida, alterações no coagulograma e/ou trombocitopenia podem estar presentes. Mesmo assim, a incidência de complicações hemorrágicas significantes é muito baixa (menos que 0,2% dos procedimentos) quando a paracentese é realizada por pessoas experientes. A correção do distúrbio de coagulação com plasma fresco congelado ou transfusão de plaquetas não é recomendada por diretrizes recentes. Entretanto, a paracentese não deve ser realizada em pacientes com coagulação intravascular disseminada.

Materiais necessários

- Material para antissepsia com soluções antissépticas (preferência por soluções alcoólicas à base de clorexidina).
- Material para procedimentos invasivos com barreira total (ou seja, avental estéril de mangas compridas, gorro, máscara, óculos de proteção, luvas estéreis, campos cirúrgicos estéreis).
- Anestésico local (p. ex., lidocaína injetável).
- Agulhas estéreis para aspiração de soluções e administração de anestésico local.
- Seringas estéreis descartáveis (de 20 ou 10 mL, no mínimo).
- Torneirinha estéril de três vias.
- Dispositivo tipo cateter de acesso venoso periférico (ou outro do tipo cateter sobre agulha).
- Equipo estéril usual de infusão de fluidos intravenosos do tipo macrogota.
- Frascos de vidro a vácuo para coleta de material.
- Tubos adequados para coleta de material para análise.
- Material para curativo.

Técnica

Preparação geral

Antes do procedimento, as medidas gerais de segurança ao paciente devem ser verificadas segundo protocolo universal do Conselho de Acreditação: observe a identificação do paciente, verifique se a região correta do procedimento está marcada e, imediatamente antes do procedimento, confirme novamente com outros profissionais que estejam auxiliando o paciente se o procedimento e o lado estão corretos.

Todo o procedimento deve ser explicado ao paciente e/ou ao responsável legal, inclusive sobre seus riscos. O médico que realiza o procedimento deve ter experiência com a técnica ou ser orientado por um profissional treinado. Em pacientes com distensão abdominal, a passagem de sonda nasogástrica para descompressão abdominal é sugerida. Além disso, a bexiga deve estar vazia completamente para minimizar a chance de punção vesical. Em alguns casos (p. ex., pacientes com rebaixamento de consciência), deve-se realizar uma sondagem vesical para garantir isso.

Tanto a punção diagnóstica como a terapêutica seguem os mesmos passos iniciais, divergindo nas etapas finais. Sendo assim, os procedimentos iniciais comuns serão descritos a seguir, e os particulares de cada finalidade serão comentados em seções separadas, na sequência.

1. Posicione o paciente em posição supina, com a cabeça levemente elevada. Nos casos de ascites pequenas ou para maior esvaziamento, é possível uma elevação discreta do tórax a fim de promover um escoamento do volume da ascite para a região inferior do abdome.
2. Verifique o local da punção quanto à presença de ascite. Macicez móvel é um sinal propedêutico que sugere a presença de líquido livre na cavidade abdominal.
3. A punção é sempre abaixo da cicatriz umbilical, lateral ao músculo reto abdominal (Figura 7). Na punção mediana, ela é feita entre a sínfise púbica e a cicatriz umbilical. Marque o local de punção com uma caneta indelével.
4. Limpe a área com solução degermante para remoção de resíduos grosseiros. Depois, realize antissepsia com solução adequada e permita a secagem natural.
5. Realize paramentação com métodos de barreira total segundo o protocolo de sua instituição (geralmente envolve uso de técnica antisséptica na limpeza das mãos e dos braços, colocação de avental estéril, gorro, máscara, protetor ocular e luvas estéreis e de campos estéreis segundo técnica estéril).
6. Anestesie o local de punção com solução de lidocaína estéril 1 a 2% com uma agulha estéril (geralmente se utiliza uma seringa de 10 mL). Certifique-se de realizar uma anestesia generosa adequadamente nos planos profundos.
7. Ao anestesiar o peritônio, mantenha a agulha perpendicular ao plano da pele. Certifique-se de usar a técnica Z para reduzir a chance de vazamento de líquido ascítico após o procedimento. Para tanto, tracione a pele inferiormente antes de penetrar no peritônio. Com isso, o local de punção da pele ficará em um desnível em relação ao local de entrada no peritônio (Figura 8).

Punção diagnóstica

1. Após anestesia adequada, conecte uma seringa de 20 mL a uma agulha fina (calibre 22).

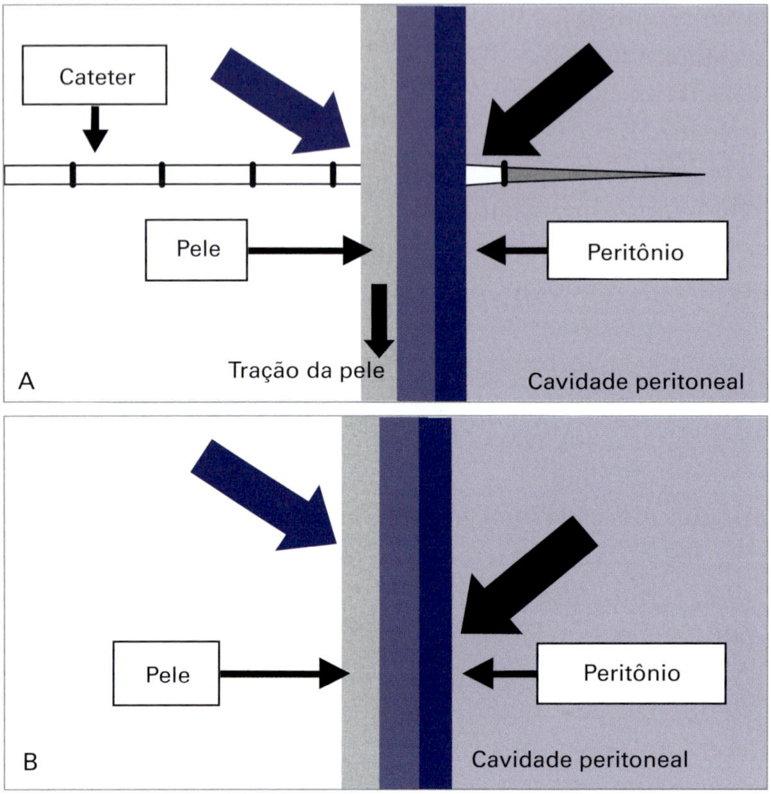

Figura 8 Esquematização da punção peritoneal utilizando a técnica Z. A: Observe que, ao introduzir a agulha, mantém-se uma tração contínua na pele no sentido inferior. Com isso, cria-se um desnível entre o local de entrada do cateter na pele (seta azul) e no peritônio (seta preta). B: Ao se retirar o cateter e liberar a tração, observe que o local de entrada na pele ficou em posição cranial ao local de entrada no peritônio.

2. Proceda à inserção no trajeto previamente anestesiado, sempre aspirando continuamente a seringa. Quando o líquido peritoneal for aspirado, interrompa a inserção da agulha e aspire de forma sutil 50 mL de líquido abdominal. Peça a um auxiliar para inocular o material imediatamente nos frascos adequados.
3. Se não for aspirar mais material, retire a agulha com a seringa e faça um curativo oclusivo.

Punção terapêutica

1. Após anestesia adequada, conecte uma seringa de 20 mL a uma torneirinha de três vias, certificando-se de que a outra via de conexão “fêmea” (aquela uti-

lizada para conectar seringas e equipos) esteja fechada (Figura 4). Reserve o conjunto para a etapa 3.

2. Conecte um cateter de acesso venoso periférico calibre 16 ou 18 a uma seringa e proceda à inserção no trajeto anestesiado previamente, sempre aspirando continuamente a seringa. Quando o líquido ascítico for aspirado, interrompa a inserção da agulha e avance apenas a parte plástica do cateter de acesso venoso periférico para dentro da cavidade abdominal. Retire em seguida a agulha, tomando o cuidado de tampar com o dedo a entrada do cateter para evitar a entrada de ar.

3. Conecte o conjunto seringa-torneirinha ao cateter de acesso venoso periférico (observe se a via da seringa e do cateter está aberta, conforme Figura 5). Aspire 50 mL de líquido ascítico e feche a torneirinha para o paciente. Peça a um auxiliar para inocular o material imediatamente nos frascos adequados.

4. Conecte um equipo de infusão intravenosa tipo macrogota à torneirinha de três vias, na via que está fechada ao paciente. A outra ponta deve ser conectada a um frasco coletor a vácuo. Antes de introduzir o equipo no frasco a vácuo, observe se ele está fechado na pinça corta-fluxo (tipo rolete) que fica no meio do equipo.

5. Abra a torneirinha de forma a conectar o cateter de acesso venoso periférico ao equipo e manter a terceira via fechada (Figura 6). Depois, abra lentamente a pinça-rolete do equipo de forma a permitir a saída lenta do líquido ascítico.

6. Se não for aspirar mais material, retire o cateter e então faça um curativo oclusivo.

BIBLIOGRAFIA

1. Brandão Neto RA. Peritonite bacteriana espontânea. In: Velasco IT, Brandão Neto RA, Souza HP et al. (eds). Medicina de emergência: abordagem prática, 16.ed. Santana de Parnaíba: Manole; 2022.
2. Napolitano LM. Paracentesis and diagnostic peritoneal lavage. In: Irwin RS, Rippe JM, Lisbon A, Heard SO (eds.). Procedures, techniques and minimally invasive monitoring in intensive care medicine. Philadelphia: Lippincott Williams & Wilkins; 2008. p.130-7.
3. Runyon BA. Management of adult patients with ascites due to cirrhosis. Hepatology. 2004;39:841-56.
4. Thomsen TW, DeLaPena J, Setnik GS. Thoracentesis. N Engl J Med. 2006;355:e16.
5. Thomsen TW, Shaffer RW, White B, Setnik GS. Paracentesis. N Engl J Med. 2006;355:e21.
6. Wilson MM, Irwin RS. Thoracocentesis. In: Irwin RS, Rippe JM, Lisbon A, Heard SO (eds.). Procedures, techniques and minimally invasive monitoring in intensive care medicine. Philadelphia: Lippincott Williams & Wilkins; 2008. p.101-7.

10 Punção lombar

Aston Marques Midon
Herval Ribeiro Soares Neto
Marcelo Calderaro

INTRODUÇÃO

A punção lombar é uma técnica, cuja principal finalidade é a retirada de uma amostra de líquido cefalorraquidiano (liquor). Ao ser submetido à análise bioquímica, citológica e microbiológica, esse líquido possui papel fundamental no diagnóstico de doenças infecciosas e inflamatórias do sistema nervoso central, assim como em algumas neoplasias e até mesmo no diagnóstico molecular de doenças degenerativas. Essa análise ainda tem importância na confirmação diagnóstica das síndromes de hipertensão e hipotensão intracraniana. Ademais, essa técnica também é executada com o objetivo de infundir medicamentos (quimioterapêuticos, anestésicos e antibióticos) no espaço subaracnóideo para fins terapêuticos, ou de contraste para realização de exames diagnósticos, como na mielotomografia. O procedimento foi executado pela primeira vez por Quincke, em 1891, com a finalidade de aliviar a pressão intracraniana em pacientes com meningite tuberculosa.

O líquido cefalorraquidiano é produzido pelo plexo coroide do sistema ventricular (laterais, terceiro e quarto ventrículos) e circula através do espaço subaracnóideo entre a aracnoide e a pia-máter. Em adultos, o volume total de liquor é de 120 a 150 mL; cerca de 20% estão nos ventrículos; o restante está contido no espaço subaracnóideo do crânio e da medula espinhal. A taxa normal de produção é de aproximadamente 20 mL/hora.

INDICAÇÕES

A punção lombar é um procedimento realizado com finalidades diagnóstica e terapêutica. A análise do líquido cefalorraquidiano é extremamente útil no diagnóstico de diversas afecções neurológicas. A indicação mais comum da punção lombar é de auxílio diagnóstico em pacientes com suspeita de infecção no sistema nervoso central. Em casos de suspeita de meningite, buscam-se os seguintes sinais e sintomas: febre, alteração do nível de consciência, cefaleia e sinais de irritação meníngea (por exemplo, rigidez de nuca, sinal de Kernig e sinal de Brudzinski). A coleta de liquor também tem papel auxiliar no diagnóstico de outras condições inflamatórias do sistema nervoso central, como doenças desmielinizantes (esclerose múltipla e neuromielite óptica), polirradiculoneurites (síndrome de Guillain-Barré) e condições neoplásicas (carcinomatose meníngea).

Nos cenários de urgência, o procedimento está indicado também no caso de suspeita de hemorragia subaracnoide em paciente com tomografia computadorizada (TC) de crânio sem evidência de sangramento.

Ambulatorialmente, a punção lombar é essencial para o diagnóstico de condições neurológicas que envolvem a disfunção da dinâmica do líquido cefalorraquidiano. Por exemplo, a necessidade de medição da pressão de abertura de liquor constitui indicação de punção lombar na suspeita de hipertensão intracraniana idiopática. Além disso, o procedimento é fundamental no diagnóstico de hidrocefalia de pressão normal, tanto para a medição da pressão de abertura, como para realização do *Tap Test*.

Indicações terapêuticas de punção lombar incluem: administração de antibioticoterapia por acesso intratecal; em neoplasias hematológicas para administração de quimioterápicos; raquianestesia.

CONTRAINDICAÇÕES

A suspeita de aumento de pressão intracraniana é uma contraindicação relativa à punção lombar, especialmente quando associada à lesão expansiva com efeito de massa ou hidrocefalia obstrutiva, pelo risco de herniação cerebral. Essa preocupação tem justificado a prática rotineira de realização de tomografia computadorizada de crânio antes da realização da punção lombar. No entanto, essa prática, quando aplicada a todos os pacientes com suspeita de meningite bacteriana, atrasa a realização da punção lombar, retarda o início do tratamento com antibiótico e gera prejuízos clínicos ao paciente. Portanto, a tomografia de crânio não é necessária em todos os pacientes antes da punção lombar. A realização de imagem prévia ao procedimento está reservada aos pacientes que apresentam um ou mais dos seguintes fatores de risco:

- Alteração do nível de consciência.
- Sinais neurológicos focais.
- Papiledema.
- Crise convulsiva na última semana.
- Imunodeficiência celular conhecida.

Diante da suspeita diagnóstica de meningite bacteriana aguda em pacientes com alta suspeita clínica, a punção lombar, sob nenhuma hipótese, deve atrasar o início do tratamento antimicrobiano. Vale lembrar que nas situações em que a punção lombar for retardada no contexto de suspeita clínica de meningite, é importante coletar previamente amostras para hemocultura.

Distúrbios da cascata da coagulação sanguínea e uso de medicamentos anticoagulantes são condições que devem estar elucidadas previamente à realização da punção lombar. O procedimento não é recomendado nas seguintes situações:

- Baixa contagem plaquetária (abaixo de 50.000/mm^3).
- *International normalized ratio* (INR) > 1,4, incluindo os pacientes em uso de varfarina.

Deve-se evitar a punção lombar nos pacientes que receberam novos anticoagulantes (dabigatrana, rivaroxabana e apixabana) nas últimas 24 a 48 horas e heparina de baixo peso molecular nas últimas 12 a 24 horas. No caso de heparina não fracionada endovenosa, a infusão deve ser interrompida 2 a 4 horas antes do procedimento. A administração subcutânea de heparina não fracionada não parece elevar o risco de sangramento substancial se a dose total diária for inferior a 10.000 UI. O procedimento também é contraindicado, nas primeiras 24 horas, em pacientes que foram submetidos à terapia fibrinolítica.

O uso recente de ácido acetilsalicílico (AAS) não é contraindicação para a punção lombar, uma vez que esse antiplaquetário não demonstrou elevar o risco de hemorragia significativa. A mesma segurança não é demonstrada para pacientes que estão em uso de clopidogrel. Embora em caso de necessidade de punção de urgência o risco de sangramento aparentemente não seja tão elevado, idealmente o procedimento é considerado seguro se a droga for suspensa com sete dias de antecedência. Não há dados suficientes na literatura para outros antiagregantes, como plasugrel ou ticagrelor, mas, considerando a meia-vida plaquetária, o tempo de sete dias provavelmente é seguro também para essas drogas (Tabela 1).

Evidências de infecção ou presença de ferimentos no local da punção também contraindicam o procedimento.

Tabela 1 Tempos para suspensão e reintrodução de terapia anticoagulante e antitrombótica em pacientes com função renal normal

	Em pacientes com função renal normal	
Medicamento	**Suspender antes por:**	**Retornar após:**
Ácido acetilsalicílico (AAS)	Não suspender	Retorno imediato
Clopidogrel, prasugrel, ticagrelor	7 dias	6 horas
Dipiridamol	48 horas	6 horas
Varfarina	5 dias (checar INR, puncionar se < 1,4)	12 horas
Heparina não fracionada IV	2-4 horas (com PTTa normal)	1 hora
Heparina não fracionada SC (profilática)	4-6 horas	1 hora
Heparina não fracionada SC (terapêutica)	24 horas	1 hora
HBPM profilática	12 horas (24 horas se paciente com disfunção renal)	4 horas
HBPM terapêutica	24 horas	4 horas (24 horas se punção traumática)
Fondaparinux (dose profilática)	36 horas	6-12 horas
Fondaparinux (dose terapêutica)	Evite puncionar (se necessário, consultar hematologista)	Evite puncionar (se necessário, consultar hematologista)
Rivaroxabana, apixabana	24 horas	6 horas
Dabigatrana	48 horas	6 horas

HBPM: heparina de baixo peso molecular; INR: índice internacional normalizado; IV: intravenosa; PTTa: tempo de tromboplastina parcial ativado; SC: subcutâneo. Fonte: adaptada de Dodd et al., 2018.

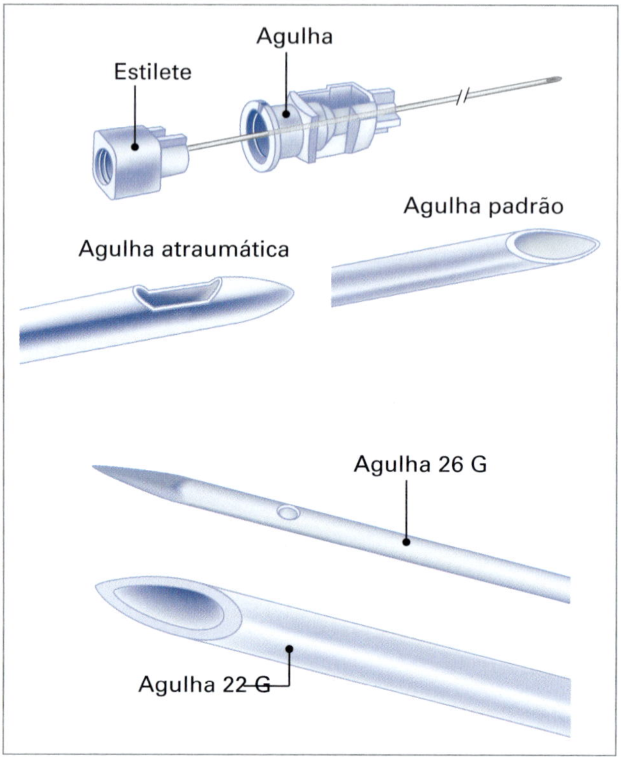

Figura 1 Agulhas de punção lombar.

TÉCNICA

Material

Para a realização do procedimento, são necessários:

- Agulha de punção liquórica (Figura 1): uma agulha longa com calibre entre 20 e 25 G, usada para a coleta de liquor. Existem dois tipos de agulha de punção disponíveis: a padrão (Quincke) e as atraumáticas. O uso de agulhas atraumáticas mostrou redução do risco de desenvolvimento de cefaleia pós-punção quando comparado ao padrão.
- Introdutor: uma agulha mais larga através da qual a agulha mais fina é passada durante o procedimento, evitando que esta última se dobre. O uso de introdutor frequentemente não é necessário nas agulhas convencionais, mas pode ser nas atraumáticas, que costumam ter maior dificuldade para vencer a resistência da pele.

- Mandril: uma peça em forma de agulha usada para ocluir o orifício da agulha de punção, evitando que ela fique obstruída com pequenos pedaços de pele ou de outros tecidos. Durante o procedimento pode ser retirado até que haja saída do líquido cefalorraquidiano através do lúmen da agulha de punção.
- Além disso, para a adequada realização da punção, são requeridos: tubos coletores, manômetro, campo fenestrado, agentes antissépticos e anestésicos, gaze e luvas estéreis.

Preparo e posicionamento do paciente

O adequado posicionamento do paciente é essencial para o sucesso do procedimento. É essencial que se explique o procedimento para o paciente para obter a colaboração e facilitar a realização do exame. Dados atuais mostram que isso reduz a ansiedade pré-procedimento, bem como o desconforto do paciente, tornando a experiência menos dolorosa. A punção lombar pode ser realizada com o paciente em decúbito lateral ou posição sentada. O decúbito lateral é preferido por possibilitar a medida acurada da pressão de abertura do liquor (manometria). Uma vez posicionado, o paciente deve ser instruído a assumir a posição fetal (com os joelhos próximos ao peito), com seu dorso flexionado, o que possibilita o aumento do espaço intervertebral. Nesse caso, a coluna vertebral deve ficar perpendicular ao plano do leito. De forma alternativa, o procedimento pode ser executado com o paciente sentado, com a coluna vertebral perpendicular ao leito. Essa posição pode facilitar o procedimento em pacientes obesos e idosos, em decorrência das condições anatômicas que podem dificultar a técnica nesse grupo de pacientes.

Identificação dos reparos anatômicos

Inicialmente, deve-se palpar a região das cristas ilíacas e, a seguir, traçar uma linha imaginária entre as suas margens superiores. Essa linha faz intersecção com os processos espinhosos da vértebra L4 (Figura 2). A agulha poderá ser inserida no espaço intervertebral abaixo (L4-L5) ou acima (L3-L4). Dessa forma, garante-se que a punção seja realizada em nível inferior da porção terminal da medula espinhal (termina próximo à margem inferior da primeira vértebra lombar – L1). Os marcos anatômicos devem ser palpados e identificados antes da preparação da pele e da anestesia. Pode-se utilizar um marcador para assinalar na pele o local da punção.

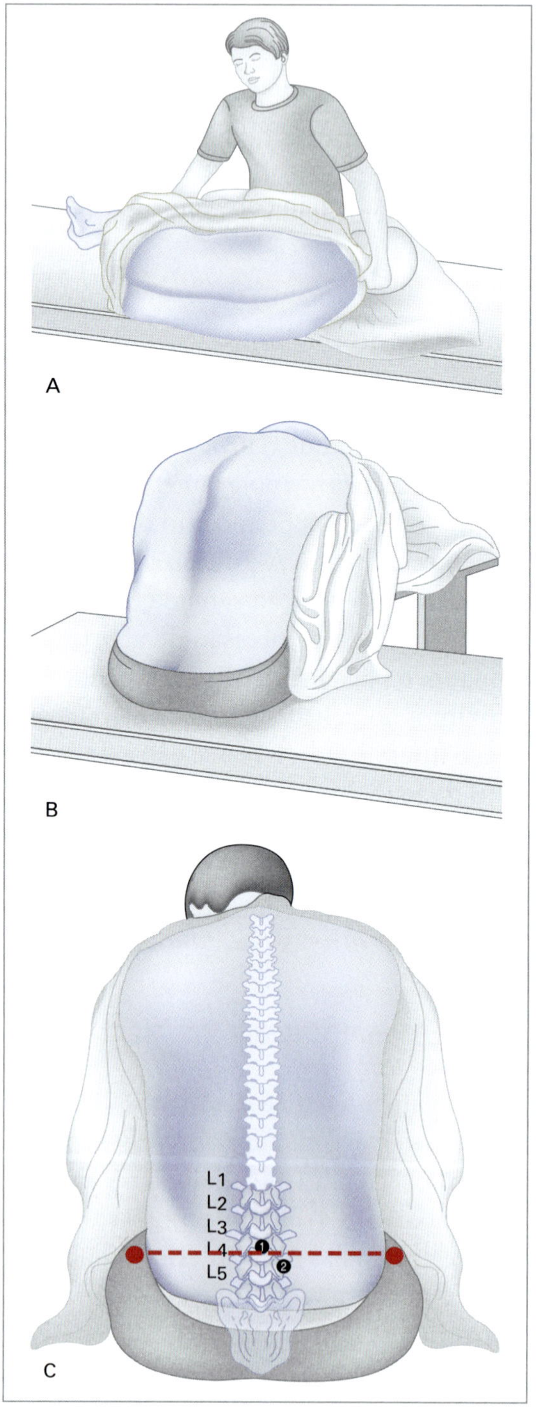

Figura 2 Posicionamento da punção lombar (A e B); punção lombar na posição sentada (C). Uma linha imaginária entre as duas cristas ilíacas passa aproximadamente pelo nível de L4.

Preparo da pele e anestesia

Após a higiene adequada das mãos, deve-se colocar luvas estéreis para aplicar o agente antisséptico na pele, que podem ser à base de iodopovidina ou clorexidina. A assepsia deve ser realizada em círculos concêntricos, da área central para a periferia. Por fim, cubra a região com campo fenestrado.

Anestesia

A punção lombar é um procedimento que provoca ansiedade no paciente e pode ser doloroso. Ainda que não seja rotina de todos os serviços, o uso de anestésicos tópicos ("cremes anestésicos") ou injeção subcutânea de anestésicos locais pode diminuir a ansiedade associada ao procedimento e provocar alívio da dor. Sedativos sistêmicos podem ser utilizados em situações especiais, por exemplo, em pacientes com agitação psicomotora importante e crianças.

Punção

Após palpar novamente os reparos anatômicos, deve-se submeter a punção na linha média entre os espaços vertebrais L4-L5 ou L3-L4, no aspecto superior do processo espinhoso inferior, garantindo que o mandril esteja posicionado firmemente na agulha. A punção lombar nesse nível permite que se tenha acesso ao espaço liquórico abaixo do final do cone medular, evitando lesões neurológicas. A direção da agulha deve ter inclinação cefálica de aproximadamente 15° com o plano da pele, como se estivesse apontando para a cicatriz umbilical

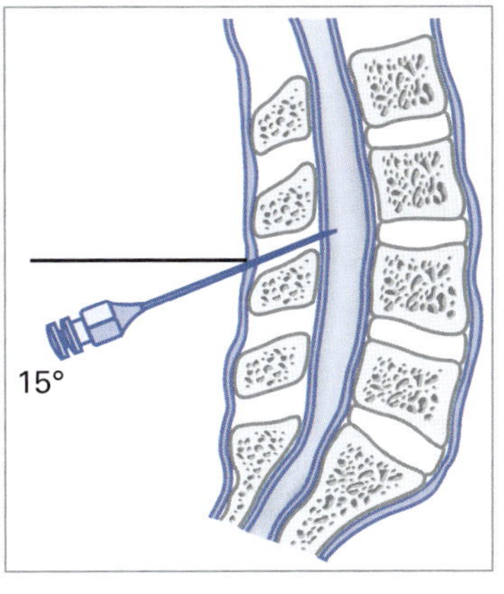

Figura 3 Direcionamento da agulha na punção lombar.

do paciente (Figura 3). O bisel da agulha deve estar paralelo ao maior eixo da coluna vertebral, de modo a afastar (e não lesar) as fibras do saco dural que descem longitudinalmente.

As mãos devem ser posicionadas com os dedos médios se apoiando sobre a coluna vertebral; os indicadores tocam a parte mais distal da agulha, enquanto os polegares de ambas as mãos apoiam sobre a porção distal do mandril.

Caso esteja adequadamente posicionada, a agulha deve passar através dos seguintes planos anatômicos, em ordem: pele, tecido subcutâneo, ligamento supraespinhoso, ligamento interespinhoso entre os processos espinhosos, ligamento amarelo (*ligamentum flavum*), espaço epidural posterior, plexo venoso vertebral interno, dura-máter, aracnoide e, finalmente, espaço subaracnóideo, entre as raízes nervosas da cauda equina. É importante notar que, quando a agulha passa através do ligamento amarelo, é possível sentir uma perda súbita da resistência. A partir desse ponto, os avanços da agulha devem ser milimétricos, retirando-se a intervalos de 2 mm o mandril para verificar a saída do liquor. Se a tentativa for frustrada, a agulha tocar o osso ou o paciente referir dor em choque no membro inferior – o que significa que a agulha se desviou lateralmente – deve ser realizado o recuo da agulha até o nível do subcutâneo, sem que seja retirada da pele. Então, ela deve ser redirecionada, e o procedimento, repetido. O liquor irá fluir pela agulha uma vez que o espaço subaracnóideo seja alcançado. Caso o liquor esteja fluindo lentamente, pode-se realizar a rotação da agulha em 90°, uma vez que a raiz nervosa pode estar obstruindo sua abertura.

Manometria (medida da pressão)

A medida da pressão de abertura do liquor é realizada de forma acurada apenas com o paciente em decúbito lateral. Imediatamente após a saída do liquor, deve-se conectar o manômetro à agulha, por meio de um tubo flexível. A pressão inicial do liquor, normalmente varia de 10 a 18 cmH_2O (em algumas referências lê-se de 5 a 20 cmH_2O). Pressão de abertura maior que 20 cmH_2O em um paciente adulto calmo sugere hipertensão intracraniana, e deve-se investigar as possíveis etiologias para a alteração. Em pacientes obesos, aceitam-se valores até 25 cmH_2O. Nessas situações, a pressão deve ser aferida novamente após metade do liquor desejado ser colhido e ao final da coleta. No adulto, a pressão menor ou igual a 5 cmH_2O indica hipotensão liquórica. É importante lembrar que os valores supracitados são para pacientes puncionados em decúbito lateral. Vários fatores, como a posição e o grau de relaxamento do paciente, podem interferir na medida da pressão de abertura do liquor.

A presença de bloqueio liquórico pode ser testada por meio da compressão das veias jugulares (teste de Queckenstedt-Stookey). No início, um lado do pescoço é comprimido, seguido do outro lado e, posteriormente, de ambos. No caso de ausência de bloqueio, haverá um rápido aumento da pressão de 10 a 20 cmH_2O, com retorno imediato após a liberação das veias jugulares, voltando à pressão basal. Na situação em que houver bloqueio do espaço subaracnóideo, a pressão do liquor não subirá – ou se elevará de forma mínima.

Coleta da amostra

Dois ou mais tubos apropriados e estéreis são utilizados para a coleta do liquor, que flui livremente da agulha de punção. Em geral, são separados um tubo para a análise quimiocitológica (5 a 7 mL) e outro para culturas (cerca de 3 mL). As exigências do laboratório quanto ao volume do liquor necessário para a análise e a quantidade de tubos para a coleta variam a depender do serviço. Essas informações devem ser checadas antes da punção.

No caso de uma punção traumática (acidental), na qual um vaso sanguíneo é atingido durante o procedimento, o aspecto do liquor será hemorrágico. Contudo, conforme amostras sucessivas forem coletadas, haverá o clareamento do liquor (teste dos três tubos). As hemorragias subaracnóideas determinam inicialmente liquor hemorrágico; entretanto, em contraste com a punção traumática, o liquor não sofre clareamento no teste dos três tubos, e permanece xantocrômico após a centrifugação (Figura 4).

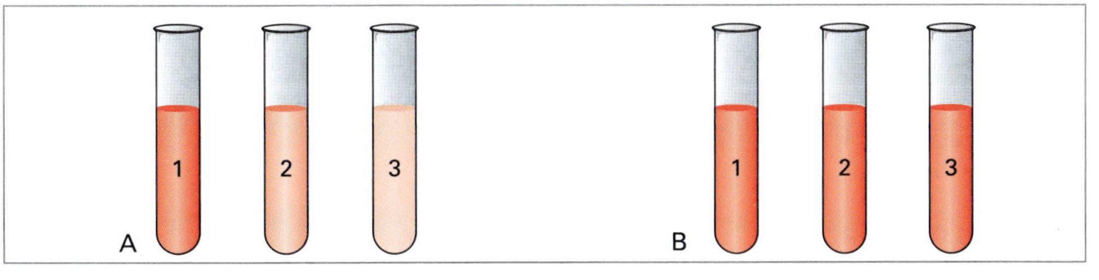

Figura 4 Teste dos três tubos. A: Acidente de punção: as amostras de liquor vão clareando. B: Hemorragia meníngea: não há clareamento do liquor. Em amostras sucessivas ele permanece com aspecto hemorrágico.

Aspecto macroscópico

O líquido cefalorraquidiano normal é claro e incolor. Doenças infecciosas e não infecciosas podem alterar o aspecto macroscópico do liquor. Celularidade maior que 300 leucócitos/mm^3 ou 400 hemácias/mm^3 são suficientes para determinar aspecto turvo. Por sua vez, um número de hemácias maior que 6.000/mm^3 torna o liquor francamente hemorrágico. As hemácias sofrem lise com rapidez após a entrada no espaço subaracnóideo. A conversão da hemoglobina em oxiemoglobina (coloração rósea) e, posteriormente, em bilirrubina (amarela) leva a uma coloração intermediária denominada xantocromia. O aspecto xantocrômico pode ser detectado após 2 a 4 horas que seguem a entrada das hemácias no espaço subaracnóideo; portanto, esse parâmetro é utilizado com frequência para o diagnóstico de hemorragia subaracnóidea. A xantocromia pode ainda estar presente em pacientes com aumento de proteína no liquor, nos ictéricos e naqueles com carotenismo. Alguns laboratórios disponibilizam uma análise espectrofotométrica para o diferencial da xantocromia, fornecendo um índice de cor que pode estar discriminado no laudo.

Composição do liquor

O liquor normalmente é acelular. Entretanto, contagem de até 5 leucócitos e 5 hemácias/mm^3 é considerada normal em pacientes adultos, quando a amostra é obtida por punção lombar. A elevação da contagem de células indica processo reacional contra agentes infecciosos, processos inflamatórios em geral, além de sangue e substâncias químicas. O conteúdo proteico lombar é de cerca de 45 mg/dL ou menor no adulto (para liquor colhido suboccipital aceita-se valores até 30 mg/dL e, em coletas diretamente do ventrículo lateral, valores até 20 mg/dL). A variação normal da glicose é de 45 a 80 mg/dL, ou seja, 2/3 da concentração sérica (60 a 70% da glicemia).

Punções desafiadoras

Pacientes obesos podem representar um desafio decorrente da dificuldade de identificar os reparos anatômicos pelo excesso de tecido subcutâneo. Condições como osteoartrite, cifoescoliose, espondilite anquilosante e cirurgia lombar prévia podem tornar o procedimento mais difícil. Nesses casos, procedimento guiado por radiologia intervencionista ou ultrassonografia pode aumentar as chances de sucesso.

Punção auxiliada por ultrassonografia (USG)

Utilizando um probe linear de alta frequência (5-10 MHz), na posição transversal será identificada a linha média localizando o processo espinhoso. Após isso, girar o probe para posição longitudinal para localizar o espaço interespinhoso. Pode-se marcar a interseção entre o ponto médio entre os processos espinhosos e a linha média. Insira a agulha com inclinação cefálica e inclinação de 15° dando continuidade ao procedimento.

Punção suboccipital deitado (SOD)

Essa via de punção (punção cisternal lateral cervical ou da cisterna magna) é atualmente desaconselhada e preterida à punção lombar. Nos casos de profissionais não experientes e treinados na técnica, essa via de punção é contraindicada. Pode ser executada de maneira segura por profissionais médicos com ampla experiência em punção liquórica nessa topografia e, ainda assim, com diversas precauções.

COMPLICAÇÕES

A punção lombar é um procedimento relativamente seguro, entretanto, complicações podem ocorrer, ainda que a técnica utilizada seja adequada e medidas preventivas de infecção sejam instituídas. Com exceção da herniação cerebral, complicação mais temida em pacientes com hipertensão intracraniana, os eventos adversos resultantes do procedimento mais comumente relatados geralmente são leves, sem repercussões clínicas significativas.

Cefaleia pós-punção: ocorre em 10 a 30% dos pacientes e é uma das principais e mais frequentes complicações relacionadas ao procedimento. Do ponto de vista fisiopatológico esse sintoma decorre da contínua drenagem de liquor pela fistulização da dura-máter no local da punção, o que leva à diminuição da pressão intracraniana e consequente tração de vasos cerebrais e durais durante a postura ereta.

De forma característica, os pacientes apresentam-se com cefaleia em região frontal, occipital ou ambas, dentro de 6 a 72 horas após o procedimento. A dor é exacerbada na ortostase e melhora na posição supina. Sintomas associados incluem náuseas, vômitos, tontura, zumbido e rigidez de nuca. Sem tratamento, a cefaleia tipicamente dura de 2 a 15 dias.

Fatores de risco para o desenvolvimento da cefaleia incluem sexo feminino, idade entre 20 e 40 anos e orientação perpendicular do bisel da agulha em relação às fibras longitudinais da dura-máter. Apesar da recomendação amplamente difundida, a manutenção de decúbito com cabeceira baixa por até 24 horas após o procedimento não possui evidência significativa em reduzir o risco de cefaleia pós-punção. Medidas preventivas mais eficazes incluem: uso de agulhas atraumáticas; orientação paralela do bisel em relação às fibras da dura; menor calibre da agulha; e reinserção do mandril antes da retirada da agulha.

Uma vez que a cefaleia pós-punção é tipicamente leve e é resolvida de forma espontânea, um tratamento conservador em geral é a recomendação inicial. Essa conduta inclui repouso no leito em decúbito e analgésicos (incluindo cafeína). Para pacientes com cefaleia severa e refratários ao tratamento conservador, está indicado o *blood patch* (injeção epidural de sangue autólogo), realizado por anestesista experiente.

Sangramento: hemorragia significativa com consequente desenvolvimento de hematoma espinhal é evento adverso bastante raro na ausência de condições hematológicas predisponentes. Os pacientes sob risco incluem aqueles com baixa contagem plaquetária (< 50.000/mm³), que receberam anticoagulantes orais (no caso da varfarina, com INR > 1,4). A hipótese de hematoma espinhal requer alto índice de suspeição. O desenvolvimento de sintomas como dor lombar persistente e déficits neurológicos (fraqueza muscular, alterações sensitivas e distúrbios esfincterianos) após punção lombar exige investigação diagnóstica urgente, idealmente com ressonância magnética de coluna vertebral para investigar possível hematoma.

Infecção: meningite bacteriana, osteomielites e discites são complicações raramente descritas e têm associação com assepsia inadequada.

Outras complicações: paralisia (unilateral ou bilateral) do nervo abducente é uma complicação provavelmente relacionada à hipotensão intracraniana e, em geral, está associada à cefaleia pós-punção. Outras paralisias de nervos cranianos são raramente relatadas.

Dor tipo choque transitória no membro inferior durante o procedimento é comumente descrita pelos pacientes, entretanto, sintomas radiculares sustentados ou lesão de raiz nervosa são complicações incomuns. Até um terço dos pacientes queixam-se de dor lombar localizada após a punção, com duração de até poucos dias e resolução espontânea.

Quando um retalho de pele é inserido inadvertidamente dentro do espaço liquórico, um cisto subaracnóideo pode se desenvolver. Essa complicação é evitada pelo uso de agulha com mandril durante o procedimento.

CONSIDERAÇÕES FINAIS

A punção lombar é a técnica de acesso ao espaço subaracnóideo. Constitui procedimento de extrema importância clínica, por permitir, na análise do liquor, medida de pressão liquórica e a administração de contrastes e medicamentos por via intratecal. As complicações da punção em geral são leves, sendo a mais comum a cefaleia pós-punção. O risco de efeitos adversos graves é bastante pequeno. O uso de técnica asséptica minimiza o risco de infecção. Vale ressaltar que após o fim da punção a amostra deve ser prontamente encaminhada para análise e deve-se anotar em prontuário, de forma clara e completa, informações referentes ao procedimento, como o aspecto macroscópico do liquor, a pressão de abertura aferida e eventuais dificuldades e complicações (acidente de punção) que tenham ocorrido.

BIBLIOGRAFIA

1. Dodd KC, Emsley HCA, Desborough MJR, Chhetri SK. Periprocedural antithrombotic management for lumbar puncture: Association of British Neurologists clinical guideline. Pract Neurol. 2018;18(6):436-46.
2. Domingues R, Bruniera G, Brunale F, Mangueira C, Senne C. Lumbar puncture in patients using anticoagulants and antiplatelet agents. Arq Neuro-Psiquiatria. 2016;74(8):679-86.
3. Ellenby MS, Tegtmeyer K, Lai S, Braner DAV. Videos in clinical medicine. Lumbar puncture. N Engl J Med. 2006;355(13):e12.
4. Hasbun R, Abrahams J, Jekel J, et al. Computed tomography of the head before lumbar puncture in adults with suspected meningitis. N Engl J Med. 2001;345(24):1727-33.
5. Machado LR, Livramento JA, Gomes HR. I Simpósio Virtual de LCR - Departamento Científico de LCR. Academia Brasileira de Neurologia. 2008. Disponível em: <http://www.cadastro.abneuro.org/site/arquivos_cont/DC_LCR.zip>.
6. Parioto-Neto C, Vilibor RA. Punção lombar. In: Scalabrini Neto A, Dias RD, Velasco IT. Procedimentos em emergências. Barueri: Manole, 2012. p.129-52.
7. Soni NJ, Franco-Sadud R, Schnobrich D, Dancel R, Tierney DM, Salame G, et al. Ultrasound guidance for lumbar puncture. Neurol Clin Pract. 2016;6(4):358-68.
8. Straus SE, Thorpe KE, Holroyd-Ledue. How do I perform a lumbar puncture and analyze the results to diagnose bacterial meningitis? JAMA. 2006;296(16):2012-22.
9. Thoennissen J, Herkner H, Lang W, Domanovits H, Laggner AN, Müllner M. Does bed rest after cervical or lumbar puncture prevent headache? A systematic review and meta analysis. CMAJ. 2001;165(10):1311-6.
10. Umemura Y, Khan B, Weill BJ, Buthorn JJ, Skakodub A, Ridder AJ, et al. Discordance between perceptions and experience of lumbar puncture: a prospective study. Neurol Clin Pract. 2022;12(5):344-51.
11. Williams J, Lye DC, Umapathi T. Diagnostic lumbar puncture: minimizing complications. Intern Med J. 2008;38(7):587-91

11 Artrocentese

Luiz Eduardo de Paula
Célio Rodrigues Gonçalves

INTRODUÇÃO

A artrocentese é um procedimento de grande importância na avaliação diagnóstica de pacientes com suspeita de artrite séptica ou artropatia microcristalina. Nos casos de suspeita de artrite séptica sua indicação é iminente, pois trata-se de uma situação clínica de urgência. Além da importância diante dos quadros clínicos sem diagnóstico definido, é um procedimento fundamental na avaliação de pacientes com artropatia crônica como, por exemplo, a artrite reumatoide, principalmente nos casos de pacientes com atividade articular persistente em que infecção possa ser um diagnóstico diferencial. É sabido que pacientes com artropatia crônica apresentam maior risco de artrite infecciosa.

Uma importante utilidade clínica da artrocentese é a infiltração local com glicocorticoides, pois pode contribuir com a redução de medicações sistêmicas ou promover alívio imediato enquanto aguarda-se o efeito de drogas sistêmicas modificadoras da doença em artropatias inflamatórias (p. ex., artrite reumatoide).

Quadro 1 Indicações para artrocentese
Artrite em pacientes sem definição diagnóstica (principalmente monoartrite)
Suspeita de artrite séptica
Artropatias induzidas por cristais
Drenagens de grandes derrames articulares (artrocentese de alívio)
Suspeita de artrite infecciosa crônica (tuberculose, infecções fúngicas)
Infiltração de medicamentos

Quadro 2 Contraindicações para punção articular
Solução de descontinuidade, lesões de pele no local (p. ex., psoríase), celulite local
Suspeita de artrite séptica (contraindicação para infiltração articular)
Coagulopatia instável
Prótese
Bacteremia
Hipersensibilidade ao fármaco
Fratura osteocondral
Osteomielite
Endocardite

MATERIAL NECESSÁRIO

O procedimento deve ser realizado em condições assépticas e com material estéril (descritos no Quadro 3). Para articulações de grande porte como o joelho, uma agulha 22G (preta) ou uma 21G (verde) podem ser utilizadas, sendo que há uma variação dependendo do porte da articulação descrita posteriormente neste capítulo. Seringas de pequeno porte (3 ou 5 mL) são preferidas pela facilidade do manejo, porém aquelas de até 20 mL podem ser necessárias para a adequada aspiração de grandes derrames articulares.

Quadro 3 Materiais
Coxim para apoio da articulação
Luva estéril
Clorexidina 0,5% solução alcoólica + gaze estéril
Algodão
Agulhas (21 ou 22G para grandes articulações), seringas (3, 5, 10, 20 mL)
Lidocaína 2%, sem vasoconstritor
Curativo
Frascos para cultura/citológico e pesquisa de cristais
Ampola de medicação para infiltração (glicocorticoide ou ácido hialurônico)

TÉCNICA EM GERAL

Para a realização do procedimento deve-se aplicar um antisséptico (clorexidina 0,5% solução alcoólica) tópico na região. Luvas estéreis devem ser utilizadas quando se pretende realizar a palpação da articulação após a antissepsia e antes da introdução da agulha. Não é necessária a realização do procedimento em ambiente cirúrgico, porém ele deve ser realizado em um ambiente com adequada higiene e com estrutura para descarte de materiais biológicos e perfurocortantes.

O paciente deve ser posicionado com apoio correto na articulação envolvida para o adequado relaxamento da musculatura, respeitando a técnica guiada por anatomia de cada articulação como descrito a seguir. Alguns conceitos são importantes para reduzir a possibilidade de erros do procedimento, aumentando a eficácia no caso de infiltrações com medicamentos. Caso o paciente apresente grande desconforto, deve-se suspeitar de inserção incorreta da agulha (periósteo). Se houver grande desconforto ou resistência durante a infiltração do anestésico, a agulha de ser realocada com base em conceitos de anatomia. A anestesia local com lidocaína 2% sem vasoconstritor pode ser utilizada para alívio no sítio de punção, porém a sua maior importância consiste na localização adequada da articulação (infiltração sem resistência).

Se a artrocentese for realizada para infiltrar medicação, uma seringa deve ser preparada com antecedência. Deve-se fazer a artrocentese com lidocaína 2% e testar se a agulha está bem posicionada e sem resistência durante a infiltração do anestésico; em seguida, deve-se trocar com cuidado as seringas para não deslocar a agulha e injetar a medicação. Na retirada da agulha deve-se comprimir o local e retirar todo o conjunto. Sempre é indicada uma ampla artrocentese de alívio antes da infiltração com medicamentos, por conta dos melhores resultados se comparada à infiltração sem drenagem da articulação.

TÉCNICA DAS PRINCIPAIS ARTICULAÇÕES

Joelho

O joelho é a articulação mais puncionada em ambiente de pronto-socorro. A artrocentese desta articulação é facilmente realizada sem a necessidade de exames de imagem.

Via superolateral

1. Agulha: 40 x 8 (21G – verde) ou 30 x 7 (22G – preta).
2. Paciente em decúbito dorsal.
3. Local de punção: superolateral ao ângulo da patela.
4. Direção: centro da articulação.

Via superomedial

1. Agulha: 40 3 8 (21G – verde) ou 30 x 7 (22G – preta).
2. Paciente em decúbito dorsal.
3. Local de punção: superomedial ao ângulo da patela.
4. Direção: centro da articulação.

Via infrapatelar

1. Agulha: 40 x 8 (21G – verde) ou 30 x 7 (22G – preta).
2. Paciente em decúbito dorsal.

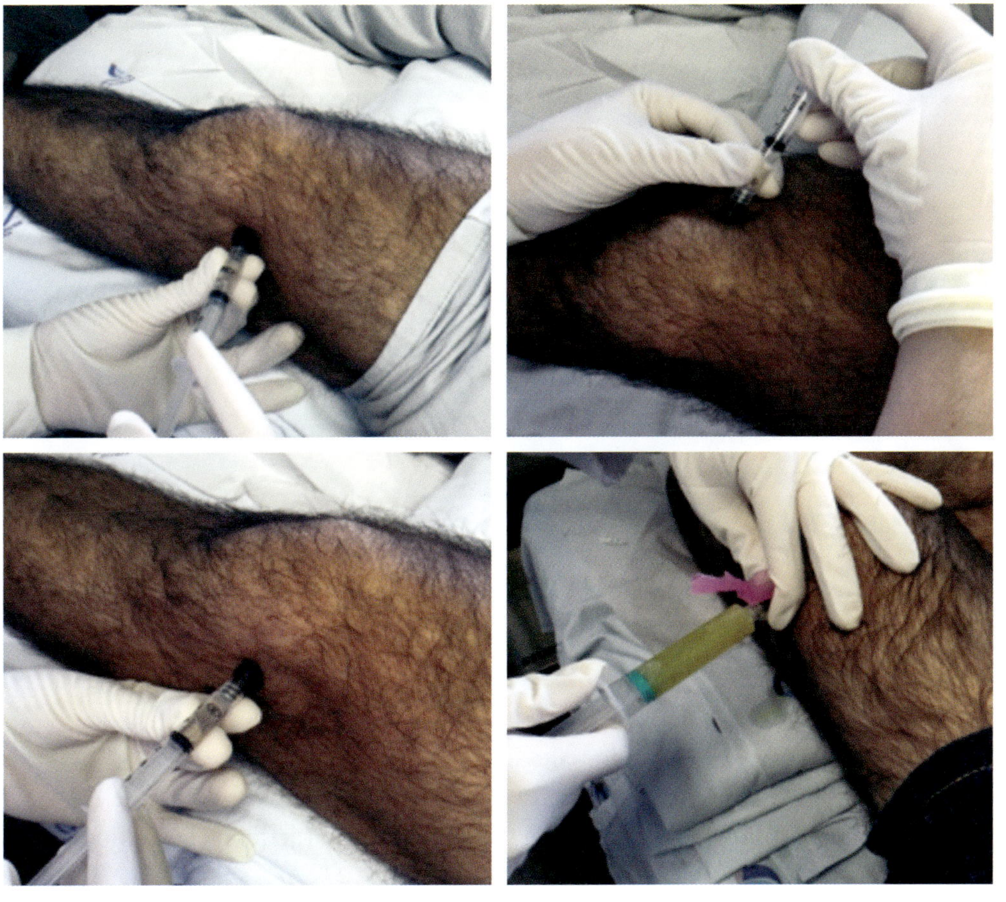

Figura 1 Joelho.

3. Local de punção: abaixo da patela em sua parte medial.
4. Direção: centro da articulação.

Tornozelo

1. Agulha: 30 x 7 (22G – preta).
2. Paciente em decúbito dorsal.
3. Local de punção: depressão entre o tendão tibial anterior e o maléolo medial.
4. Direção da agulha: maléolo lateral.

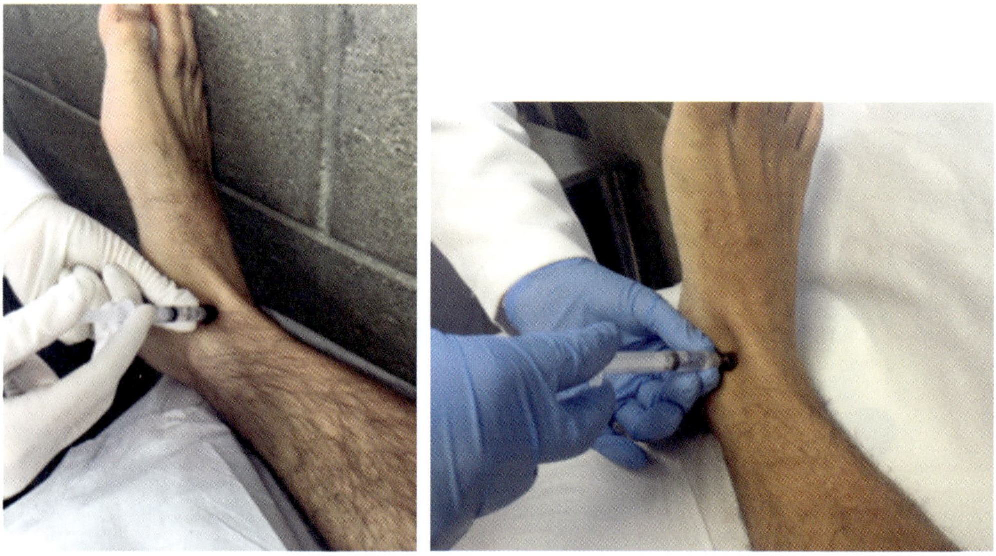

Figura 2 Tornozelo.

Punho

1. Agulha 25 x 7 ou 30 x 7 (22G – preta).
2. Paciente em decúbito dorsal.
3. Antebraço e mão em pronação apoiados na maca.
4. Local de punção: depressão no dorso do punho (articulação radiocarpal).
5. Direção da agulha: perpendicular.

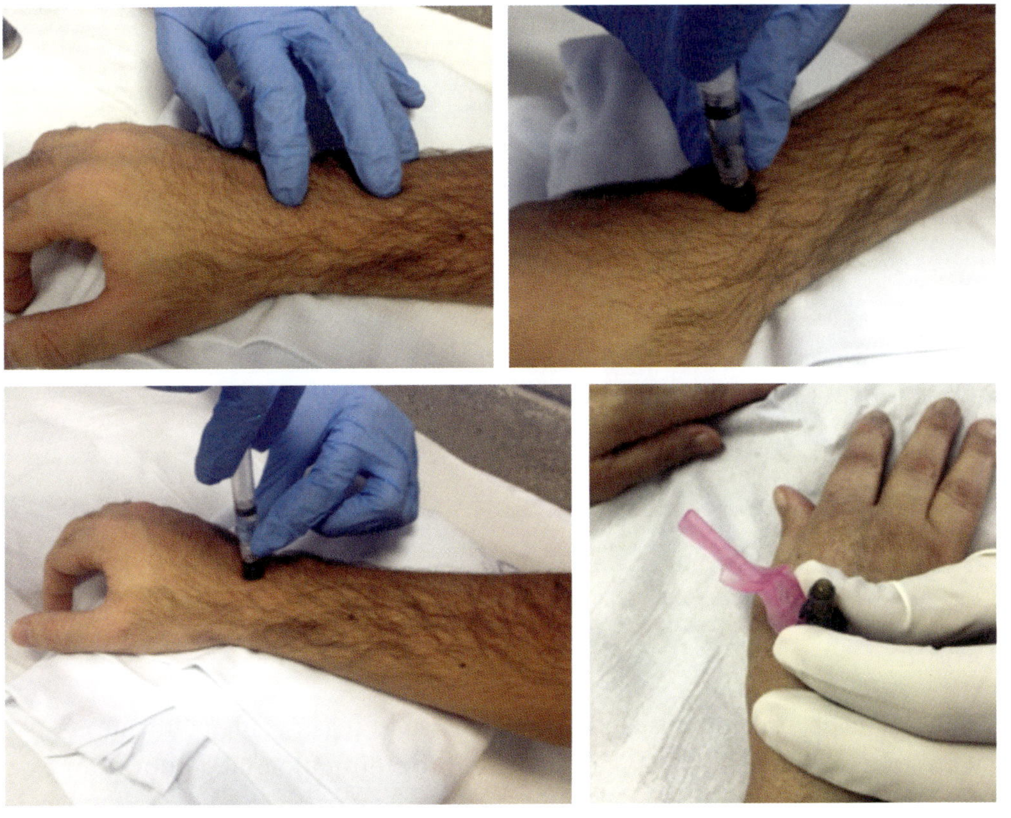

Figura 3 Punho.

Cotovelo

1. Agulha 30 x 7 (22G – preta).
2. Paciente em decúbito dorsal com flexão do cotovelo 45º e mão sobre o abdome.
3. Local de punção: centro de um triângulo formado pelo epicôndilo lateral, olécrano e ponto equidistante.
4. Direção da agulha: centro da articulação.

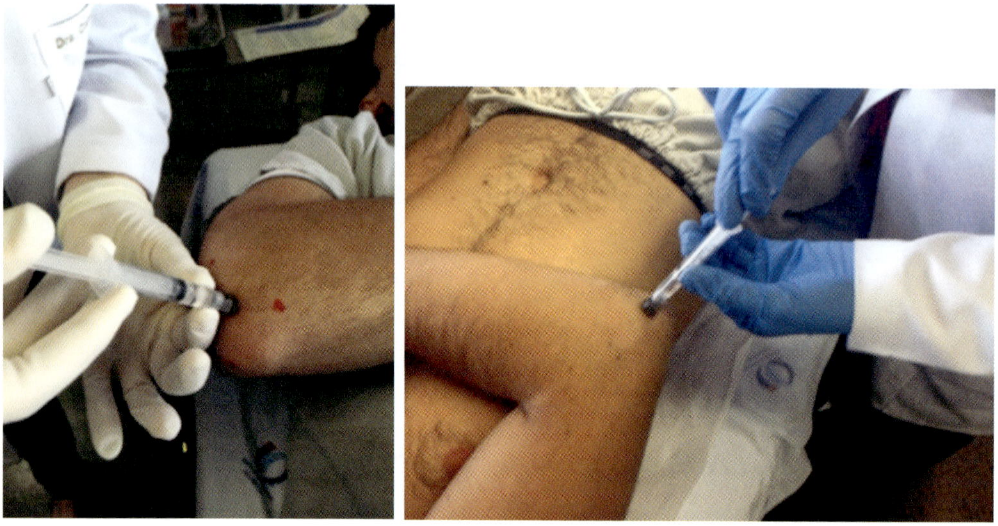

Figura 4 Cotovelo.

Ombro

Trata-se de uma articulação de difícil acesso às cegas, principalmente em pacientes obesos. É preferível a realização do procedimento guiado por exame de imagem (USG, radioscopia), porém é possível a sua realização às cegas, utilizando as técnicas a seguir.

Via posterior

1. Agulha 40 x 8 (21G – verde) ou 30 x 7 (22G – preta).
2. Paciente sentado, de costas para o médico.
3. Local de punção: agulha perpendicular na interlinha articular glenoumeral (abaixo do acrômio).
4. Direção da agulha: para o processo coracoide.

Via anterior

1. Agulha 40 x 8 (21G – verde) ou 30 x 7 (22G – preta).
2. Paciente em decúbito dorsal.

3. Extensão e rotação externa do membro superior.
4. Local de punção: perpendicular, discretamente inferior e lateral ao processo coracoide.
5. Direção: anteroposterior.

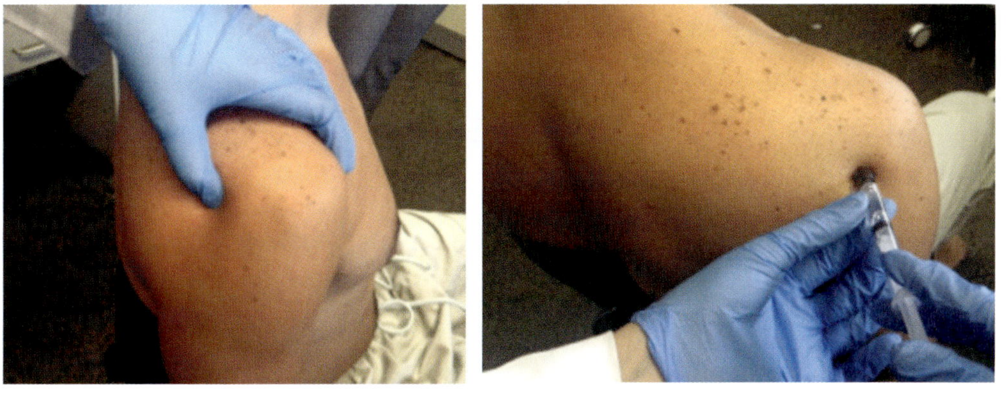

Figura 5 Via posterior.

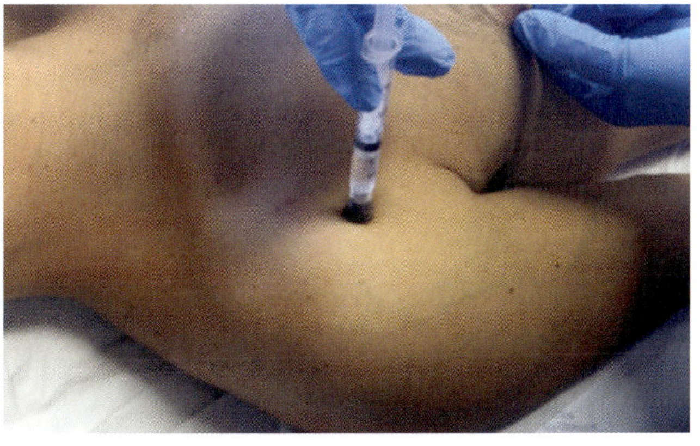

Figura 6 Via anterior.

ORIENTAÇÕES E POSSÍVEIS COMPLICAÇÕES

O procedimento, sua utilidade e a expectativa quanto aos resultados esperados e possíveis complicações devem ser explicados com detalhes. Sobretudo em mãos experientes, trata-se de um procedimento com pouco desconforto e baixos riscos.

As complicações relacionadas ao procedimento estão listadas no Quadro 4.

Quadro 4 Complicações da artrocentese e infiltração
Infecção
Hemartrose
Síncope vasovagal
Dor local
Infiltrações com glicocorticoides (*flushing* facial, *flare* pós-infiltração (artrite reacional nas primeiras 48 horas), infecção, ruptura tendínea), lesão neural, atrofia de subcutâneo (especialmente com a utilização de glicocorticoides de alto peso molecular – hexacetonide de triancinolona) e efeitos sistêmicos como osteoporose, diabetes, hipertensão, supressão de cortisol são possíveis, porém geralmente sem repercussões clínicas relevantes.

Os pacientes devem ser orientados para repouso relativo (redução das atividades da articulação e não realização de exercícios nas 24 horas após a artrocentese com infiltração).

INFILTRAÇÃO DE MEDICAMENTOS

Demonstrou-se que a aspiração articular associada à infiltração com glicocorticoides são terapêuticas alternativas no controle da dor. As principais indicações são os casos de inflamação monoarticular desproporcional às outras articulações em pacientes com doença poliarticular crônica inflamatória, como a artrite reumatoide, osteoartrite, bursites e tendinites (Quadro 5).

As infiltrações intra-articulares devem ser realizadas com hexacetonide de triancinolona por conta de seu melhor efeito anti-inflamatório. Para infiltrações periarticulares, como nos casos de bursites e/ou tendinites, o hexacetonide de triancinolona não deve ser utilizado em decorrência do seu grande risco de causar atrofia. Nesses casos, deve-se utilizar glicocorticoides de depósito (p. ex., betametasona, metilprednisolona).

Quadro 5 Indicações de infiltração articular com corticosteroides
Artrite reumatoide
Osteoartrite
Artropatia por microcristais (gota, pseudogota)
Periartrite de ombro (capsulite adesiva), tendinites e bursites
Artropatias soronegativas

ANÁLISE DO LÍQUIDO SINOVIAL (3C – CITOLOGIA, CULTURA E CRISTAIS)

Toda articulação diartrodial apresenta uma quantidade fisiológica de líquido sinovial na cavidade articular. O líquido sinovial normal apresenta coloração amarela clara, transparente e com alta viscosidade. A função desse líquido é o transporte de nutrientes para a cartilagem avascular, lubrificação articular, clareamento e defesa da articulação.

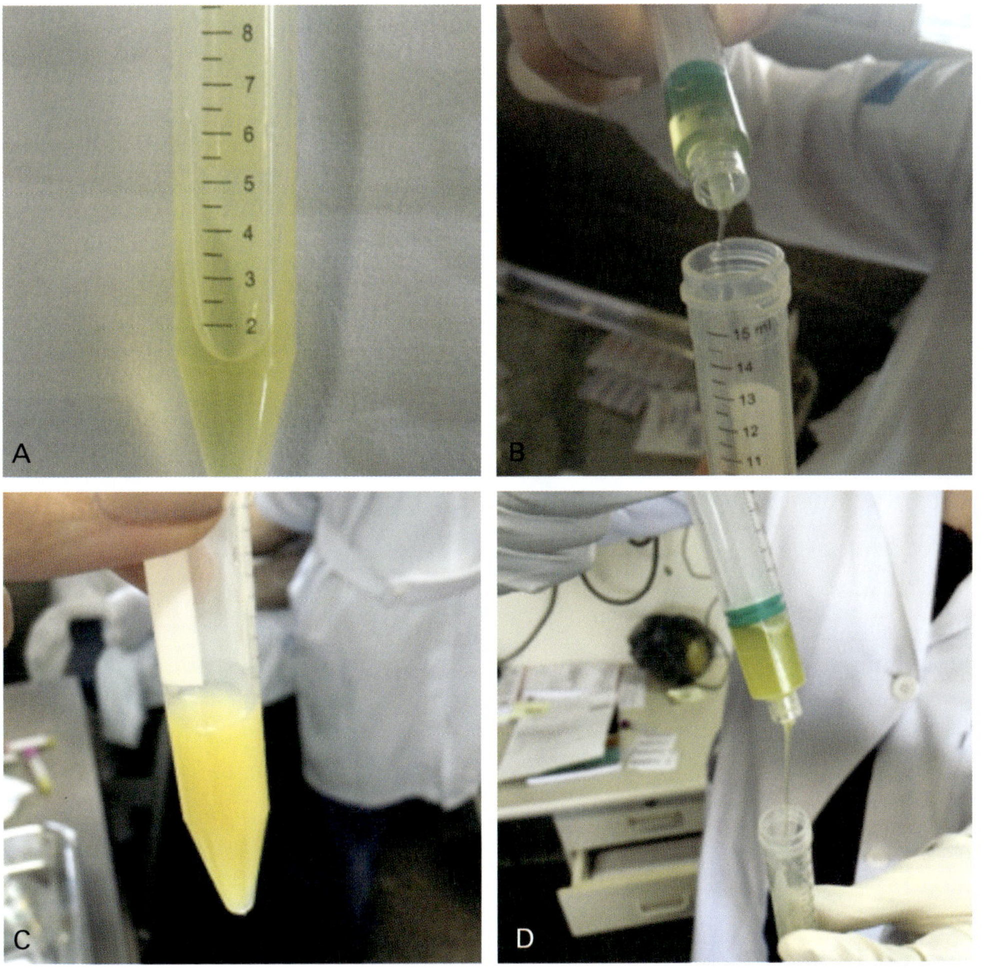

Figura 7 A e B: Nota-se um líquido sinovial pouco inflamatório e com viscosidade preservada em um paciente com diagnóstico de osteoartrite. C e D: O líquido sinovial apresenta-se com aspecto inflamatório, com redução da viscosidade em um paciente com artrite reumatoide.

Em geral, quanto maior a quantidade de líquido sinovial, maior o processo inflamatório; quanto maior a celularidade (inflamação), mais turvo e menos viscoso. Líquido sinovial pouco inflamatório, como na osteoartrite, apresenta-se transparente, com baixa celularidade e viscosidade preservada. O líquido sinovial de patologias muito inflamatórias (p. ex., artrite reumatoide, artropatias por cristal e infecção) é turvo, com alta celularidade e pouca viscosidade. Líquido de aspecto hemorrágico pode ser causado por diáteses hemorrágicas, trauma e sinovite vilonodular.

Sempre que realizada uma artrocentese, esse líquido sinovial deve ser encaminhado para exame de culturas em geral (tuberculose e fungo no caso de artropatias crônicas), citologia e pesquisa de cristais (monourato de sódio, pirofosfato de cálcio e fosfato de cálcio básico) por meio da análise do material na microscopia com luz polarizada.

A análise da citologia mostra alguns dados que podem ser úteis no diagnóstico. O predomínio neutrofílico é mais encontrado nas patologias mais inflamatórias e infecciosas. Além disso, a contagem total de células pode ser útil no diagnóstico diferencial de doenças degenerativas, inflamatórias e infecciosas como descrito na Tabela 1.

Tabela 1 Classificação do líquido sinovial

Tipo	Cor/aspecto	Leucócitos/mm^3	% PMN	Patologias	Bacteriologia
Normal	Amarelo, claro	0 a 200	< 10%	—	Negativa
Não inflamatório	De claro a pouco turvo	200 a 2.000	< 20%	Trauma, osteoartrose	Negativa
Inflamatório	Levemente turvo	2.000 a 50.000	20 a 70%	Artrite reumatoide e microcristais, LES, artrite viral	Negativa
Purulento	Turvo	> 50.000	> 70%	Artrite infecciosa	Positiva
Hemorrágico	Sanguinolento	200 a 10.000	< 50%	Trauma, sinovite vilonodular, hemofilia	Negativa

PMN: polimorfonucleares; LES: lúpus eritematoso sistêmico.

BIBLIOGRAFIA

1. Courtney P, Doherty M. Joint aspiration and injection and synovial fluid analysis. Best Pract Res Clin Rheumatol. 2013;27(2):137-69.
2. Furtado R, Natour J. Infiltrações no aparelho locomotor: técnicas para realização com e sem o auxílio de imagem. Porto Alegre: Artmed, 2011.
3. Trevor S, Silver D. Infiltrações intra-articulares e de tecidos moles: infiltrando com segurança. 3.ed. Barcelona: Mayo, 2002.

12 Cateterismo

Edzângela de Vasconcelos Santos
Maria Aparecida Jesus Menezes
Carmen Mohamad Rida Saleh
Márcia Martins
Maria Cristina Peres Braido Francisco

Cateterismo é definido pelo dicionário da língua portuguesa como a inserção de um cateter, tubo ou sonda nas cavidades corporais com finalidade de diagnóstico ou terapêutica. Há várias possibilidades de cateterismo, neste capítulo serão abordados os cateterismos vesicais e gastrointestinais realizados pelos profissionais médico e enfermeiro.

CATETERISMO VESICAL

Os primeiros registros de instrumentos introduzidos na uretra datam de 3000 a 1440 A.C. na civilização egípcia, confeccionados em cobre ou laca. Somente no século X foi desenvolvido o cateter flexível em couro de animal, e, no século XIX, em virtude do tratamento da borracha, surgiram os cateteres semelhantes aos conhecidos atualmente.

Na década de 1930, foi idealizado por Frederic Foley o cateter com balão inflável, permitindo a confecção de uma variedade de cateteres de diferentes materiais e calibres, aumentando as possibilidades de escolhas para melhor atender as necessidades do paciente.

Os cateteres vesicais variam quanto ao calibre, à configuração da ponta, ao número de vias, ao tamanho do balão, ao tipo de material e ao comprimento.

O calibre é padronizado em unidades French (Fr), também conhecidas como unidades Charrière (Ch). Cada unidade corresponde a 0,33 mm e, dessa forma, uma sonda de 14 Fr tem 4,6 mm de diâmetro. Os tamanhos variam de 12 a 24

Fr para adultos e 8 a 12 Fr para crianças. Cateteres menores geralmente são suficientes para drenagem urinária simples e úteis para estenose uretral e obstrução do colo da bexiga; cateteres maiores são indicados para a irrigação da bexiga e alguns casos de hemorragia (p. ex., no pós-operatório ou na cistite hemorrágica) e piúria porque os coágulos podem obstruir cateteres de menor calibre.

Todas os cateteres apresentam uma via para drenagem contínua da urina. Os cateteres de demora podem apresentar vias para inflar o balão para irrigação ou ambos. Por exemplo: cateter de Owen – 3 vias.

Tabela 1 Tipos de cateteres e indicação de uso

Tipos de cateteres	Indicação de uso
Plástico	Intermitente
Látex	Intermitente
Cloreto polivinílico	Intermitente
Látex com silicone	Contínuo
Hidrogel	Contínuo
Polímero revestido de liga de prata	Contínuo (diminui a colonização bacteriana)
Silicone	Paciente alérgico ao látex

A seleção do cateter pelo tipo de material que o constitui deve utilizar critérios como os apresentados no Quadro 1.

Quanto ao calibre do cateter, não há consenso na literatura, porém o *Centers for Disease Control of Preventions Guidelines* (CDC) recomenda utilizar o de menor calibre possível, adequado à necessidade.

Quadro 1 Critérios para seleção de cateter
Tempo de permanência
Conforto
Presença de sensibilidade/alergia ao látex
Facilidade de inserção e remoção
Capacidade para reduzir a probabilidade de complicações, como danos à uretra e à bexiga e colonizações por microrganismos

Tabela 2 Principais complicações associadas ao calibre do cateter	
Bacteremia	Erosão da uretra
Episódios febris	Epididimite
Cálculos vesicais	Inflamação renal crônica
Formação de fístula	Pielonefrite

Entre as infecções do trato urinário adquiridas no ambiente hospitalar, cerca de 75% estão associadas ao cateter urinário, sendo o principal fator de risco o uso prolongado.

Anatomia

A anatomia do trato urinário é estéril, com exceção da porção distal da uretra, que, por sua proximidade com o meio externo, pode sofrer invasão bacteriana. As diferenças anatômicas, masculina e feminina, tornam-se relevantes quanto ao procedimento e à ocorrência de complicações. A uretra masculina tem um comprimento médio de 18 a 20 cm, e a feminina tem um comprimento aproximado de 3,5 a 4,0 centímetros (Figura 1).

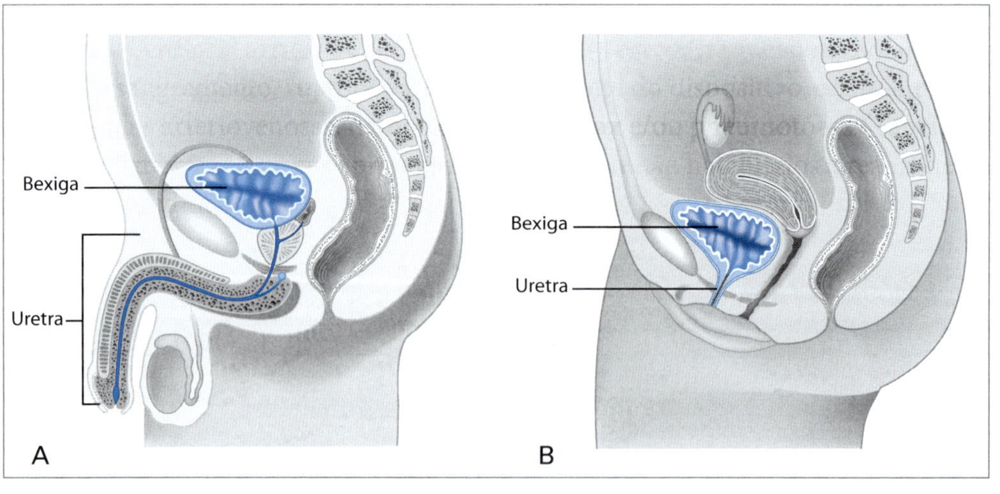

Figura 1 Anatomia das vias urinárias: (A) masculina; (B) feminina.

Objetivos

O cateterismo das vias urinárias é indicado, principalmente, para o esvaziamento da bexiga, podendo ser de forma intermitente (cateterismo de alívio) ou para longa permanência (cateter de demora).

Indicações

As indicações estão relacionadas à modalidade de cateterismo.

O cateterismo simples ou de alívio ou intermitente é realizado com o cateter uretral (Nelaton em PVC).

O cateterismo vesical de demora é realizado com o cateter de Foley (cateter flexível com duplo ou triplo lúmen).

Quadro 2 Principais indicações do cateterismo vesical simples ou intermitente
Alívio para retenção urinária aguda
Determinação do resíduo urinário
Obtenção de amostra de urina para exame laboratorial
Instilação intravesical de medicamentos
Exploração da uretra

Quadro 3 Principais indicações do cateterismo vesical de demora
Drenagem vesical por obstrução aguda ou crônica
Disfunção vesical (bexiga neurogênica)
Irrigação vesical
Drenagem vesical após cirurgias urológicas e pélvicas
Monitoramento do volume urinário em pacientes graves
Incontinência urinária
Assegurar a higiene e integridade da pele em região perineal

Competência

Por se tratar de um procedimento invasivo e que envolve riscos ao paciente, o cateterismo vesical deve ser realizado pelo médico e, no âmbito da equipe de enfermagem, é atribuição privativa do enfermeiro, regulamentado pela Resolução Cofen n. 450/2013.

Materiais necessários para a passagem do cateter vesical de alívio

- Material para higiene íntima:
  - bolas de algodão ou gazes não estéreis;
  - sabão líquido neutro;
  - água morna;
  - luva de procedimento.
- Cateter uretral de Nélaton, descartável e estéril.
- Um par de luvas de procedimento.
- Um par de luvas estéril.
- Um pacote de gaze (10 unidades).
- Máscara cirúrgica, óculos e avental de procedimento.
- Um *kit* de sondagem vesical:
  - cuba-rim;
  - cúpula;
  - pinça *cheron*;
  - campo estéril (0,75 x 0,75 m).
- Anestésico em gel estéril.
- Antisséptico aquoso (solução de clorexidina aquosa 0,2%).

Materiais necessários para a passagem do cateter vesical de demora

- Cateter vesical de Foley estéril, duplo lúmen (12 a 16 Fr para adultos; 6 a 10 Fr para crianças).
- Coletor de urina de sistema fechado.
- Duas seringas de 20 mL *luer slip.*
- 20 mL de água destilada.
- Uma agulha de 30 x 10 mm.
- Anestésico em gel estéril de uso único.
- Antisséptico degermante (solução de clorexidina degermante 2%).
- Solução fisiológica 0,9%.
- Antisséptico aquoso (solução de clorexidina aquosa 0,2%).
- Fita adesiva.
- Um par de luvas de procedimento.
- Um par de luvas estéril.

- Um pacote de gaze (10 unidades).
- Máscara cirúrgica, óculos e avental de procedimento.
- Uma comadre não estéril.
- *Kit* de sondagem vesical:
  - uma cuba-rim;
  - uma cúpula;
  - uma pinça *cheron*;
  - um campo estéril (0,75 x 0,75 m).

Técnica para a passagem do cateter vesical de demora

- Certificar-se da identificação do paciente por meio de pulseira (conferindo dois itens de identificação, p. ex., nome completo e data de nascimento).
- Orientar o paciente/acompanhante sobre o procedimento (benefícios e riscos).
- Promover um ambiente iluminado e privativo (biombo).
- Reunir todo o material.
- Higienizar as mãos.
- Calçar as luvas de procedimento.
- Colocar o paciente sobre a comadre.
- Higienizar a área perineal e genital do paciente com água morna, sabão líquido neutro e secar com gazes.
- Retirar as luvas.
- Higienizar as mãos.
- Paramentar-se com equipamentos de proteção individual (EPI): máscara cirúrgica, óculos e avental de procedimento.
- Posicionar o paciente:
  - masculino: decúbito dorsal horizontal com os membros inferiores afastados;
  - feminino: posição litotômica (em decúbito dorsal, com as pernas afastadas, os joelhos fletidos e os pés apoiados sobre a cama) e coberta com um lençol.
- Abrir o *kit* de cateterismo vesical com técnica asséptica, de modo que seu invólucro sirva de apoio, entre as pernas do paciente, uma das pontas do *kit* próxima à genitália.
- Certificar-se de que o lixo esteja ao seu alcance.
- Retirar a seringa e a agulha dos seus invólucros e depositá-las no interior do *kit* de cateterismo, com cuidado para não contaminá-los.

- Colocar a solução antisséptica na cuba redonda.
- Colocar lubrificante/anestésico:
  - para cateterismo feminino: na gaze estéril;
  - para cateterismo masculino: na seringa *luer slip* de 20 mL.
- Abrir o invólucro do cateter de Foley e colocá-lo na cuba-rim.
- Realizar a higiene das mãos com solução antisséptica.
- Calçar as luvas estéreis segundo técnica preconizada.
- Conectar a seringa à agulha, solicitando auxílio para aspirar a água destilada contida na ampola.
- Testar o balão e a válvula do cateter de Foley, introduzindo a quantidade de água destilada estéril recomendada pelo fabricante no lúmen do balão.
- Esvaziar o balão.
- Conectar o cateter de Foley (lúmen de drenagem) ao coletor em sistema fechado.
- Lubrificar a sonda por cerca de 10 cm. Utilizar lubrificante estéril e de uso único para cada paciente.
- Realizar antissepsia do meato uretral.

Cateterismo vesical feminino

- Utilizar os dedos indicador e polegar da mão não dominante para separar os pequenos lábios e visualizar o meato uretral (Figura 2).
- Realizar antissepsia com a pinça e as gazes embebidas em solução antisséptica degermante, no sentido púbis-ânus e, na sequência, grandes lábios, pequenos lábios, meato uretral até o períneo. Usar a gaze uma vez e descartá-la.
- Remover o antisséptico degermante da região com soro fisiológico, obedecendo aos mesmos princípios de assepsia descritos.
- Retirar as luvas de procedimento.
- Higienizar as mãos.
- Abrir o campo estéril.
- Calçar as luvas estéreis.
- Realizar antissepsia com as gazes embebidas em solução antisséptica aquosa, no sentido púbis-ânus e, na sequência, grandes lábios, pequenos lábios, meato uretral até o períneo. Usar a gaze uma vez e descartá-la, mantendo os grandes e pequenos lábios afastados.
- Inserir o cateter lubrificado através do orifício uretral.
- Introduzir o cateter mais 3 a 4 cm, após a urina começar a fluir, a fim de assegurar que o balão não se encontra na uretra.

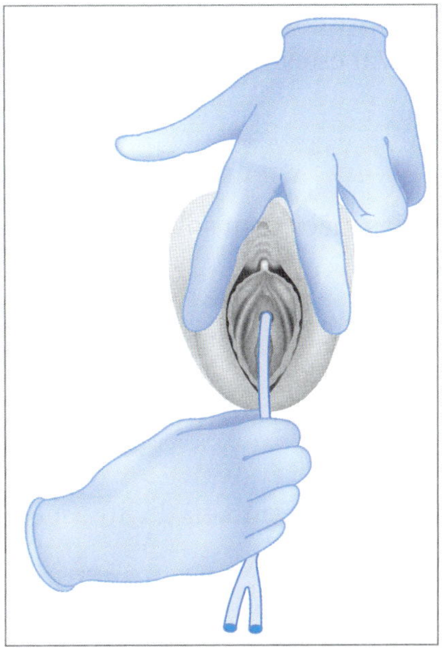

Figura 2 Cateterismo vesical feminino.

Cateterismo vesical masculino

- Afastar o prepúcio.
- Segurar o pênis com uma gaze com a mão não dominante, mantendo-o perpendicular ao abdome.
- Realizar antissepsia com a pinça e as gazes embebidas em solução antisséptica degermante, do meato uretral para a periferia. Usar a gaze uma vez e descartá-la.
- Remover o antisséptico degermante da região com soro fisiológico, obedecendo aos mesmos princípios de assepsia descritos anteriormente.
- Retirar as luvas de procedimento.
- Higienizar as mãos.
- Abrir o campo estéril.
- Calçar as luvas estéreis.
- Realizar antissepsia com as gazes embebidas em solução antisséptica aquosa, do meato uretral para a periferia. Usar a gaze uma vez e descartá-la.
- Manter o pênis perpendicular ao corpo, retraindo o prepúcio.
- Aplicar o lubrificante/anestésico, lentamente, através do meato uretral com auxílio da seringa *luer slip* de 20 mL.

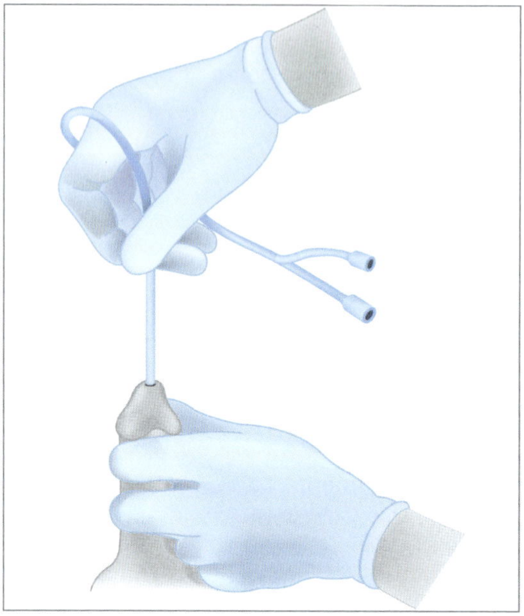

Figura 3 Cateterismo vesical masculino.

- Aguardar alguns segundos para o início da ação do lubrificante/anestésico.
- Introduzir o cateter vesical até encontrar resistência (Figura 3).
- Inclinar o pênis em um ângulo de 45° em direção ao abdome e continuar introduzindo o cateter, o que facilita a passagem na uretra bulbar.
- Introduzir o cateter até a bifurcação em 'Y', 15 a 20 cm, e até o refluxo de urina.

Para ambos os sexos

- Insuflar o balão com a quantidade de água destilada estéril recomendada.
- Tracionar o cateter delicadamente até encontrar resistência, indicando ancoragem do balão no trígono vesical.
- Retirar o campo estéril.
- Fixar o cateter na face interna da coxa do paciente (cerca de 2 cm da linha inguinal), saindo por cima dela (Figura 4). Atenção para não tracionar o cateter.
- Fixar a bolsa de drenagem na lateral da cama, abaixo do nível da bexiga.
- Posicionar o paciente confortavelmente.
- Recolher o material.

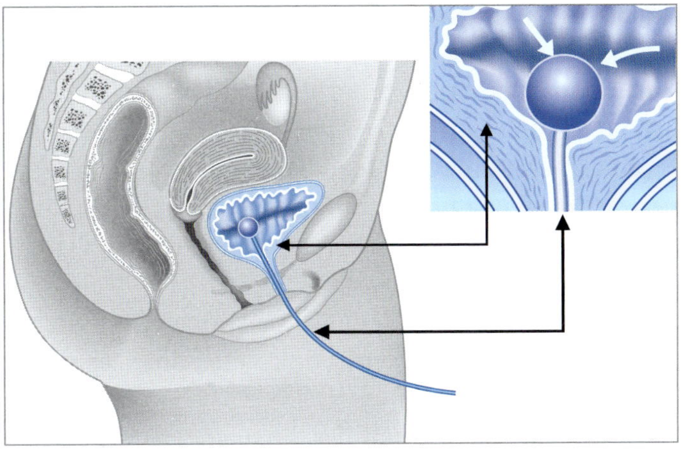

Figura 4 Posicionamento do balão do cateter na bexiga.

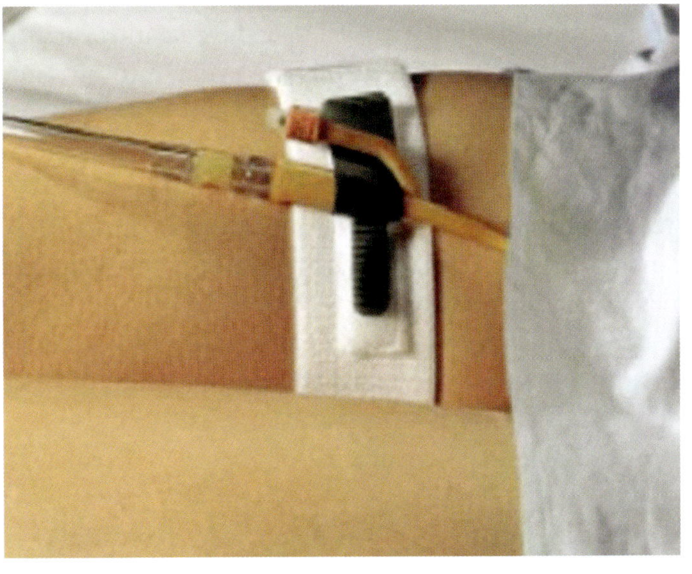

Figura 5 Exemplo de fixação do cateter vesical.

- Retirar as luvas.
- Higienizar as mãos.
- Registrar o procedimento no prontuário, anotando data e hora do cateterismo, tipo e calibre do cateter, volume de água do balão, quantidade, coloração e características da urina, bem como reações do paciente decorrentes do procedimento.

Pontos relevantes

- A passagem do cateter possibilita a invasão da bexiga pelas bactérias que colonizam a uretra.
- A infecção urinária é mais frequente em mulheres do que em homens, por causa da pequena extensão da uretra feminina e da disposição anatômica de sua genitália externa, cujo meato uretral, localizado no vestíbulo vaginal, é próximo ao ânus.
- A escolha do tipo de cateter depende de fatores como calibre da uretra, finalidade do procedimento, tempo de uso do cateter, doenças urológicas associadas, entre outros.
- A utilização de cateteres de grandes dimensões não é recomendada, exceto em situações específicas, pois aumentam o risco de erosão do colo da bexiga e da mucosa uretral, causam formação de estenose e impedem a secreção das glândulas periuretrais, propiciando irritação e infecção do canal.
- Os calibres de cateteres mais comumente usados nos homens são 16 e 18 Fr.
- Como a uretra masculina é mais longa, deve-se introduzir o cateter até a bifurcação em 'Y', 15 a 20 cm, e até o refluxo de urina, minimizando os riscos de insuflação do balão na uretra.
- O trauma uretral pode ser minimizado por meio da adequada fixação do cateter.
- Os cateteres constituídos 100% de silicone possuem as paredes finas, dispondo de um maior diâmetro do lúmen de drenagem, que pode reduzir a formação de biofilmes e incrustações.
- Higiene perineal com água e sabão, incluindo a junção cateter/meato uretral, pelo menos duas vezes ao dia e após evacuações, reduz a colonização da região e, consequentemente, infecções urinárias.
- Não são recomendadas a lavagem e/ou irrigação do cateter vesical de duplo lúmen.
- Em caso de necessidade de irrigação ou lavagem vesical periódica é recomendado o uso de cateter de triplo lúmen.
- Obstrução do lúmen.
- Suspeita ou evidências de incrustações na superfície interna do cateter vesical.
- Contaminação do cateter vesical, durante instalação ou manuseio.
- Desconexão acidental.
- Drenagem de urina com aspecto purulento.

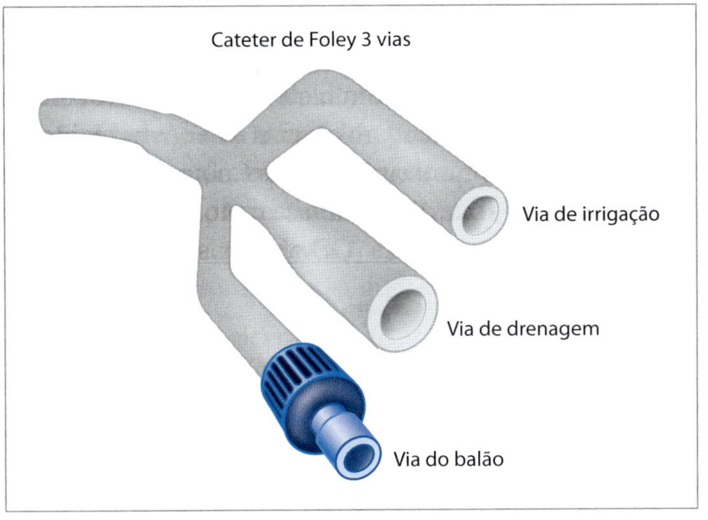

Figura 6 Cateter vesical de triplo lúmen.

Cateterismo vesical de alívio

- Seguir os passos iniciais da técnica anterior de higiene íntima, antissepsia e uso de EPI.
- Utilizar cateter uretral sem balão de fixação, que pode ser de *nylon*, silicone, teflon ou poliuretano. A numeração mais utilizada é de 10 a 14 Fr.
- Introduzir o cateter no meato urinário até a drenagem da urina.
- Manter o cateter somente enquanto houver drenagem de urina.
- Quantificar o débito.
- Retirar as luvas.
- Higienizar as mãos.
- Registrar o procedimento no prontuário, anotando data e hora do cateterismo, tipo e calibre do cateter, volume de água do balão, quantidade, coloração e características da urina, bem como reações do paciente decorrentes do procedimento.

Pontos relevantes

- Não há necessidade de bolsa de drenagem para coletar urina. Ela pode ser recolhida em cuba-rim esterilizada ou em um recipiente estéril para exame, de acordo com a finalidade.

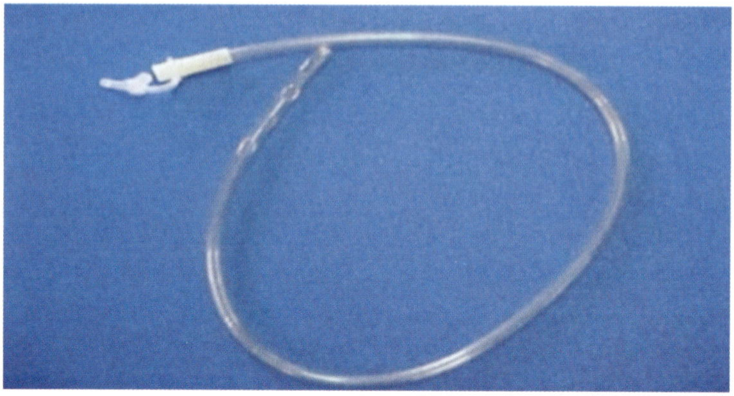

Figura 7 Sonda gástrica.

- O cateterismo deve ser realizado com uma frequência suficiente para evitar a distensão vesical, além de 300-350 mL de urina. Esse procedimento tem resultado em taxas mais baixas de bacteriúria.
- O uso do cateterismo intermitente tem aumentado por se apresentar como um procedimento efetivo para o tratamento das disfunções vesicais, controle da infecção urinária e preservação do trato urinário superior, além de ser método prático, que pode ser realizado pelo próprio paciente.
- No ambiente hospitalar deve ser realizado com técnica asséptica.
- Uma complicação é a formação de falso trajeto, principalmente em homens, quando há persistência de estenose uretral, podendo ocorrer no local do esfíncter externo, imediatamente distal à próstata.

CATETERISMO GÁSTRICO E NASOENTERAL

Os primeiros relatos históricos de introdução de um tubo no aparelho digestivo são precedidos por métodos, entre os romanos, para esvaziamento estomacal após ingestão de grandes quantidades de alimentos nos banquetes. O desenvolvimento dos dispositivos até os utilizados atualmente foi possível pela necessidade de também retirar corpos estranhos do esôfago, empurrando para o estômago ou retirando-os pela boca.

As soluções para alimentação gástrica datam do século XVI, e o primeiro registro de alimentação enteral em 1598, quando Capivacceus usou um tubo oco para infundir líquido no esôfago de um paciente.

O aprimoramento dos tubos e dos materiais para sua confecção possibilita a distinção entre as sondas utilizadas para infundir nutrientes e as utilizadas para drenagem de secreções digestivas.

O termo sondagem nasogástrica ou orogástrica refere-se à colocação de uma sonda no estômago através do nariz ou da boca, confeccionada em PVC atóxico-siliconizado e denominada sonda de Levine. O termo sondagem nasoenteral refere-se à introdução de uma sonda, fabricada em poliuretano e silicone, pelo orifício nasal até o duodeno. Na década de 1970, Liffmann e Randall, bem como Dobbie e Hoffmeister, construíram sondas de jejunostomia e nasais de fino calibre, com uma ogiva distal que possibilitava o posicionamento delas, além do esfíncter piloro. e permitia a administração de dietas de maneira mais confortável e segura, hoje conhecidas como sondas de DOBBHOFF.

As principais complicações dependem da forma/via de instalação do dispositivo. O uso da via nasal com a passagem às cegas pode apresentar criação de falso trajeto na mucosa nasofaríngea, perfuração esofágica, intubação broncopulmonar, pneumotórax, hidrotórax, empiema e pneumonia.

Anatomia

O conhecimento da anatomia é importante para a realização dos procedimentos de passagem de sondas pelo trato digestório e prevenção de complicações relacionadas à introdução do dispositivo (Figura 8).

Objetivos da inserção de cateter gástrico e/ou enteral

A inserção de sondas gástricas e/ou enterais tem como objetivo o esvaziamento ou a infusão de soluções no trato gastrointestinal.

Indicações

- Proporcionar alimentação gástrica ou enteral em pacientes com alterações de deglutição ou neurológicas.
- Administrar medicamentos por via oral, para tratamento ou diagnóstico.
- Obter amostras de secreções para testes diagnósticos.
- Remover substâncias tóxicas (lavagem).
- Promover descompressão gastrointestinal.

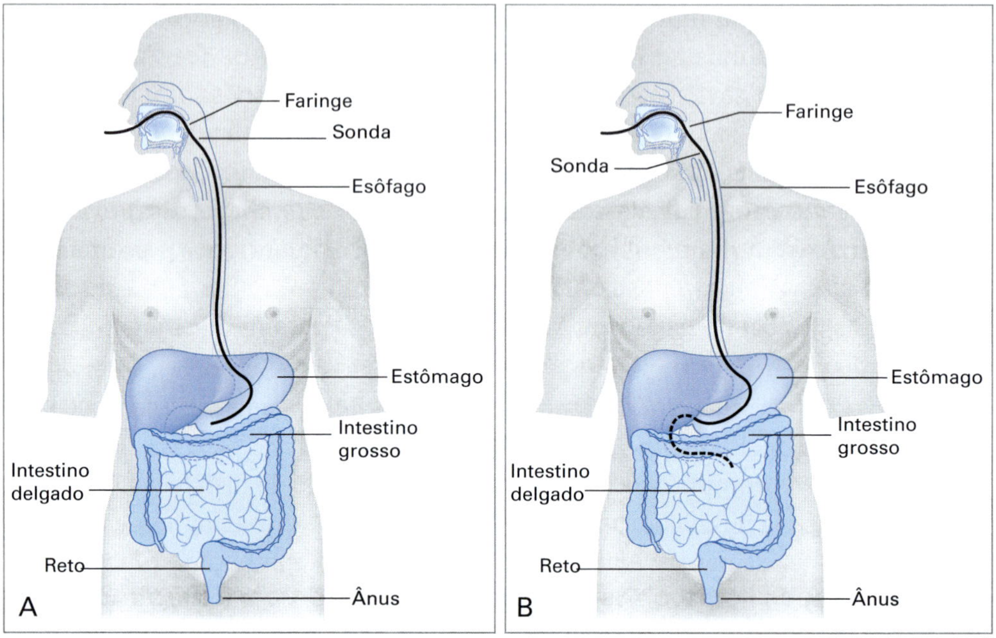

Figura 8 Anatomia do trato digestório. A: Posição gástrica. B: Posição intestinal.

Competência

Por se tratar de um procedimento invasivo e que envolve riscos ao paciente, a sondagem enteral deve ser realizada pelo médico e no âmbito da equipe de enfermagem é atribuição privativa do enfermeiro, regulamentado pela Resolução COFEN n. 453, de 16/01/2014.

Materiais necessários para a passagem do cateter gástrico

- Sonda de Levin 12 a 20 Fr (calibre de acordo com a idade do paciente).
- Seringa de 20 mL (para adultos).
- Anestésico em gel.
- Fita adesiva para fixação da sonda.
- Estetoscópio.
- Gazes não estéreis.
- Luvas de procedimentos.
- Bandeja.
- Caso o cateter gástrico deva permanecer, será necessário adicionar:
  - extensão;
  - sistema de drenagem aberto.

Materiais necessários para a passagem de cateter enteral

- Sonda de Dobbhoff, maleável, radiopaca, com fio-guia e extremidade com peso de tungstênio, que permite a migração da sonda.
- Seringa de 20 mL (para adultos).
- Anestésico em gel.
- Fita adesiva para fixação da sonda ou fixadores específicos para pronto uso disponíveis no mercado.
- Estetoscópio.
- Gazes não estéreis.
- Luvas de procedimentos.
- Bandeja.

Técnica de passagem de cateter gástrico

- Certificar-se da identificação do paciente por meio de pulseira (conferindo dois itens de identificação, p. ex., nome completo e data de nascimento).
- Orientar o paciente/acompanhante sobre o procedimento (benefícios e riscos).
- Promover um ambiente iluminado e privativo (biombo).
- Reunir todo o material.
- Higienizar as mãos.
- Calçar as luvas de procedimentos.
- Posicionar o paciente confortavelmente sentado ou na posição de Fowler.
- Verificar a integridade da mucosa nasal.
- Realizar higiene nasal.
- Realizar a medida da sonda: da ponta do nariz ao lóbulo da orelha, do lóbulo da orelha até o apêndice xifoide, acrescentando 2 cm marcados com fita adesiva.
- Lubrificar a sonda com anestésico em gel tópico.
- Introduzir a sonda levemente em uma das narinas, sem forçar.
- Fletir a cabeça do paciente quando a sonda ultrapassar o primeiro obstáculo (parede nasofaríngea).
- Solicitar ao paciente que faça movimentos de deglutição enquanto a sonda é introduzida até atingir a marca estipulada.
- Verificar o posicionamento da sonda por meio da aspiração do suco gástrico, introdução de ar em *bolus* e auscultar simultaneamente com estetoscópio os ruídos hidroaéreos, logo abaixo do apêndice xifoide.

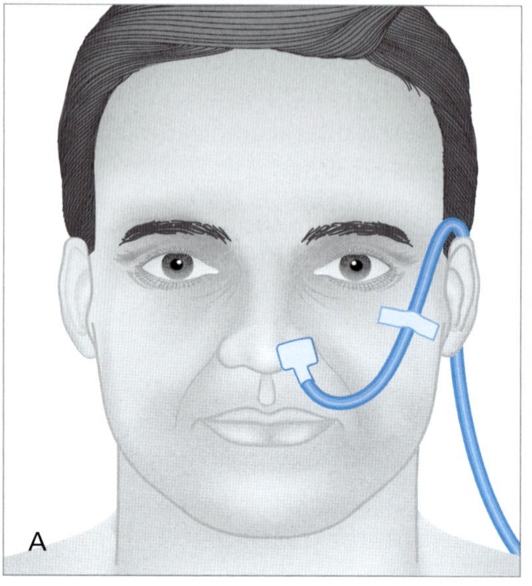

Figura 9 Exemplo de fixação para as sondas nasointestinais.

- Fixar a sonda com fita adesiva para prevenir deslocamentos, garantindo posicionamento e atentando para não pressionar a sonda contra as narinas/septo nasal, o que pode ocasionar ulceração e necrose.
- Reposicionar o paciente confortavelmente.
- Retirar as luvas.
- Higienizar as mãos.
- Registrar o procedimento no prontuário, anotando data e hora da sondagem, tipo e calibre da sonda, bem como intercorrência durante o procedimento.

Técnica de passagem de cateter enteral

Seguir os passos descritos na passagem de sonda gástrica, apenas efetuando algumas alterações:

- Medir a sonda da ponta do nariz ao lóbulo da orelha, do lóbulo da orelha até o apêndice xifoide e acrescentar cerca de 20 cm, a fim de permitir que a sonda migre até o local desejado (duodeno ou jejuno).
- Marcar com fita adesiva.
- Certificar-se da presença do fio-guia.

- Testar o posicionamento como descrito na sondagem gástrica.
- Retirar o fio-guia.
- Encaminhar o paciente para controle radiológico após 2 horas da passagem da sonda.

Observação: a liberação do uso da sonda enteral para infusão deve ocorrer somente após avaliação médica do exame radiológico.

Pontos relevantes

- A realização do exame radiológico e sua verificação antes da liberação da sonda enteral para infusões é considerado padrão ouro na certificação do posicionamento correto do dispositivo.
- O cateter de Levine deve ser utilizada sobretudo para esvaziamento e lavagem gástrica.
- O cateter gástrico deve ter seu uso limitado a um curto período de tempo e ser substituído por uma sonda enteral, mais flexível, sempre que a finalidade for alimentação.
- A sonda de Dobbhoff é recomendada para a alimentação por um período de 3 a 4 semanas, por ser flexível e com menores calibres quando comparada ao cateter de Levine.
- A utilização de cateteres com menores calibres, flexíveis e com adequada fixação previne ulcerações nasais e necrose.
- O risco de perfuração do esôfago ou estômago, embora seja raro, é uma complicação grave que pode ocorrer na vigência de obstrução anatômica do trato digestório, paredes do esôfago e estômago finas, por exemplo em pacientes que recebem terapia de radiação no pescoço, no tórax e no abdome.
- Sempre que possível a cabeceira da cama deve ser mantida a 30° durante a infusão de dieta.
- As sondas devem ser irrigadas com 20 a 30 mL de água filtrada, antes e após cada alimentação intermitente e a cada 4 a 6 horas quando se empregar infusão contínua e antes e após administração de medicamentos.
- Não há consenso sobre a melhor solução para desobstrução de sonda. As principais soluções recomendadas são: água morna, bebidas gaseificadas à base de cola, vitamina C e bicarbonato de sódio em pequenas quantidades.
- O fio-guia não deve ser introduzido na sonda na tentativa de desobstruí-la, porque pode perfurá-la e lesar a mucosa digestiva.
- A colocação do cateter nasogástrico e nasoenteral é contraindicada em pacientes com estenose esofágica, varizes esofágicas, diátese hemorrágica (pelo alto

risco associado de sangramento) e fratura de base de crânio ou facial (pelo risco de desvio para dentro do crânio).

- O uso de cateteres enterais com a finalidade de se administrar alimentos deve ser feito sempre que houver contraindicação ou impossibilidade de se utilizar a via oral fisiológica, porém, o tubo digestivo deve estar com capacidade de absorção, total ou parcial, conservada.

BIBLIOGRAFIA

1. Abreu R. Cateterismo vesical. Slideshare, 2012. Disponível em: https://pt.slideshare.net/rodrigo_c_abreu/cateterismo-vesical-12708685. Acesso em: 12 fev. 2021.
2. Centers for Disease Control and Preventions. Healthcare-associated Infections. Disponível em: <http://www.cdc.gov/HAI/ca_uti/uti.html>.
3. COFEN 0450/2013. Disponível em: <http://novo.portalcofen.gov.br/resolucao-cofen-no-04502013-4_23266.html>. Acesso em: 10 de julho de 2015.
4. Dicionário Online de Português. Disponível em: http://www.dicio.com.br.
5. Eisenberg P.G Nasoenteral tubes. RN. 1994;57(10):62-70.
6. Fredotovich N. Historia de un emblema de la urología: la sonda. Rev Arg Urol. 2003;68(3):121-4.
7. Friedenwald J, Morrison S. A história do desenvolvimento do tubo de estômago com algumas notas sobre o tubo duodenal. American Journal of Digestive Disease. 1938;165-70.
8. Grupo de Controle de Infecção Hospitalar – GCIH. Manual prático de procedimentos: assistência segura para o paciente e para o profissional de saúde.
9. Halloran O, Grecu B, Ashish S. Methods and complications of nasoenteral intubation. JPEN J Parenter Enteral Nutr. 2011;1(35):61-6.
10. Hodin RA, Bordeianou L. Nasogastric and nasoenteric tubes. JPEN J Parenter Enteral Nutr 1979; 3:160. Disponível em: <http://www.uptodate.com/contents/nasogastric-and-nasoenteric-tubes>. Acesso em: 22 de julho de 2015.
11. JISOHDE. Deficiência renal e o cateterismo vesical. Unaienses, 2019. Disponível em: https://unaiensesnoticias.blogspot.com/2019/02/universal-deficiencia-renal-e-o.html. Acesso em: 12 fev. 2021.
12. Lenz LL. Cateterismo vesical: cuidados, complicações e medidas preventivas. Arquivos Catarinenses de Medicina 2006;35(1):82-91.
13. Newman DK. Internal and external urinary catheters: primer for clinical practice ostomy wound management. Ostomy Wound Manage. 2008;54(12):18-35.
14. Santos T. Prevenção de infecções relacionadas ao cateter vesical, 2014. Disponível em: http://www2.ebserh.gov.br/documents/147715/393018/Sondagemvesical-EBSERH_SEE_15052014.pdf. Acesso em: 12 fev. 2021.
15. Schaeffer AJ. Placement and management of urinary bladder catheters in adults. UpToDate, 2019.
16. Unamuno MRDL, Marchini JS. Sonda nasogástrica/nasoentérica: cuidados na instalação, na administração da dieta e prevenção de complicações. Rev Faculdade de Medicina de Ribeirão Preto. 2002. 35:95-101.
17. Waitzberg DL, Dias MCG, Isosaki M. Passagem de sonda nasoenteral. In: ______. Manual de boas práticas em terapia nutricional, enteral e parenteral. São Paulo: Atheneu, 2014. p.291-4.
18. Waitzberg DL, Fadul RA, Aanholt DPJ, Teixeira MG, Plopper C. Técnicas de acesso ao tubo digestivo. In: Waitzberg DL. Nutrição oral, enteral e parenteral na prática clínica. São Paulo: Atheneu, 2001. p. 573-90.
19. Wong E, Hooton T. Diretrizes para a prevenção de infecções associadas do trato urinário. Diretrizes para a prevenção e controle de infecções hospitalares. Atlanta: Centers for Disease Control and Prevention; 1982. Disponível em: <www.cdc.gov/ncidod/dhqp/gl_catheter_assoc.html>. Acesso em: 10 de julho de 2015.

13 Diagnóstico por ultrassom na emergência

Carla Andrade Petrini
Lucas Oliveira Marino

ULTRASSONOGRAFIA NA INSUFICIÊNCIA RESPIRATÓRIA AGUDA

Introdução

Os métodos convencionais de imagem para avaliação complementar em pacientes com insuficiência respiratória aguda (radiografia à beira do leito, tomografia computadorizada) apresentam inconvenientes importantes, como a necessidade de transporte do paciente, o uso de radiação e a aquisição de informações pouco acuradas, no caso do raio X. Nesse contexto, a ultrassonografia do tórax ganhou espaço.

O ar, sabidamente, é um mau condutor de ondas sonoras, por dispersá-las em infinitas direções. Dessa forma, historicamente a ultrassonografia torácica se restringia à identificação de derrames pleurais e guia para toracocenteses. Isso mudou nos últimos anos: passou-se a interpretar esse atributo de mau condutor como aliado ao estudo das afecções pleuropulmonares.

Dispneia é uma queixa comum no departamento de emergência. A rapidez e acurácia no diagnóstico da sua causa são de suma importância para o correto tratamento, o que, juntamente com a história clínica e o exame físico frequentemente pobres, torna o seu manejo um desafio. Ademais, a gravidade dos pacientes muitas vezes é proibitiva ao transporte até a sala de radiologia para exames subsidiários avançados. Nesse ínterim, o domínio da ultrassonografia à beira do leito pode colaborar com diagnósticos rápidos e evitar o atraso no tratamento.

Seleção do probe

O transdutor curvilinear, com frequência de 3,5–5 MHz, é o mais utilizado na ultrassonografia torácica. Eventualmente, o transdutor linear, de 7,5–10 MHz, pode ser necessário para a melhor definição de estruturas superficiais. Transdutores cardíacos também são eficazes quando se tem a intenção de evitar as sombras acústicas das costelas, uma vez que podem ser alocados nos espaços intercostais.

Anatomia ultrassonográfica

A linha pleural deve ser a primeira estrutura a ser identificada na ultrassonografia pulmonar. Trata-se da interface entre as pleuras parietal e visceral que, no pulmão normal, localiza-se aproximadamente 0,5 cm abaixo da superfície superior das costelas. À visualização dinâmica dessa estrutura dá-se o nome de sinal do deslizamento (*lung sliding*), efeito criado pela movimentação do pulmão relativa à parede torácica. Indica que a linha pleural contém as pleuras parietal e visceral. Apresenta-se como uma fina linha hiperecogênica, com aspecto de onda superiormente e granular inferiormente, de cerca de 2 mm de espessura, que se movimenta acompanhando as incursões respiratórias. Do ponto de vista fisiológico, o sinal do deslizamento é mais discreto nas regiões superiores, e marcadamente reduzido ou ausente em determinadas condições patológicas (Figura 1). Sua ausência,

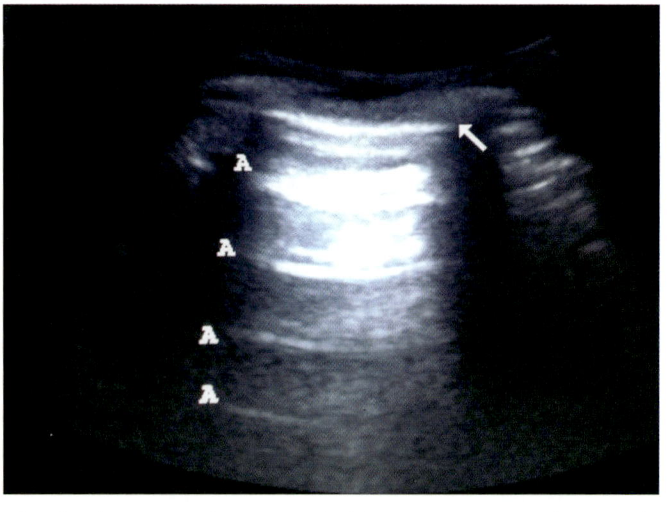

Figura 1 Avaliação do espaço intercostal. Observam-se sombras acústicas de duas costelas, a linha pleural (seta branca) e linhas A (A). Trata-se de um perfil A ou A′ (o sinal do deslizamento é dinâmico, portanto deve ser visualizado no decorrer do exame).

contudo, não é específica: aderências inflamatórias, atelectasias, fibrose, paralisia diafragmática, apneia, intubação esofágica, choque ou simplesmente a própria condição crítica do paciente são situações associadas à sua ausência.

A interação das ondas sonoras com o ar produz artefatos (Figura 1) de reverberação conhecidos como linhas A. São semicírculos hiperecogênicos imóveis (sem deslizamento) que apresentam o mesmo sentido da linha pleural e se repetem em intervalos iguais. Indicam a presença de ar, fisiológico ou livre.

Ao modo M, ao longo do espaço intercostal, a parede torácica, na parte superior da tela, por ser menos móvel, apresenta-se com diversas linhas horizontais (semelhantes às ondas do mar), enquanto o ar presente no parênquima pulmonar, extremamente expansível, origina artefatos (Figura 2) que formam uma imagem granulada ("areia da praia"). Trata-se do "sinal da praia".

Abordagem da insuficiência respiratória: protocolo BLUE (*Bedside lung ultrasound in emergency*)

Com o intuito de se reduzir o tempo necessário para se chegar ao diagnóstico etiológico da insuficiência respiratória, utiliza-se o protocolo BLUE, uma ferramenta rápida, com duração de execução estimada menor que três minutos, a ser realizada logo após o exame clínico, que padroniza três locais a serem analisados em cada hemitórax. Edema e embolia pulmonares, pneumonia, pneumotórax e doença pulmonar obstrutiva crônica (DPOC) e asma exacerbadas representam 97% dos casos

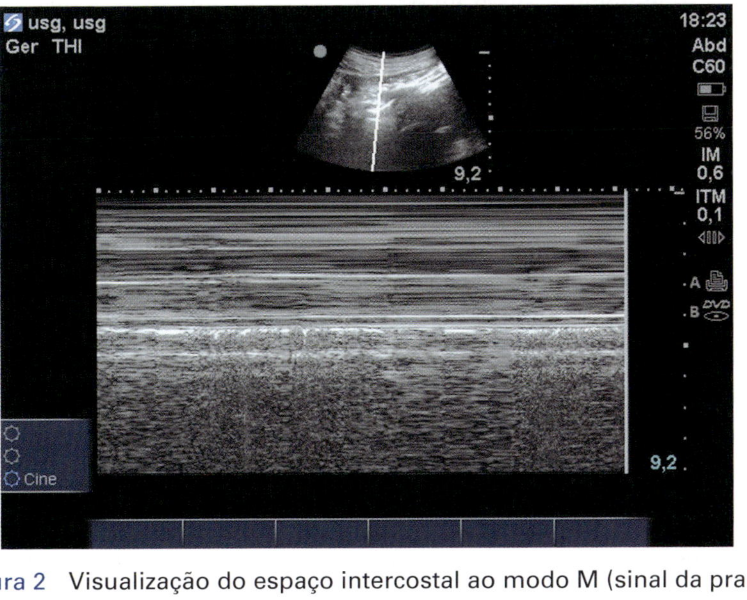

Figura 2 Visualização do espaço intercostal ao modo M (sinal da praia).

de insuficiência respiratória no departamento de emergência. O referido protocolo, por meio de um fluxograma diagnóstico que inclui sete perfis ultrassonográficos diferentes, apresenta acurácia geral de 90,5% no diagnóstico dessas condições.

Onde posicionar o transdutor?

Com as duas mãos do examinador espalmadas sobre um dos hemitórax do paciente, excluindo-se os polegares e com a mão superior tocando a clavícula, infere-se a posição do pulmão e permite-se a determinação dos três pontos padronizados:

- Ponto superior – meio da mão superior.
- Ponto inferior – meio da mão inferior.
- Ponto PLAPS (*posterolateral alveolar or pleural syndromes*) – definido pela intersecção entre uma linha horizontal no nível do ponto inferior e uma linha vertical na linha axilar posterior (Figura 3).

Perfis ultrassonográficos e seus significados

- Perfil A – sinal do deslizamento anteriormente com linhas A.
- Perfil A' – perfil A, porém sem sinal do deslizamento.
- Perfil B – sinal do deslizamento anteriormente com três ou mais linhas B no mesmo espaço intercostal.
- Perfil B' – perfil B, porém sem sinal do deslizamento.
- Perfil C – identificação anterior de consolidação pulmonar e/ou espessamento ou irregularidade da linha pleural.

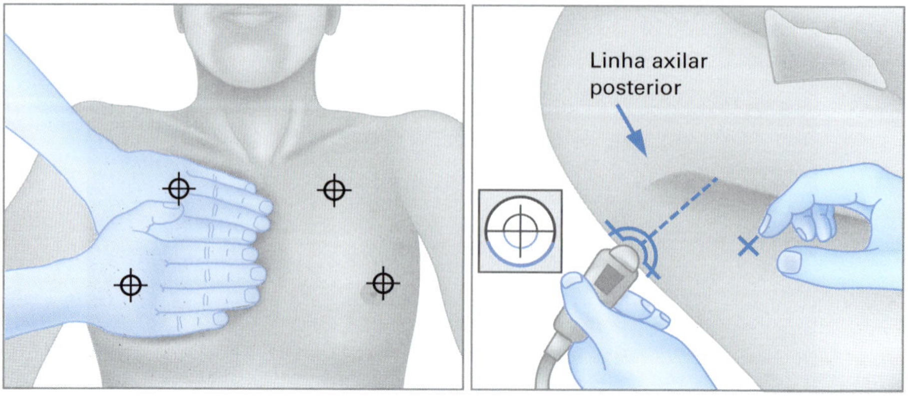

Figura 3 Pontos do protocolo BLUE. Adaptado de Lichtenstein, 2014.

- Perfil A/B – perfil A em um pulmão e B no outro.
- Perfil A-V-PLAPS – combinação do perfil A, ausência de trombose venosa profunda e PLAPS.

Os perfis supracitados se correlacionam com as mais frequentes doenças associadas à insuficiência respiratória aguda no departamento de emergência, conforme esquematizado na Tabela 1 e na Figura 4.

Tabela 1 Desempenho do protocolo BLUE

Mecanismo da IRpA	Perfil	Valor preditivo positivo	Valor preditivo negativo
Edema pulmonar	Perfil B	87%	99%
DPOC ou asma	Sem perfil	93%	95%
Embolia pulmonar	Perfil A + TVP	94%	98%
Pneumotórax	Perfil A' + ponto pulmonar*	100%	99%
Pneumonia	Perfis B', A/B, C ou A-V-PLAPS	88%	95%

* Ponto no qual se inicia o descolamento da pleura, identificado pela transição entre a presença de deslizamento (pulmão aerado) e sua ausência (pneumotórax) na mesma imagem.
Adaptada de Litchenstein, 2014.

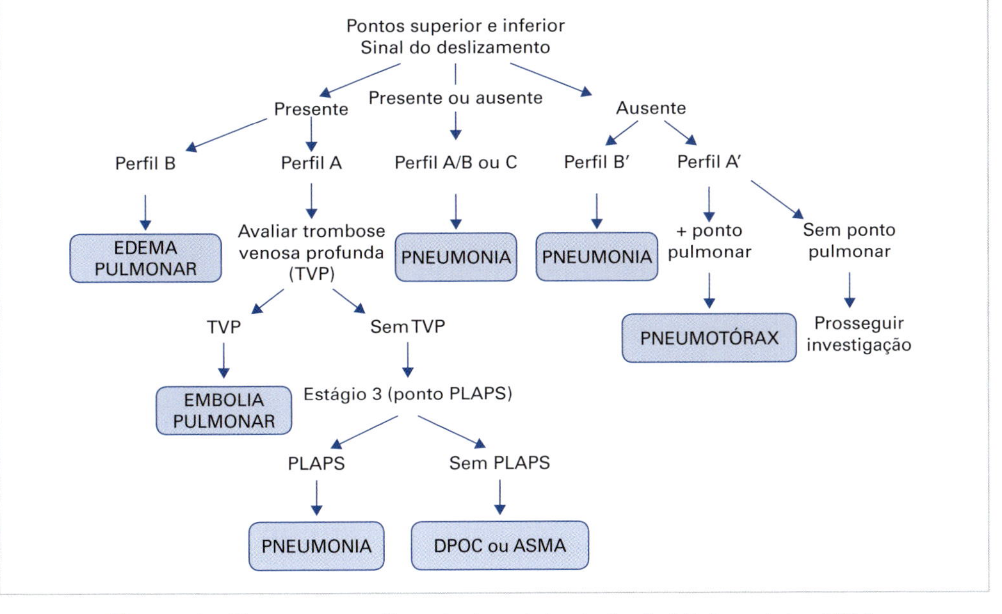

Figura 4 Fluxograma diagnóstico. Adaptada de Litchenstein, 2014.

Considerações finais

- O protocolo BLUE é uma ferramenta acurada, simples e rápida no manejo da insuficiência respiratória aguda no departamento de emergência.
- Para se assegurar aeração pulmonar normal, a identificação do sinal do deslizamento é fundamental.
- A ausência de deslizamento pleural associado à presença de linhas A (perfil A') sugere pneumotórax. Faz-se necessária, contudo, a identificação do ponto pulmonar.
- O perfil normal (perfil A) deve ser seguido da avaliação venosa dos membros inferiores. Na vigência de trombose, sugere-se embolia pulmonar. Caso contrário, suspeita-se de DPOC ou asma exacerbadas.
- Suspeita-se de pneumonia ao se observar o perfil A associado a PLAPS (síndrome alveolar posterior – consolidação – ou pleural – derrame), o perfil C (consolidação anterior) ou o perfil AB (achados assimétricos no hemitórax).
- O perfil B (três ou mais linhas B por espaço intercostal bilateralmente associado a deslizamento) sugere congestão pulmonar.
- O fluxograma diagnóstico do protocolo BLUE não foi desenhado para fornecer totalidade dos diagnósticos de dispneia aguda. Portanto, não deve cegar o julgamento clínico.

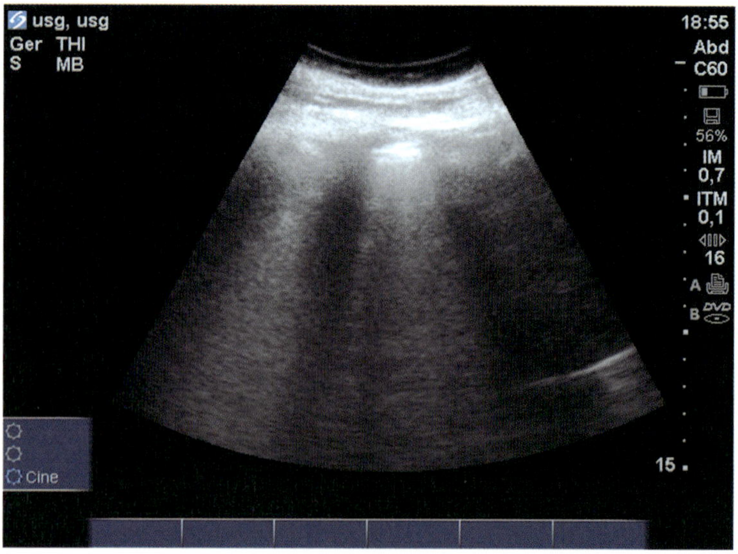

Figura 5 Observa-se um espaço intercostal, limitado por duas sombras acústicas de costelas, tomado por linhas B, que, em conjunto, constituem o sinal da "cauda do cometa". Trata-se de um perfil B ou B'.

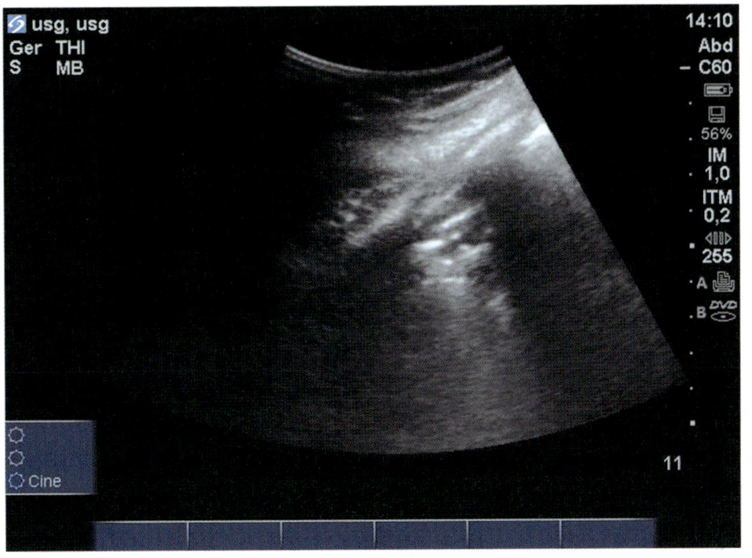

Figura 6 Evidência de consolidação na região anterior do tórax, com pontos hiperecogênicos correspondentes a broncogramas aéreos. A irregularidade de borda entre o pulmão consolidado e o aerado constitui o "sinal do retalho". Trata-se do perfil C.

ULTRASSONOGRAFIA NO CHOQUE

Introdução

Conforme explicitado no início deste capítulo, a ultrassonografia vem progressivamente tornando-se uma ferramenta fundamental ao aumento da capacidade diagnóstica do médico à beira do leito.

A avaliação ultrassonográfica focada em trauma (FAST) foi a primeira abordagem desse método. Na última década, vários autores têm proposto protocolos com o uso de USG para avaliação diagnóstica do paciente hemodinamicamente instável. Dentre os protocolos, destacam-se: protocolo RUSH e protocolo WINFOCUS.

O protocolo WINFOCUS apresenta uma avaliação mais abrangente com base no ABCDE ultrassonográfico: A – vias aéreas (traqueia); B – respiração (ultrassom de pulmão – avaliação de pneumotórax e linhas B); C – circulação (função cardíaca, veia cava inferior, derrame pericárdico/tamponamento, aorta, TVP); D: *disability* (nervo óptico, ultrassom craniano); E: extremidades.

O protocolo RUSH contempla um uso mais simples e rápido do USG à beira do leito, sem prejuízo da acurácia, por oito pontos ecográficos (Figura 7).

A seguir, será detalhado o passo a passo do protocolo RUSH.

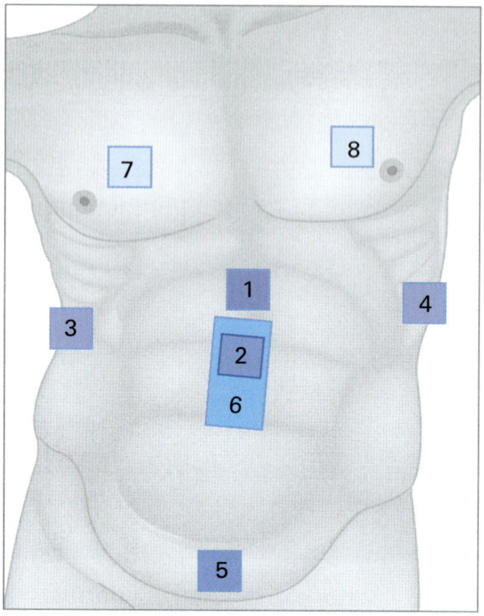

Figura 7 Posições do transdutor no protocolo RUSH. Posição 1: janela subxifóidea ou subcostal (avaliação cardíaca). Posição 2: avaliação da VCI. Posições 3, 4 e 5: FAST. Posição 6: avaliação da aorta abdominal. Posições 7 e 8: janelas torácicas.

Protocolo RUSH

Transdutor

O transdutor curvilinear de baixa frequência é o mais utilizado durante esse exame. Vale lembrar que os transdutores setoriais de frequências médias apresentam melhor acuidade para avaliação cardíaca, podendo ser usados na posição 1.

Posições do transdutor

A primeira janela acústica analisada é a subcostal ou subxifóidea. Nesta faz-se a avaliação cardíaca global, observando-se contratilidade miocárdica (inclui-se o diagnóstico de parada cardíaca), presença de dilatação do ventrículo direito na suspeita de tromboembolismo pulmonar, presença de derrame pericárdico e/ou sinais de tamponamento.

Um ventrículo esquerdo hiperdinâmico, com obliteração completa ou quase completa da cavidade do ventrículo na sístole, pode ser visto em uma variedade de condições, incluindo cardiomiopatia hipertrófica, anemia, tireotoxicose e, principalmente, em quadros de choque séptico e choque hipovolêmico.

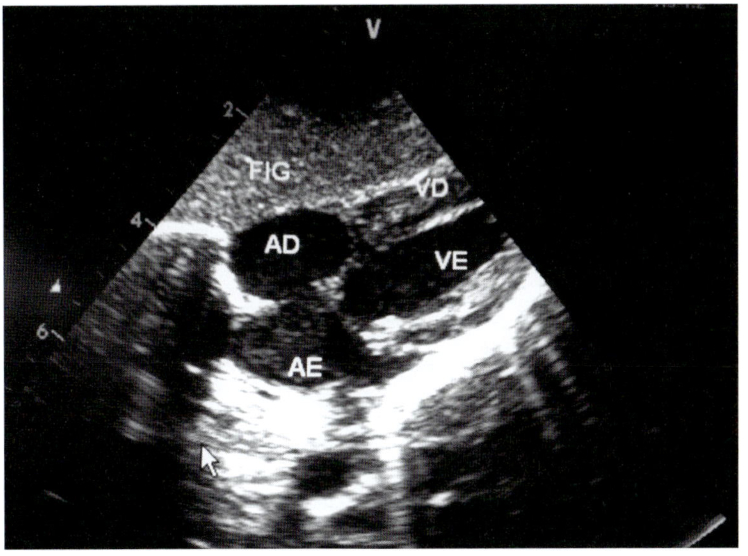

Figura 8 Janela subcostal normal.

Ao contrário, a presença do ventrículo esquerdo hipodinâmico pode sugerir uma causa primária cardíaca (p. ex., insuficiência coronariana, miocardite) ou disfunção miocárdica da sepse.

Com o transdutor na posição 2, pode-se medir o tamanho da veia cava inferior (VCI) e avaliar sua variação respiratória. Por meio da combinação da medida da VCI e sua porcentagem de colabamento, pode-se obter uma estimativa da pressão venosa central (PVC). A medida correta do diâmetro da VCI se dá imediatamente (Figura 9) antes da sua entrada no átrio direito, junto à desembocadura da veia supra-hepática.

As avaliações da contratilidade cardíaca são mais úteis quando combinadas com tais estimativas, fornecendo informações que ajudam no direcionamento da decisão do médico assistente quanto ao uso de fluidos e/ou drogas vasoativas no paciente em choque.

Em pacientes com respiração espontânea, um diâmetro de VCI menor que 1,5 cm com colapso inspiratório total está associado a uma PVC baixa e maior chance de fluidorresponsividade. Em contraste, os pacientes com um diâmetro da VCI maior que 2,5 cm e sem colapsabilidade respiratória apresentam estimativa de PVC alta (maior que 20 mmHg). Esses pacientes possivelmente não se beneficiariam da expansão volêmica (Tabela 2).

Em pacientes sob ventilação mecânica, esse fenômeno se inverte, pois a inspiração agora resulta em pressão torácica positiva.

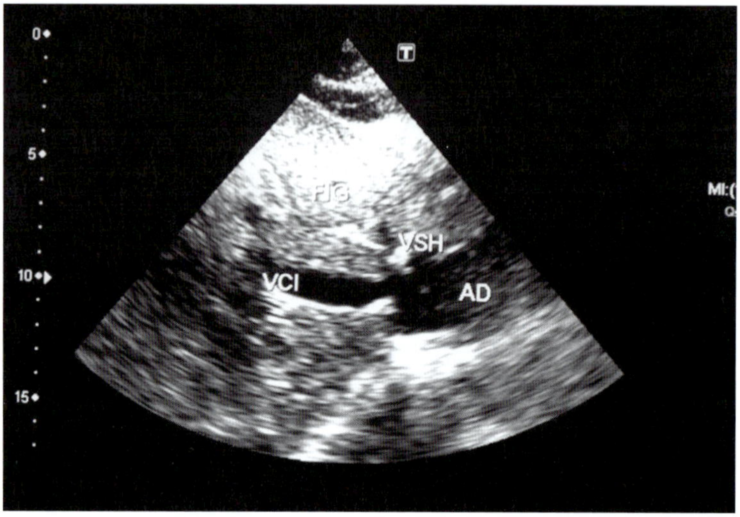

Figura 9 VCI em sua entrada no AD.

Tabela 2 Estimativa de pressão venosa central (PVC)		
Diâmetro da VCI	Variação respiratória da VCI	PVC estimada
< 1,5 cm	Colabamento total	5 mmHg
1,6 cm a 2,5 cm	Colabamento > 50%	10 mmHg
1,6 cm a 2,5 cm	Colabamento < 50%	15 mmHg
> 2,5 cm	Colabamento < 50%	20 mmHg
> 2,5 cm	VCI fixa	> 20 mmHg

VCI: veia cava inferior.

Os três seguintes pontos (posições 3, 4 e 5) a serem observados correspondem ao recesso hepatorrenal, recesso esplenorrenal e região suprapúbica. A pergunta a ser respondida aqui é se há ou não líquido livre na cavidade abdominal. No paciente com instabilidade hemodinâmica, líquido livre em abdome pode corresponder a sangue, e o choque pode ser secundário a alguma hemorragia. Algumas das possíveis causas de hemorragia intra-abdominal são lesões de órgãos abdominais, gravidez ectópica rota, sangramento de malignidades, complicações pós-operatórias, entre outras (Figura 10).

Deve-se, em concomitância, realizar a análise da sexta área (posição 6) para avaliação da aorta abdominal, já que aneurismas da aorta abdominal rotos são causas de choque com alta morbidade e mortalidade e, portanto, necessitam de suspeita e diagnóstico rápidos. Embora um diâmetro da aorta abdominal maior que 3 cm seja

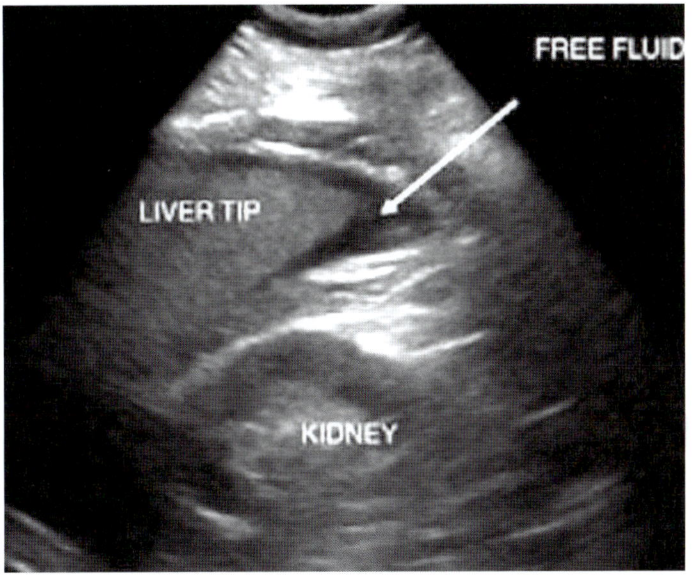

Figura 10 Líquido livre peri-hepático.

considerado aneurisma, o valor medido deve ser sempre correlacionado ao contexto clínico.

Os últimos dois pontos (posições 7 e 8) a serem avaliados com o USG são os campos pulmonares direito e esquerdo. Aqui, pode-se pesquisar a presença de derrame pleural e/ou pneumotórax. Este último é uma complicação comum em traumas, pacientes com DPOC e asma, ou como complicação de barotrauma, colocação de cateteres venosos centrais ou outras intervenções de cuidados críticos. A avaliação ultrassonográfica de pneumotórax já foi abordada.

Considerações finais

- A ultrassonografia vem tornando-se ferramenta fundamental para a avaliação de pacientes hemodinamicamente instáveis na sala de emergência.
- Dois protocolos são os mais difundidos: RUSH e WINFOCUS.
- Protocolo RUSH contempla oito posições ultrassonográficas principais para avaliação rápida do paciente à beira do leito.
- O protocolo RUSH fornece informações que ajudam na diferenciação do tipo de choque: cardiogênico *versus* distributivo *versus* hipovolêmico/hemorrágico.
- As avaliações da contratilidade cardíaca são mais úteis quando combinadas com estimativas da PVC, por meio da análise da VCI, direcionando a decisão do médico quanto ao uso de fluidos e/ou drogas vasoativas no choque.

- As posições do FAST estão incorporadas ao protocolo RUSH para diagnóstico das causas abdominais de choque.
- O pneumotórax também é causa de instabilidade hemodinâmica, tornando imprescindível a análise dos campos pulmonares.

BIBLIOGRAFIA

1. American College of Emergency Physicians. Emergency ultrasound guidelines 2001. Disponível em: <http://www.acep.org>.
2. American College of Emergency Physicians. Use of ultrasound imaging by emergency physicians. Policy 400121. Disponível em: <http://www.acep.org>.
3. Atkinson PR, McAuley DJ, Kendall RJ, et al. Abdominal and Cardiac Evaluation with Sonography in Shock (ACES): an approach by emergency physicians for the use of ultrasound in patients with undifferentiated hypotension. Emerg Med J. 2009;26:87-91.
4. ECOTIN – Ecografia em Terapia Intensiva – Associação de Medicina Intensiva Brasileira (AMIB) - 2012/2013.
5. Jones AE, Tayal VS, Sullivan DM, Kline JA. Randomized, controlled trial of immediate versus delayed goal-directed ultrasound to identify the cause of nontraumatic hypotension in emergency department patients. Crit Care Med. 2004;32:1703-8.
6. Lichtenstein D. BLUE-protocol. In: Whole body ultrasonography in the critically ill. Heidelberg, Berlin, New York: Springer-Verlag, 2010. p.189-202.
7. Lichtenstein DA. Lung ultrasound in the critically ill. Annal of Intensive Care. 2014;4:1.
8. Lichtenstein DA, Mezière GA. Relevance of lung ultrasound in the diagnosis of acute respiratory failure: the BLUE protocol. Chest. 2008;134(1):117-25.
9. Noble VE, Nelson BP. Manual of emergency and critical care ultrasound. 2.ed. Cambrigde.
10. Otto CM. Textbook of clinical echocardiography. 2.ed. Philadelphia: Saunders.
11. Perera P, Mailhot T, Riley D, Mandavia D. The RUSH exam: Rapid Ultrasound in SHock in the evaluation of the critically ill. Emerg Med Clin North Am. 2010;28:29-56,vii.
12. Weingart SD, Duque D, Nelson BP. The RUSH exam: rapid ultrasound for shock/hypotension. Disponível em: emcrit.org/ultrasound/The%20RUSH %20Examfinal.htm.
13. Xirouchaki N, Kondili E, Prinianakis G. Impact of lung ultrasound on clinical decision making in critically ill patients. Intensive Care Med. 2014;40:57-65.

14 Procedimentos guiados por ultrassonografia na emergência

Pedro Vitale Mendes
Leandro Utino Taniguchi

INTRODUÇÃO

A ultrassonografia (USG) como ferramenta auxiliar diagnóstica e na realização de procedimentos à beira-leito vem crescendo nas unidades de emergência e terapia intensiva. Exames de imagem como radiografia de tórax e tomografia podem ter menor sensibilidade no diagnóstico de patologias (no caso da radiografia simples) e não permitem a avaliação dinâmica de estruturas intracavitárias em movimento. Com o conhecimento da técnica habitual de punção e habilidades básicas com o uso de USG, o risco de complicações em procedimentos como acesso venoso central, toracocentese e paracentese aproxima-se de zero. Assim, ao longo deste capítulo, será discutido o passo a passo da realização de acessos intracavitários com o auxílio da USG de maneira segura.

EQUIPAMENTO DE ULTRASSOM

Existem diversos modelos e marcas de equipamentos atualmente disponíveis. Além disso, cada equipamento dispõe de uma série de transdutores (*probes*) que podem ser utilizados para cada zona de interesse. Neste capítulo, será descrito apenas o ajuste básico para a realização de acessos intracavitários.

1. Ligar o aparelho de USG e ajustar o *preset* para realização de exames abdominais. Habitualmente, não há a opção "tórax" nos aparelhos de USG.

2. O transdutor habitualmente utilizado é o de frequência entre 3 e 5 MHz. Transdutores de menor e maior frequência podem ser utilizados. Contudo, talvez dificultem a visualização de estruturas mais superficiais e profundas, respectivamente.
3. Utilizar profundidades de imagem de cerca de 10 a 15 cm. Após adequada visualização das estruturas ao redor do ponto de punção, pode-se reduzir a profundidade conforme a necessidade para avaliação mais superficial.
4. Ajuste o "ganho" do aparelho de modo que a imagem que aparece na tela fique a mais nítida possível e com melhor visualização das estruturas desejadas.

TORACOCENTESE

O derrame pleural é uma patologia encontrada com frequência na avaliação diária de pacientes e, em unidades de terapia intensiva (UTI), pode estar presente em até 60% dos pacientes avaliados por USG. Habitualmente, a realização da toracocentese diagnóstica ou de alívio constitui procedimento seguro e de baixo risco associado. Contudo, em situações como coagulopatias, pequenos volumes de derrame pleural e pacientes em ventilação mecânica, existe maior risco para a ocorrência de complicações. Em sua maioria, essas complicações não apresentam maiores repercussões clínicas e limitam-se à dor, à hematoma local e a episódios de hipotensão vasovagal. No entanto, complicações mais graves como laceração de órgãos abdominais e pneumotórax podem ocorrer em cerca de 5 a 10% dos procedimentos. Nesse contexto, o uso da ultrassonografia à beira-leito, como será descrito a seguir, permite a realização do procedimento com alta taxa de sucesso e segurança.

Apesar do auxílio da USG, o conhecimento da anatomia torácica, a fisiopatologia do derrame pleural e os conceitos utilizados para a realização segura de uma toracocentese também são necessários ao longo desse procedimento.

Indicações do uso da ultrassonografia em toracocentese

A indicação do uso da ultrassonografia reside principalmente no procedimento realizado em pacientes com maior risco de complicações associadas ao procedimento, como:

- Paciente em ventilação mecânica.
- Presença de coagulopatias.
- Derrame pleural de pequena monta.

- Derrame pleural com loculações (derrame neoplásico, procedimentos prévios ou pneumonia complicada).
- Identificação aproximada do volume de derrame pleural em caso de punção de alívio.
- Qualquer derrame pleural que se deseja avaliar e puncionar. É importante lembrar que não há contraindicação ao uso da ultrassonografia como ferramenta auxiliar.

Materiais necessários

- Campo estéril para procedimento.
- Paramentação estéril completa para a realização do procedimento (incluindo avental, luva, gorro, óculos de proteção e máscara cirúrgica).
- Capa protetora estéril para ultrassom (US).
- Gel condutor estéril.
- Clorexidina ou outra solução antisséptica.
- Gaze estéril.
- Agulhas estéreis para aspiração e injeção (p. ex., tamanho: 40 x 1,2 mm e 30 x 7 mm).
- Cateter estéril tipo jelco tamanho 14 a 16 G.
- Seringas estéreis de 10 e 20 mL.
- Lidocaína 1 ou 2% com vasoconstritor.
- Torneira de três vias estéril.
- Equipo e frasco coletor/material para coleta de exame (se indicado).
- Material para curativo.

Técnica

Etapa 1: orientação do paciente

O exame de toracocentese pode oferecer risco e desconforto ao paciente. Além disso, depende de sua cooperação para ser realizado de forma segura. Assim, antes de iniciar o procedimento, deve-se informar ao paciente o objetivo do procedimento, os riscos associados e o desconforto envolvido, com o posicionamento e a realização da toracocentese propriamente dita.

Etapa 2: posicionamento do paciente

O uso da ultrassonografia não deve modificar os cuidados com relação ao posicionamento do paciente e à adequada identificação do lado do tórax a ser puncionado. O paciente deve ser posicionado, de forma ideal, sentado, com o tronco levemente inclinado para a frente e com os braços apoiados sobre um suporte (mesa de apoio) com altura próxima ao tórax dele (Figura 1). No caso de pacientes em uso de ventilação mecânica, deve-se posicioná-los em supino, com a cabeceira da cama a 45º e com o braço ipsilateral ao lado que será puncionado, posicionado sobre a cabeça do paciente.

Etapa 3: avaliação da região de interesse

O uso da USG não descarta a necessidade da avaliação propedêutica da região a ser puncionada. Habitualmente, a punção é feita acima da 9ª costela, na linha hemiclavicular posterior, 5 a 10 cm lateral à coluna vertebral. Em pacientes em posição supina, utiliza-se como ponto de referência a linha axilar média, mantendo o limite de punção acima da 9ª costela.

Etapa 4: preparo do paciente e material para punção

O lado a ser puncionado deve ser limpo com solução degermante e, posteriormente, com solução antisséptica alcoólica. A limpeza não deve se limitar ao local de punção, uma vez que a palpação de pontos anatômicos (como coluna e costelas), após paramentação estéril, pode ser necessária. Após a limpeza, aguarda-se a secagem natural da região.

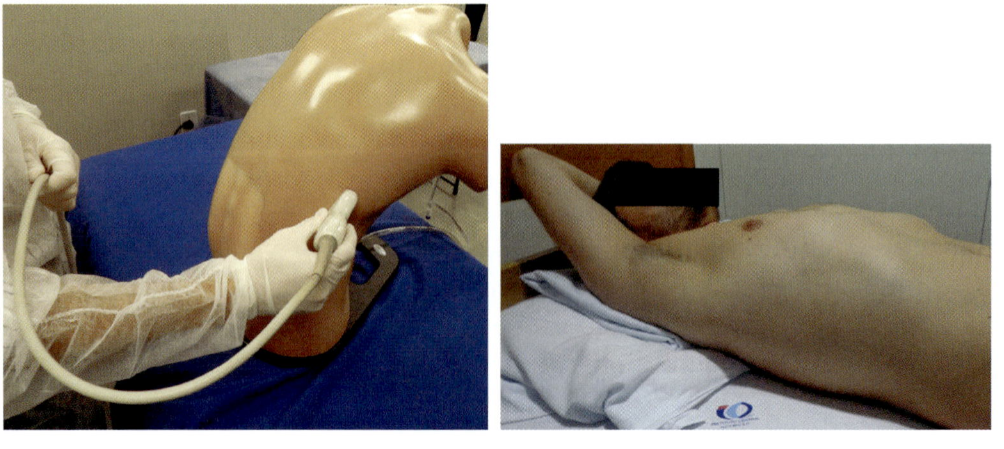

Figura 1 Posicionamento do paciente (sentado/deitado).

Realiza-se a paramentação com métodos de barreira total e colocação de campo estéril. O posicionamento de uma mesa auxiliar estéril com o material necessário ajuda a manter adequada assepsia do procedimento.

Etapa 5: preparo do ultrassom

O equipamento, os cabos e o transdutor de US não são materiais estéreis. Assim, será necessário o auxílio de uma pessoa de fora do campo estéril e a colocação de capa protetora sobre o transdutor e respectivo cabo que será utilizado.

O médico que está realizando o procedimento deve segurar a capa protetora de modo a permitir a colocação do transdutor no interior dela sem contaminação da face externa. O auxiliar deverá aplicar gel (não necessariamente estéril) sobre o transdutor e, com cuidado, introduzi-lo no interior da capa protetora para revestir todo o cabo (Figura 2). Idealmente, deve-se fixar o cabo do transdutor revestido pela capa protetora em algum ponto do campo estéril, de modo que não haja risco de queda e contaminação.

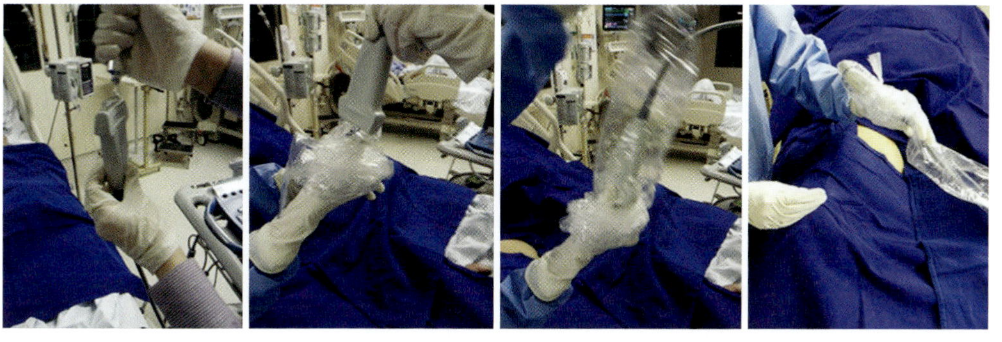

Figura 2 Preparo do aparelho de ultrassonografia.

Etapa 6: avaliação ultrassonográfica

- Com o paciente posicionado da maneira correta para a realização do procedimento, pode-se então ser realizada a avaliação ultrassonográfica da região a ser puncionada. Uma vez que o posicionamento do líquido pleural pode variar de acordo com a posição, é ideal que, após avaliação com a USG, o paciente não modifique sua posição até o final da toracocentese.
- Com o transdutor de USG revestido com a capa estéril, deve-se aplicar gel de contato estéril sobre a região a ser avaliada para visualização das imagens. Em

seguida, posiciona-se o transdutor em posição perpendicular ao plano do tórax, com o marcador apontado para cima (cranial). A posição inicial do transdutor deverá ser no local habitual de punção para toracocentese. Com a profundidade em cerca de 15 cm, busca-se identificar todas as estruturas próximas ao local de punção, como costelas, pulmão, diafragma e órgãos (Figura 3). O derrame pleural aparecerá como uma imagem hipoecogênica (preta) na tela. A presença de pequenas imagens hiperecogênicas (mais brancas) no interior do derrame pleural, também chamado de sinal do plâncton, sugere a presença de proteína no interior do líquido e, portanto, possível exsudato.

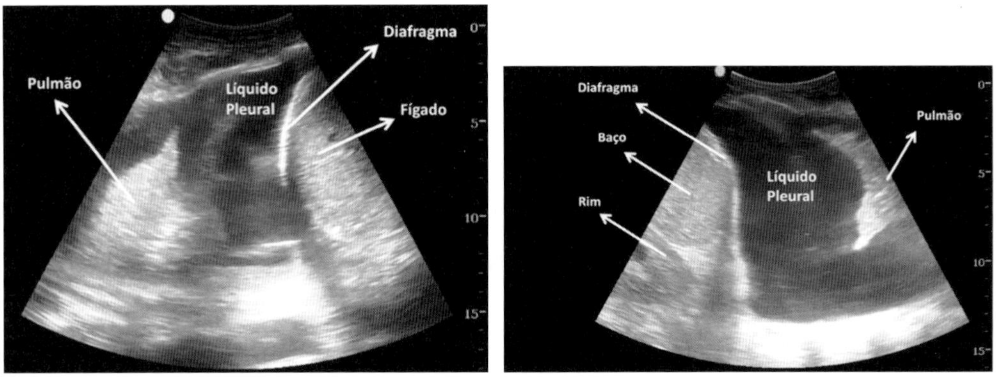

Figura 3 Derrame pleural e estruturas avaliadas durante o exame de ultrassonografia.

- Durante esta avaliação, é de extrema importância diferenciar e delimitar a linha hiperecogênica formada pelo diafragma, permitindo a diferenciação entre cavidade torácica e abdominal, evitando uma punção inadvertida de líquido abdominal (p. ex., ascite). Com movimentações sutis do transdutor para cima e para baixo, pode-se fazer uma varredura da área de interesse.
- Ao longo do ciclo respiratório, a expansão pulmonar na inspiração faz com que o parênquima aproxime-se da parede torácica e, consequentemente, da agulha de punção. Assim, para evitar acidentes de punção, deve-se congelar a imagem ultrassonográfica no momento da inspiração (maior proximidade do pulmão com a parede torácica) e medir a distância entre a parede torácica e a pleura visceral (pulmão). Valores acima de 15 mm sugerem que a punção pode ser realizada com segurança (Figura 4).

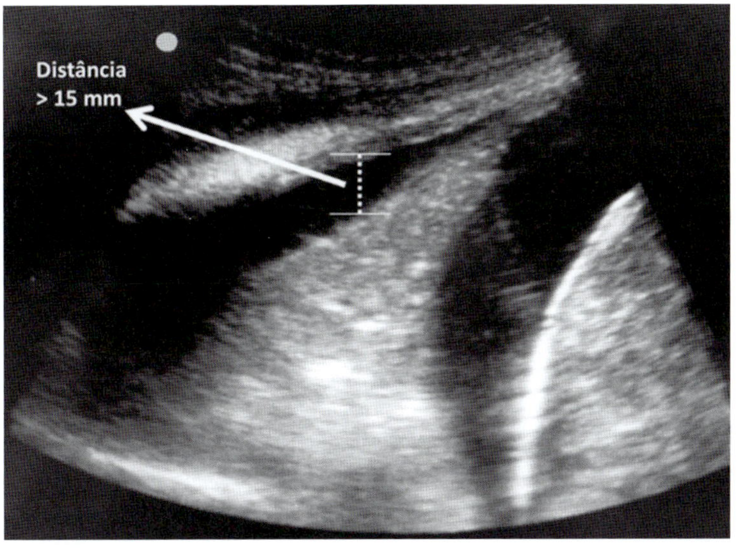

Figura 4 Derrame pleural e avaliação da distância mínima segura para a realização de toracocentese. Distância na inspiração entre pulmão e parede torácica acima de 15 mm indica que a punção pode ser realizada com segurança no local mensurado.

Etapa 7: realização da punção

Com o local de punção segura definido pela USG, deve-se fazer uma marcação na pele para o local de anestesia e a punção propriamente dita. Habitualmente, após a marcação, o transdutor é deixado de lado e a punção é feita sem o auxílio de USG. Em alguns casos, é possível realizar a punção totalmente guiada pela USG de maneira semelhante ao que é feito durante a punção venosa guiada por USG. No entanto, é importante ressaltar que o operador deve acompanhar o trajeto e a ponta da agulha durante todo o procedimento e deve estar habituado a esse tipo de punção com treino prévio em punção vascular guiada por USG.

Estimativa do volume de derrame pleural com uso de USG

A estimativa do derrame pleural pode ser feita no momento da punção ou anterior a ela durante a avaliação do paciente com derrame pleural. Com o transdutor em posição craniocaudal (marcador voltado para cima), na região inferodorsal ou inferolateral do tórax, identifica-se o ponto no qual há maior quantidade de líquido coletado. Nesse ponto, deve-se fazer uma rotação no transdutor de modo a posicioná-lo com o marcador voltado para o lado do paciente. Nesse ponto, após o congelamento da imagem, mede-se a maior distância entre a parede torácica e

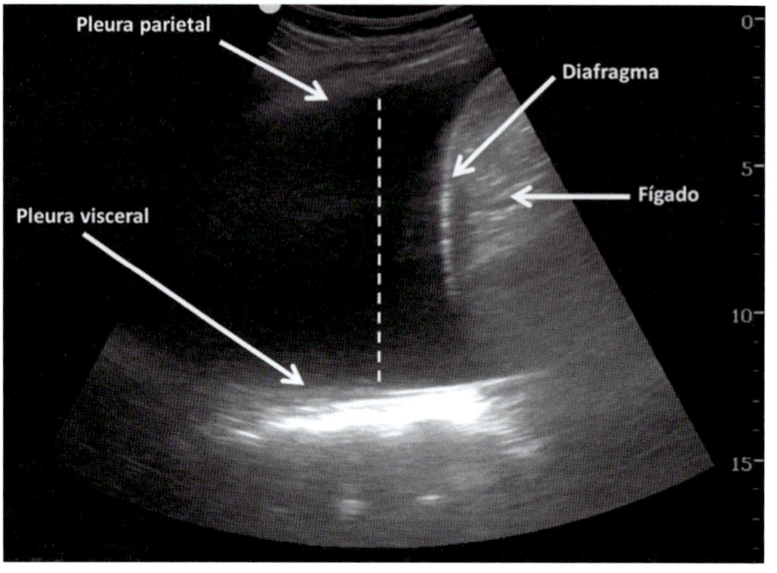

Figura 5 Grande quantidade de líquido coletado em região pleural, sugerindo volume acima de 800 mL.

a pleura visceral (pulmão). Valores acima de 50 mm sugerem volumes acima de 800 mL de líquido pleural coletado.

PARACENTESE

A paracentese é um procedimento rotineiro, invasivo, de retirada de líquido peritoneal (ascite) com fins diagnósticos ou terapêuticos (paracentese de alívio). Em geral, qualquer paciente que se apresente ao pronto-socorro com o quadro de ascite, sem diagnóstico prévio, ou com quadro infeccioso e possível diagnóstico de peritonite bacteriana deve ter o líquido peritoneal coletado e encaminhado para análise. Apesar do amplo espectro de doenças que podem cursar com ascite, a doença hepática parenquimatosa corresponde por 80 a 85% dos casos nos Estados Unidos. Outras etiologias incluem quadros neoplásicos, tuberculose, deficiência proteica e insuficiência renal, entre outras.

Apesar da constante presença de coagulopatias nesse grupo de pacientes, a presença de complicações relacionadas ao procedimento é bastante baixa. Contudo, adesões decorrentes de quadros neoplásicos, cirurgias prévias, pequenos volumes de ascite e outras patologias abdominais podem aumentar a taxa de complicações. Hematomas de parede abdominal, hemoperitônio, punção inadvertida de alça intestinal e outros órgãos abdominais são possíveis complicações que podem ocorrer na realização do procedimento. Nesse contexto, o uso da USG como ferramenta acessória pode aumentar a segurança e a eficácia do procedimento. Em um estudo comparativo da taxa de sucesso, sem complicações, na realização de paracentese com auxílio de USG *versus* a técnica convencional, 95% dos procedimentos no grupo com USG tiveram sucesso, em comparação com apenas 61% no grupo-controle.

Indicações do uso da ultrassonografia em paracentese

- Pequeno volume de ascite.
- Gestantes.
- Pacientes com organomegalias.
- Pacientes com patologias abdominais agudas, como obstrução intestinal.
- Ascite com presença de loculações (neoplasia com aderências ou bridas pós-operatórias).
- Não há contraindicação ao uso de USG como ferramenta auxiliar em qualquer paracentese.

Materiais necessários

- Campo estéril para procedimento.
- Paramentação estéril completa para realização do procedimento (incluindo avental, luva, gorro, óculos de proteção e máscara cirúrgica).
- Capa protetora estéril para US.
- Gel condutor estéril.
- Clorexidina ou outra solução antisséptica.
- Gaze estéril.
- Agulhas estéreis para aspiração e injeção (p. ex., tamanho: 40 x 1,2 mm e 30 x 7 mm).
- Cateter estéril tipo jelco tamanho 14 a 16 G.
- Seringas estéreis de 10 e 20 mL.
- Lidocaína 1 ou 2% com vasoconstritor.
- Torneira de três vias estéril.
- Equipo e frasco coletor; material para coleta de exame (se indicado).
- Material para curativo.

Técnica

Etapa 1: orientação do paciente

De maneira análoga ao que foi descrito anteriormente, a paracentese é um procedimento invasivo e oferece riscos e possível desconforto. Assim, antes de iniciar o procedimento, o paciente deve ser informado sobre o objetivo, os riscos e o potencial desconforto associado ao procedimento.

Etapa 2: posicionamento do paciente

Posicionar o paciente deitado em supino, com a cabeça levemente elevada (Figura 6). Uma elevação discreta do tórax a fim de promover escoamento do volume da ascite para as regiões gravitacionais é aconselhável.

A punção deve ser feita sempre abaixo da cicatriz umbilical em pontos anatômicos. Idealmente, o paciente deve estar com a bexiga vazia para a realização do procedimento.

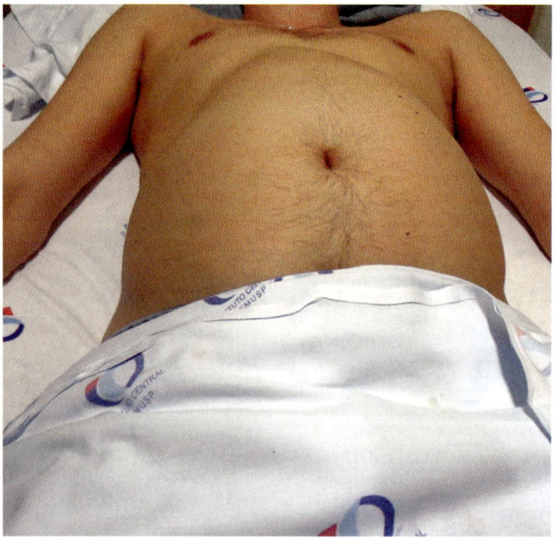

Figura 6 Posicionamento de paciente para realização de paracentese.

Etapa 3: avaliação ultrassonográfica do local de punção

Com o paciente posicionado corretamente, pode-se realizar uma avaliação ultrassonográfica prévia ao procedimento para definição do melhor local para punção. Evite a marcação do local para paracentese em região de pele que apresente hiperemia, sinais de infecção ou circulação colateral visível. A avaliação começa com o posicionamento do transdutor nos possíveis pontos de punção. Geralmente, os quadrantes inferiores bilaterais são as melhores regiões a serem avaliadas. Evitar a punção sobre o músculo reto abdominal para reduzir o risco de punção da artéria epigástrica inferior. Durante a avaliação, o líquido ascítico aparecerá como uma imagem hipoecogênica (preta) que circunda as estruturas abdominais (Figura 7). Alças intestinais aparecerão como estruturas móveis no interior do líquido, sendo possível notar, inclusive, a presença de peristaltismo ao longo da avaliação dinâmica. Em alguns casos, será possível notar a presença de uma região contendo líquido que não modifica sua forma após compressão com o transdutor. Nesses casos, há maior probabilidade de que a área avaliada represente uma coleção loculada. Além disso, de maneira semelhante à descrita na avaliação pleural, a presença de partículas hiperecogênicas no interior do líquido ascítico sugere padrão de exsudato ou coleção sanguínea.

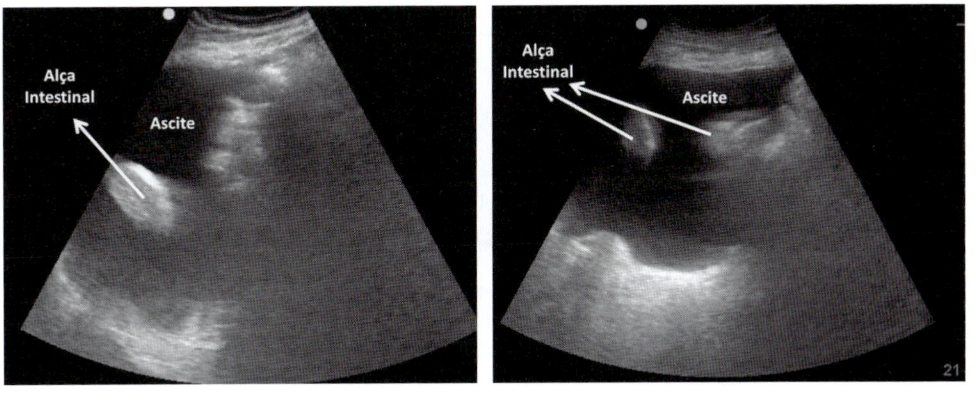

Figura 7 Ultrassonografia de abdome em paciente com ascite. Figuras com presença de líquido peritoneal e alças intestinais cercadas pela ascite.

Etapa 4: realização da paracentese

De maneira semelhante à descrita para toracocentese, deve-se realizar a assepsia da região a ser puncionada e o preparo do equipamento do US (transdutor) com capa estéril apropriada. O procedimento deve respeitar as práticas assépticas recomendadas em cada instituição.

Após definição do ponto exato de punção com auxílio de USG e anestesia local, pode-se deixar o equipamento de lado e puncionar conforme descrito no capítulo "Acesso intracavitário". Contudo, no caso de paracentese, é possível realizar a punção com monitorização contínua por USG. Nesses casos, deve-se reduzir a profundidade da imagem na USG para que possa ser acompanhada a passagem da agulha por todo o subcutâneo até a entrada na cavidade abdominal. A punção é realizada rente ao transdutor, e a agulha aparecerá como uma imagem hiperecogênica na tela. Pequenos movimentos de vai e vem com a agulha facilitam a identificação dela. Durante a progressão da agulha, certifique-se de que nenhuma estrutura abdominal ou alça interponha-se no local de entrada da agulha. Após a aspiração de conteúdo líquido, interrompa a progressão da agulha, deixe de lado o transdutor de USG e prossiga conforme a punção habitual de paracentese.

CONSIDERAÇÕES FINAIS

O aparelho de US é uma ferramenta cada vez mais presente na vida do médico emergencista e intensivista. À beira-leito, o aparelho de US pode auxiliar em diagnósticos mais precisos na realização de procedimentos invasivos de forma eficiente e segura, conforme descrito. Nesse contexto, noções básicas de US e seu uso em procedimentos de rotina devem fazer parte do rol de conhecimento de todo médico que exerce esse tipo de atividade.

BIBLIOGRAFIA

1. Duncan DR, Morgenthaler TI, Ryu JH, Daniels CE. Reducing iatrogenic risk in thoracentesis: establishing best practice via experiential training in a zero-risk environment. Chest. 2009;135(5):1315-20.
2. Gordon CE, Feller-Kopman D, Balk EM, Smetana GW. Pneumothorax following thoracentesis: a systematic review and meta-analysis. Arch Intern Med. 2010;170(4):332-9.
3. Hatch N, Wu TS, Barr L, Roque PJ. Advanced ultrasound procedures. Crit Care Clin. 2014;30(2):305-
4. Lichtenstein DA. Ultrasound in the management of thoracic disease. Crit Care Med. 2007;35(5 Suppl):S250-61.
5. Mattison LE, Coppage L, Alderman DF, et al. Pleural effusions in the medical ICU: prevalence, causes and clinical implications. Chest. 1997;111:1018-23.
6. Nazeer SR, Dewbre H, Miller AH. Ultrasound assisted paracentesis performed by emergency physicians vs the traditional technique: a prospective, randomized study. Am J Emerg Med. 2005; 23(3):363-7.
7. Vignon P, Chastagner C, Berkane V, et al. Quantitative assessment of pleural effusion in critically ill patients by means of ultrasonography. Crit Care Med. 2005;33(8):1757-63.

Índice remissivo